JEAN-MARIE BESSON

LA DOULEUR

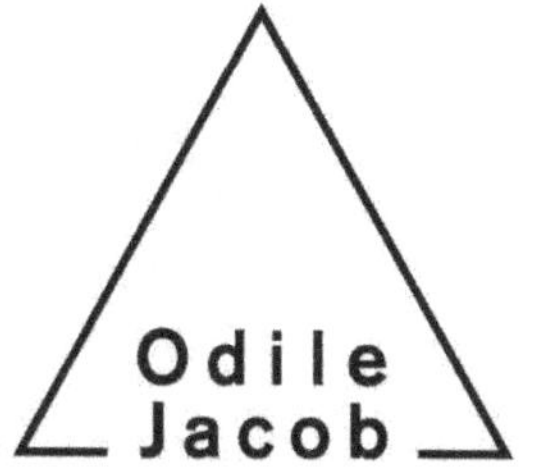

À la mémoire de mon père.
AZZ.

Avant-propos

Je crois de plus en plus que la douleur n'est pas sur le plan de la nature [...] qu'elle n'est pas dans l'ordre de la physiologie comme un bienfaisant avertissement de défense [...] Réaction de défense ? Mais contre quoi ? Contre le cancer qui ne fait mal d'habitude qu'au moment où il tue ? [...] La douleur ne protège pas l'homme, elle le diminue.

René Leriche, *La Chirurgie de la douleur.*

Un signal d'alarme, la douleur ? Peut-être... Tout le monde, enfant, fait l'expérience de la brûlure, de la coupure, de la piqûre. Le doute apparaît pourtant dès lors que l'on constate que certaines douleurs durent tout de même un peu trop longtemps : si elles avaient seulement pour fonction de nous avertir d'un danger extérieur, d'une lésion ou d'un trouble interne, le message serait alors bien redondant, bien appuyé. Sois sage, ô ma douleur... Les millions de patients qui souffrent de mal de dos, de migraines fréquentes se demandent des années durant ce qui leur vaut de tels symptômes. Les médecins cherchent en vain. Défaut de connaissance ? Nous ressentirions les signes d'une maladie que nous ne connaîtrions pas encore, pas assez ? C'est peut-être aller vite en besogne. À l'inverse, la nature est bien mal faite puisque les vacanciers sur la plage rôtissent tranquillement au lieu de hurler : rien

ne les avertit de ce qui se passe en eux. On s'étonne de ce
que des mécanismes physiologiques ne leur rendent pas immédiatement et douloureusement sensibles les effets des rayons
solaires. Ils souffrent... mais après coup. Trop tard. Quel beau
signal, qui retentit une fois le danger passé, une fois le mal
fait !

L'idée que la douleur serait exclusivement un mécanisme
de défense de l'organisme est donc bien simplette. Elle ne
résiste même pas au bon sens. Que dire alors de la vision
métaphysique de la douleur-expiation ? L'effort exalte et
grandit, comme l'obstacle que l'on affronte et dont on triomphe.
La douleur non. Elle diminue, elle mine, elle avilit. Méfions-
nous du stoïcisme de pacotille revu par la méthode Coué : je
n'ai pas mal, c'est dans ma tête... « Il n'y a qu'une douleur
qu'il soit facile de supporter, c'est la douleur des autres »,
disait René Leriche. Lorsqu'elle devient intense, lancinante,
lorsqu'elle persiste, aucune philosophie, aucune foi n'aide
vraiment. On découvre plutôt la vraie dimension de la souffrance physique, celle qu'on ressent dans son corps, et sa vraie
signification : ce n'est pas seulement un symptôme, c'est aussi
une maladie, un phénomène physiologique et/ou psychologique bien distinct, qu'il faut considérer et traiter comme tel.

*
* *

En médecine, jusqu'à une époque récente, une conception
statique et simpliste prévalait : on considérait que les sensations douloureuses résultaient de la transmission de messages
annonçant une agression, une lésion, à travers les nerfs qui
relient la peau, les muscles et les viscères à la moelle épinière.
De là, ils transiteraient à une région du cerveau censée
incarner le centre de la douleur, le point commandant les
réactions de l'organisme face à ce qui l'assaille. Ce schéma
dominait encore les livres de physiologie et de médecine dans
les années soixante. Le circuit de la douleur ressemblait à un

réseau téléphonique relié à un standard. Allô, un incendie vient de se déclarer...

Pour apaiser des douleurs intenses, chroniques, quand le mal profond était incurable ou échappait à toute compréhension, outre l'emploi d'analgésiques comme la morphine, la réponse privilégiée consistait à interrompre le circuit à certains points stratégiques : on sectionnait les nerfs périphériques ou les racines qui pénètrent dans la moelle épinière, on détruisait certaines parties du système nerveux central, on lobotomisait. René Leriche lui-même, l'un des pionniers de la neurochirurgie moderne et du traitement de la douleur, reconnaissait qu'au début de sa carrière, il avait donné dans ces modes d'interventions particulièrement destructeurs : « Épris de technique, heureux d'essayer des procédés difficiles, je coupais des nerfs, des racines, j'enlevais des ganglions, de mon mieux certes, mais sans l'ombre d'une idée de physiologie. Peu à peu, j'eus l'intuition de l'échec qui m'attendait si je persévérais dans cette voie sportive. » La chirurgie destructive consistait alors à interrompre les voies de la sensibilité. Tentative désespérée, la seule pourtant, pour enrayer les douleurs irréductibles, atroces, de beaucoup de patients.

On sait aujourd'hui qu'il n'existe pas de voies et de centres spécifiques de la douleur. De même, certaines souffrances ne sont pas des formes de réaction à des stimulus internes ou externes, mais surviennent spontanément : il est des douleurs sans autre cause qu'elles-mêmes. Ce sont sans doute les pires. Le problème pour la médecine n'est donc pas de déterminer où couper, mais comment agir sur un système éminemment protéiforme et dont les mécanismes de régulation atteignent un haut niveau de complexité. L'enjeu est de taille, car les patients se comptent par milliers qui sont soumis à des douleurs intenses. Ils n'ont souvent d'autre choix que de subir intervention sur intervention, de se confier à des charlatans. Parfois même, ils sont acculés au suicide. La souffrance morale est suffisante, à quoi bon « supporter » celle du corps ?

Tant que les connaissances des mécanismes de la douleur

restaient lacunaires, il n'existait guère de raison d'ébranler les vieux tabous. Mieux valait, pour beaucoup de praticiens, ignorer les douleurs de leurs patients, les minimiser ou au contraire rappeler la dimension rédemptrice de la souffrance que s'en remettre à des thérapies dont les effets restaient limités ou, comme la morphine, suscitaient la méfiance. Tu enfanteras dans la douleur... Les lacunes du savoir justifiaient la vision moralisatrice, laquelle dispensait de chercher plus loin. Et pendant ce temps-là, les neurochirurgiens coupaient. Il faut néanmoins leur rendre hommage car, pendant des décennies, ils ont pratiquement été les seuls à tenter d'enrayer les douleurs irréductibles.

Une théorie, formulée au milieu des années soixante, et deux découvertes fondamentales, au début des années soixante-dix, ont modifié cette situation : la théorie dite « du portillon » et la mise en évidence des récepteurs opioïdes et des endomorphines, c'est-à-dire les substances opioïdes endogènes. L'idée s'est répandue en effet que certains mécanismes jouent au sein du système nerveux le rôle de filtres : dans certains cas, ils empêchent les impulsions nerveuses porteuses des signaux de la douleur de gagner le cerveau. Tout se passe en fait comme si l'organisme contrôlait lui-même la douleur. Pouquoi alors ne pas suivre les leçons du corps lui-même et, pour soigner, tenter de stimuler ses systèmes de contrôle, ses portillons naturels ? On s'est également aperçu que des protéines localisées à la surface de certains neurones possédaient la propriété de fixer la morphine ou ses dérivés, comme des serrures reconnaissent la clé pour laquelle elles ont été conçues. L'effet calmant de la morphine, connu depuis des siècles, s'expliquait enfin : une fois atteints, ces récepteurs déclenchent une cascade de réactions chimiques qui ont pour conséquence d'apaiser la douleur. Difficile pourtant de croire que l'évolution du cerveau l'aurait en quelque sorte prédisposé à bénéficier de l'action d'une substance aussi particulière que la morphine. Pourquoi ne pas supposer au contraire que le système nerveux fabriquerait lui-même ses propres opiacés ?

L'action de la morphine extraite du pavot mimerait ainsi la chimie propre au cerveau lui-même. De fait, quelques années après la découverte des récepteurs opioïdes, on a constaté qu'ils sont également capables de fixer certaines substances produites par le cerveau et dont les effets, pour cette raison, sont similaires à ceux de la morphine et de ses dérivés. Le corps produit donc son propre « opium ». La voie semblait ouverte pour la mise au point de l'analgésique idéal, presque pour le « calmant naturel ». Des centaines de chercheurs s'engouffrèrent dans ces travaux et les médias se firent l'écho de ces découvertes prometteuses.

Vingt ans et beaucoup de tapage après, nombre de recherches ont été abandonnées. Néanmoins, ces deux avancées théoriques ont eu un impact certain sur la recherche thérapeutique et, par contrecoup, sur la connaissance des mécanismes mêmes de la douleur. La route est encore longue. En tout cas, désormais, la douleur n'est plus guère taboue : on en sait un peu plus sur elle, suffisamment en tout cas pour espérer pouvoir traiter les malades atteints de douleurs chroniques. En somme, la souffrance ne peut plus être considérée comme une fatalité : puisqu'on sait pouvoir agir contre elle, on en ressent de plus en plus l'obligation et on commence à s'en donner vraiment les moyens. Des centres de traitement de la douleur ont essaimé dans notre pays, longtemps en retard en la matière. La Société internationale pour l'étude de la douleur fêtera bientôt son vingtième anniversaire. On le voit, une véritable spécialité est née, qui mêle recherche clinique et étude fondamentale, neurologie, neurobiologie, chirurgie, pharmacologie. Il reste beaucoup à faire, et d'abord à informer toujours et encore les médecins eux-mêmes. Trop souvent, ils soignent la maladie, mais oublient le mal. Faut-il y voir une autre retombée du souci premier accordé à la technique au détriment du malade ?

En attendant que les recherches actuelles donnent leur pleine mesure, des centaines de milliers de malades souffrent encore inutilement. Bien souvent, la morphine reste le seul recours dans les cas limites, notamment pour les douleurs cancéreuses. Il ne faudrait pas que les espoirs nés des recherches avancées détournent de son usage. Car il est toujours aussi controversé. On connaît en effet les effets secondaires et l'accoutumance que cette « drogue » suscite, les réticences morales, sociales, qu'elle éveille. Pour fuir la souffrance, faut-il opter pour la perte progressive de conscience ? Belle question d'école, à vrai dire. Mais quel autre choix avons-nous tant que l'analgésique idéal n'est pas mis au point ? Ne s'impose-t-il pas dès lors que l'on regarde les douleurs intenses comme un mal en soi, comme l'inutile torture qui ruine l'existence, qui dégrade et, intolérable idée, change la mort en délivrance ?

La douleur est une maladie que l'on peut et donc que l'on doit traiter. Aussi faut-il se donner tous les moyens pour l'éradiquer demain et l'apaiser aujourd'hui. L'« homme sans douleur » ? L'« homme analgésique » ? Après tout, pourquoi pas ?

*
* *

Dans le premier chapitre de ce livre, j'ai tenté de brosser un tableau des différents types de douleurs, depuis les plus simples, les plus « classiques », jusqu'à celles qui relèvent de ce que l'on peut effectivement appeler la douleur-maladie. Le chapitre 2 présente de manière globale l'architecture et les différents mécanismes qui expliquent les sensations douloureuses telles que nous les ressentons ; il se termine par un bref résumé de l'état actuel de nos connaissances. Le chapitre 3 pénètre plus en profondeur : il décrit les systèmes de contrôle dont est doté notre corps, en particulier les morphines que fabrique le cerveau lui-même.

Une fois compris ce qu'est vraiment la douleur, on pourra aborder avec d'autant plus de profit la suite du livre : les traitements, les différents modes d'action contre les douleurs, anciens ou tout récents, efficaces ou fantaisistes. Après une brève histoire de la chirurgie, on découvrira les ressources nouvelles que réserve la stimulation électrique. On verra aussi que l'une des questions-clés, pour la pratique clinique, c'est la mesure de la douleur compte tenu entre autres de l'importance de l'effet placebo. L'acupuncture est souvent considérée comme un bon moyen de lutte contre la douleur. Qu'en est-il réellement ? Pour quelles raisons certaines techniques mises en œuvre par les acupuncteurs sont-elles efficaces, alors que les principes qu'ils invoquent relèvent de la plus pure fantaisie ? Quels sont aujourd'hui les médicaments de la douleur ? Où en est-on dans la quête de « l'analgésique idéal » ? Et quelles sont les pistes les plus prometteuses pour la recherche pharmacologique ?

Au terme de ce parcours, j'ai tenu à m'attarder plus longuement sur le problème de l'utilisation de la morphine, en particulier pour les douleurs cancéreuses. Trop souvent encore, les médecins tardent à apaiser la souffrance de leurs patients : on soigne le mal, ou l'on renonce, mais surtout on néglige le malade. La morphine a mauvaise réputation et n'est prescrite qu'en tout dernier recours. Tout, au contraire, ce livre plaide pour une utilisation raisonnée et étendue de cette prétendue « drogue » et de ses dérivés. La lutte quotidienne contre la souffrance ne peut attendre les progrès de la recherche fondamentale, si considérables soient-ils. De même, la quête scientifique, dans l'ombre du laboratoire, n'est rien si elle ne se traduit pas par un réel mieux-être.

CHAPITRE I

La douleur et les douleurs

Dans sa forme pathologique chronique, la douleur n'a plus du tout de fonction biologique, elle est au contraire une force maléfique qui impose au malade, à sa famille et à la société de graves stress émotionnels, physiques, économiques et sociologiques.

John J. Bonica.

La douleur a longtemps fait l'objet d'approches philosophiques ou même scientifiques très partielles. Les philosophes, les théologiens s'efforçaient de mettre en lumière son sens ; les psychologues, les biologistes, les physiologistes ses mécanismes. Les cliniciens, tant bien que mal, cherchaient à apaiser les malades, presque avec les moyens du bord. Aujourd'hui, nos connaissances ont fait des progrès considérables. L'étude des mécanismes physiologiques a en partie changé notre vision générale de la douleur. Surtout, une théorie globale commence à s'ébaucher sur des bases sérieuses, laissant espérer des moyens nouveaux pour triompher de souffrances longtemps irréductibles. Les données recueillies demeurent toutefois trop fragmentaires encore. Les chercheurs, bien souvent, continuent à s'affronter sur des assises conceptuelles anciennes, et certains traitements empiriques, voire discutables, sont encore en usage.

D'emblée, l'étude de la douleur se heurte en effet à une

difficulté de méthode. Il est bien difficile de dégager une proposition théorique complète et cohérente tant le terme de douleur recouvre des expériences psychologiques variées. Les différences sont importantes en effet entre ce que l'on observe chez des individus sains placés dans des conditions expérimentales et dans des situations pathologiques aiguës ou chroniques. Il existe en fait une multitude de syndromes douloureux, que le comité de taxonomie de l'Association internationale pour l'étude de la douleur a identifiés et répertoriés en 226 pages ! Dans ce document, la douleur est définie comme « une expérience sensorielle et émotionnelle désagréable, associée à une lésion tissulaire réelle ou potentielle, ou décrite dans des termes évoquant une telle lésion ». Elle est toujours subjective. Dès les premiers instants de la vie, tout individu apprend la signification du mot douleur à travers l'expérience de la blessure. Les biologistes reconnaissent que ce sont les stimulus entraînant des lésions du corps qui la provoquent. *En conséquence, la douleur est l'expérience que l'on associe à une atteinte réelle ou potentielle des tissus.* C'est une sensation perçue dans une ou plusieurs parties du corps, toujours désagréable. C'est aussi une expérience émotionnelle, ce qui ne veut pas dire que toutes les sensations anormales et désagréables puissent être assimilées à des douleurs.

Est-ce si simple ? Sûrement pas. Nombreux sont ceux qui décrivent une douleur en l'absence de lésions tissulaires ou de toute cause pathologique évidente. L'origine en est alors psychologique. Pour autant, n'est-ce rien ? En fait, si l'on tient compte du vécu de la douleur, on ne peut distinguer cette expérience et celle qui résulte d'une lésion. *Douleur et stimulus, douleur et lésion ne sont donc pas nécessairement liés.* Même si la douleur a la plupart du temps une cause physique évidente, elle dépend aussi de facteurs psychologiques.

<table>
<tr><td colspan="2" align="center">Définitions de quelques termes
fréquemment utilisés cliniquement</td></tr>
<tr><td>Allodynie :</td><td>Douleur causée par un stimulus qui normalement ne produit pas de douleur.</td></tr>
<tr><td>Analgésie :</td><td>Absence de douleur en réponse à une stimulation qui normalement aurait été douloureuse.</td></tr>
<tr><td>Anesthésie douloureuse :</td><td>Douleur ressentie dans une zone ou une région d'anesthésie.</td></tr>
<tr><td>Causalgie :</td><td>Syndrome combinant une douleur continue à type de brûlure, une allodynie et une hyperpathie après une lésion nerveuse traumatique, souvent associé à un dysfonctionnement vasomoteur, sudoral et ultérieurement à des troubles trophiques.</td></tr>
<tr><td>Dysesthésie :</td><td>Sensation anormale et désagréable, qui peut être spontanée ou provoquée.</td></tr>
<tr><td>Hyperalgésie :</td><td>Réponse exagérée à une stimulation qui normalement est douloureuse.</td></tr>
<tr><td>Hyperesthésie :</td><td>Sensibilité exagérée à une stimulation, à l'exception des systèmes sensoriels spécifiques.</td></tr>
<tr><td>Hyperpathie :</td><td>Syndrome douloureux caractérisé par une réponse exagérée à un stimulus, qui est répétitif et aussi dont le seuil est augmenté.</td></tr>
<tr><td>Hypoalgésie :</td><td>Diminution de la douleur évoquée par un stimulus normalement douloureux.</td></tr>
<tr><td>Hypoesthésie :</td><td>Diminution de la sensibilité à une stimulation, exception faite des systèmes sensoriels spécifiques.</td></tr>
<tr><td>Paresthésie :</td><td>Sensation anormale, qui peut être spontanée ou provoquée.</td></tr>
</table>

Douleur aiguë, douleur chronique

La *douleur aiguë* est généralement provoquée par des stimulations dommageables pour les tissus (brûlure, piqûre, pincements, etc.). Cette notion s'acquiert spontanément au cours du développement et reflète en général un syndrome de blessure ou de maladie corporelle. Dans ces conditions, la douleur joue un rôle de sentinelle nous avertissant que quelque chose ne va pas : c'est la classique notion de *la douleur comme signal d'alarme*. Sa fonction est alors d'assurer l'intégrité de l'organisme. Il est d'observation courante, aussi bien chez l'animal que chez l'homme, que l'application de stimulations intenses déclenche de nombreuses réactions : réflexes de retrait, cri, fuite, immobilisation de la région atteinte qui servent à se soustraire à la stimulation, à avertir l'entourage et à protéger les tissus lésés. Tout le monde a connu cette expérience des plus banales.

Qu'adviendrait-il si nous étions insensibles à la douleur ? Serions-nous des surhommes, affrontant sans broncher le chaud, le froid, le feu, supportant les blessures sans jamais nous plaindre ? L'insensibilité est toujours assimilée à une forme de dureté morale dont les inconvénients s'exerceraient sur les autres. On oublie le revers de la médaille... Même s'ils sont fort heureusement extrêmement rares, on rencontre des cas particulièrement frappants. Qu'elle tienne à une altération du système nerveux ou qu'elle soit d'origine congénitale, les conséquences de l'insensibilité à la douleur sont toujours désastreuses. Pour les insensibles eux-mêmes. Ne pas se plaindre lorsque l'on se blesse, lorsque l'on se brûle ou se casse une jambe est sans doute une qualité. Mais c'est aussi un handicap terrible : les patients insensibles se blessent fréquemment, ils présentent des traumatismes répétés à l'origine de fractures, de lésions ostéo-articulaires, de brûlures. De même, il leur est impossible de détecter certaines maladies internes, par exemple une crise d'appendicite, une infection. Être dans l'impossibilité de percevoir la douleur a donc des répercussions catastrophiques, qui justifient en partie l'idée que la douleur a une fonction protectrice.

Un exemple le montre bien. Il s'agit de la fille d'un médecin, dont on avait remarqué l'insensibilité à la douleur dès son plus jeune âge. Elle était irritable et sujette à des accès de colère au cours desquels elle se mordait avec une telle violence que sa langue était en permanence déformée. Elle se cognait la tête contre le plancher de façon si brutale qu'elle était couverte de larges hématomes. C'est ainsi qu'à vingt et un mois, elle fut hospitalisée pour un abcès à l'occiput consécutif à ces traumatismes répétés. Elle présentait pratiquement en permanence de multiples coupures et contusions des extrémités, mais jamais elle ne ressentait la moindre douleur.

Lorsqu'elle eut trois ans, survint une première infection osseuse du pied. La même année, elle se brûla un genou au troisième degré en restant appuyée contre un radiateur tandis que, par la fenêtre, elle regardait jouer d'autres enfants. À l'âge de huit ans, elle fut hospitalisée à quatre reprises pour infection urinaire aiguë et plusieurs poussées d'infection osseuse aux fémurs ; l'enfant ne se plaignait toujours pas. Avertie de son insensibilité, elle se rendit compte par exemple que les coups de soleil ne lui causaient aucune sensation déplaisante. Lorsqu'elle rentrait de la plage, elle devait systématiquement inspecter ses pieds pour s'assurer qu'elle ne s'était pas blessée sur les rochers. Elle eut plusieurs poussées d'urticaire sans aucune démangeaison, ne se plaignit jamais de maux de dents, de règles douloureuses, de maux d'estomac, de douleurs auriculaires. Plusieurs fois elle eut les doigts ou les orteils gelés pendant l'hiver. Presque sans s'en apercevoir.

Sa sensibilité au toucher léger était correcte, mais il était possible de la piquer n'importe où sans qu'elle réagisse. On pouvait lui insérer de petits bâtonnets dans les narines ou les oreilles sans provoquer ni éternuement ni désagrément. Elle pouvait également prendre les positions les plus acrobatiques qui soient sans aucune gêne ni inconfort, ou encore jouer avec ses membres comme avec des morceaux de bois : elle se disloquait une épaule et la remettait en place elle-même. Elle était capable de garder sa main dans une eau à 0-2°C pendant huit minutes, dans une eau à 49-50°C pendant cinq à huit minutes, de supporter des chocs électriques intenses en n'importe quel endroit du corps. Les tests psychophysiques qu'elle passa ne firent apparaître aucun des signes cliniques qui accompagnent la douleur : accroissement de la pression artérielle, accélération cardiaque, modification de la respiration. En revanche, ces mêmes modifications ne manquaient pas de survenir lors d'une situation de stress ou d'une émotion intense.

À dix-sept ans, en plus de déformations osseuses, séquelles de ses diverses infections, apparurent les signes d'une tuberculose osseuse. Un an plus tard, elle commença à boiter, par suite d'une atteinte de la hanche droite. Quatre ou cinq après, survinrent des rechutes de tuberculose et de nouvelles infections osseuses. Ses abcès osseux et musculaires entraînèrent une compression de la moelle épinière accompagnée de ses signes neurologiques classiques. Malgré des tentatives de décompression, l'atteinte neurologique empira, son état général se dégrada et elle mourut.

La douleur aiguë signale l'existence d'une lésion plus ou moins spécifique qui oriente le médecin vers un diagnostic. Du reste, la plupart du temps, c'est elle qui déclenche les consultations médicales. Les exemples sont multiples : ulcères gastriques, infarctus du myocarde, appendicite, coliques hépatiques et rénales, maux de dents, etc. Elle fait alors partie des symptômes de la maladie et disparaît après un traitement approprié. Ce n'est hélas pas toujours la règle. Tel est le cas du cancer : la douleur apparaît à un stade souvent avancé de la maladie.

Si elle n'est pas rapidement jugulée, la douleur aiguë n'a pas de fonction utile. Elle peut entraîner des réactions en chaîne qui menacent la vie des individus. Dans la majorité des cas, ces modifications, principalement d'ordre cardio-respiratoire et hormonal, servent à maintenir la stabilité des constantes physiologiques et à faire face à l'agression. Lorsque la douleur extrêmement sévère se prolonge, on assiste à des réactions physiologiques exacerbées qui ont été bien étudiées par les anesthésistes. Par exemple, la douleur est associée à une augmentation de l'activité du système sympathique [1]. Elle se traduit par un accroissement de la fréquence des battements cardiaques, une hypertension, une augmentation du travail du cœur et de sa consommation d'oxygène pouvant conduire chez des patients à risques, à une ischémie suivie d'infarctus. De même, la douleur intense lors d'un accouchement long et difficile, peut être préjudiciable au fœtus et à la mère.

La *douleur chronique*, plus encore, n'a aucune fonction biolo-

---

1. Son activation se traduit par une augmentation de l'activité cardiaque, un accroissement de la tension artérielle, une dilatation des bronches et un ralentissement des contractions du tube digestif.

gique : elle est inutile, dévastatrice, et parfois diabolique. On admet arbitrairement qu'une douleur devient chronique lorsqu'elle dure au-delà de trois à six mois. Persistante ou récurrente, elle peut persécuter des mois, voire des années durant. Elle peut accompagner une lésion organique bien déterminée, mais aussi, dans certains cas, apparaître plusieurs mois après la guérison d'une maladie. Certains patients présentent même des douleurs en l'absence de tout antécédent et sans lésion apparente.

Quand elle devient chronique, la douleur envahit l'univers affectif de l'individu : elle devient une préoccupation dominante. On ne peut plus travailler, on manque d'appétit, on dort mal, on devient irritable, déprimé. La vie devient un enfer. Les malades atteints de douleur chronique passent ainsi d'une clinique ou d'un praticien à l'autre, glissant sans cesse de l'espoir à l'amertume. Beaucoup divorcent, certains se suicident. D'autres manipulent leur famille, leurs collègues de travail, leur médecin afin d'obtenir les médicaments dont ils deviennent petit à petit dépendants. D'autres encore réclament des interventions parfaitement inutiles. John Bonica et ses collègues de l'université de Washington à Seattle ont ainsi noté que les patients qui arrivaient à la clinique de la douleur avaient subi en moyenne quatre à six opérations. L'un d'eux détenait le record de quarante-deux opérations !

La douleur chronique semble être la cause la plus fréquente d'incapacité : c'est même un problème de santé publique majeur et ses conséquences économiques sont considérables. On ne dispose pas de données statistiques parfaitement fiables. Néanmoins, selon John Bonica, en 1981 aux États-Unis, les soins médicaux et les compensations pécuniaires pour douleur chronique, les journées de travail perdues et parfois même les procès auraient vraisemblablement coûté deux cent cinquante à trois cent cinquante milliards de francs. D'après le National Institute of Health [2], ce sont surtout les maux de

---

2. Équivalent américain de notre Institut national de la santé et de la recherche médicale.

tête, le mal de dos, la douleur cancéreuse, les douleurs rhumatismales et les douleurs neurogènes qui sont invalidantes : quarante millions d'Américains souffrent ainsi de maux de tête, trente millions de maux de dos, dont deux millions qui ne peuvent plus travailler. Quant aux affections rhumatologiques, maladies les plus invalidantes, elles affectent vingt à trente millions de personnes, chiffre qui ne peut que s'accroître avec le vieillissement de la population.

L'ensemble de ces données devrait conduire les grands organismes français de recherches à se préoccuper de la douleur et à lancer des actions comparables à celles qui, dans le domaine des neurosciences, sont aujourd'hui réservées à d'autres champs d'investigation, comme la cognition, le vieillissement, les maladies dégénératives et le développement. Les mécanismes physiopathologiques de bon nombre de syndromes douloureux chroniques restent en effet partiellement ou totalement incompris. L'épaisseur du dossier médical que traînent avec eux beaucoup de patients en témoigne. Il effraie souvent les praticiens, rebutés par la complexité du problème et frustrés de ne pouvoir répondre à la demande des malades.

Les stratégies thérapeutiques dépendent de la connaissance des mécanismes qui expliquent la douleur. La multiplicité des traitements reflète ainsi notre ignorance et la variété des mécanismes physiopathologiques en jeu. Certains syndromes sont parfaitement identifiables. Ce n'est hélas pas toujours le cas et des erreurs de diagnostic peuvent parfois conduire à l'irréparable. De plus, de nombreux facteurs sont susceptibles d'affecter la plainte douloureuse et les variations selon les individus sont considérables. Néanmoins, dans un souci de clarification, on distingue trois grands types de douleur : certaines relèvent de mécanismes dits de nociception, d'autres sont dues à des lésions du système nerveux périphérique ou central, d'autres enfin sont de nature psychogène. Cette division n'est pas sans défaut, cependant elle a le mérite de la simplicité. C'est pourquoi elle sert en général de schéma directeur dans la pratique clinique.

Les douleurs d'origine nociceptive

De petites fibres nerveuses relient les organes, les muscles, la peau à la moelle épinière : on les appelle nocicepteurs [3]. Lorsque par exemple un muscle subit une stimulation intense qui peut être dommageable pour l'organisme, ses fibres sont activées. Un message est alors transmis à la moelle épinière, puis au cerveau. La douleur traduit alors le fonctionnement normal du système nerveux. Toutefois, il est des cas où ce type de douleur, due à une lésion, à une forme d'attaque, se prolonge. Des phénomènes additionnels apparaissent, qui relèvent du système nerveux lui-même. On quitte alors le domaine de la douleur-signal d'alarme. Ces douleurs sont d'origines variées : elles vont de la simple brûlure, d'une petite coupure aux souffrances cancéreuses.

Le traitement de ces douleurs chroniques implique l'interruption ou la diminution de la transmission des messages à différents niveaux du circuit de la douleur. D'où l'utilisation d'analgésiques dits périphériques, comme l'aspirine, d'analgésiques centraux, comme la morphine, de blocs anesthésiques, de techniques neurochirurgicales très sélectives ou encore de chirurgies réparatrices. Tel est en particulier le cas de certaines prothèses pour les maladies articulaires, qui donnent des résultats remarquables dans 90 % des cas.

Les douleurs neurogènes

D'autres douleurs chroniques résultent d'un dysfonctionnement du système nerveux périphérique ou central. Actuel-

---

3. Le terme de nociception découle des conclusions du grand physiologiste anglais Sherrington, relatives aux stimulations capables de menacer l'intégrité de l'organisme.

lement, on les regroupe sous le terme générique de *douleur neurogène* en Europe ou de *douleur neuropathique* aux États-Unis. Cette fois, on ressent une douleur mais en l'absence de stimulation ou bien en présence d'un stimulus qui normalement ne produit aucune douleur. On parle alors d'allodynie. Dans certains cas, les patients perçoivent en permanence des sensations anormales, des fourmillements, des pincements, des brûlures, ou même des impressions de lacération qu'ils décrivent comme des décharges électriques brusques.

Deux cas cliniques illustrent bien ces phénomènes et leur retentissement sur la vie quotidienne : le premier a trait à une lésion du système nerveux périphérique.

« Une femme de cinquante ans se présente pour des douleurs intenses, en brûlure, du membre supérieur gauche. Elle a la main et l'avant-bras dans une écharpe. Elle redoute tout contact, et refuse tout d'abord de se dévêtir et de se laisser examiner. Ses douleurs remontent à cinq ou six ans. Elles sont consécutives à une simple piqûre avec du verre au bord cubital du cinquième doigt. Il n'y eut pas d'accident infectieux ; mais, très vite, presque de suite s'installèrent, au voisinage du point piqué, des sensations très désagréables qui s'étendirent bientôt dans l'avant-bras sous forme de secousses électriques irradiantes. Et, depuis cinq ans, les douleurs n'ont jamais cessé. Peu à peu, elles se sont étendues sur tout le membre supérieur. Depuis quelques mois, elles remontent jusqu'à l'épaule, et au cou. En même temps, s'est produit une impotence progressive et, pratiquement, la malade ne se sert absolument plus ni de son bras, ni de sa main. Elle est inquiète, angoissée, craintive.

Sur ma promesse de ne pas la toucher, elle consent à se laisser regarder : le membre supérieur est dans l'ensemble atrophié. La main est cyanosée. Elle se présente en pronation, la malade ne peut pas la tourner. Les doigts sont effilés, fuselés.

J'arrive à obtenir la permission de toucher légèrement : la peau est froide, humide. Il n'y a pas de troubles grossiers de la sensibilité objective, tact, chaud et froid. La pression de l'avant-bras fait très mal. Le creux sub-claviculaire est sensible à la pression. Il n'y a pas de modifications oculo-pupillaires.

La malade se refuse à toute exploration et à toute intervention. Elle a trop souffert inutilement par les médecins, dit-elle : piqûres, radiothérapie, électricité, mécanothérapie. J'obtiens difficilement l'autorisation de faire faire une radiographie : toute la main est décalcifiée, ainsi que les épiphyses radio-cubitales inférieures [4]. »

---

4. René Leriche, *La Chirurgie de la douleur*.

Le deuxième exemple montre les effets d'une lésion du système nerveux central qui intéresse un noyau profond du cerveau, le thalamus : il s'agit de ce que l'on appelle le syndrome thalamique de Déjerine et Roussy.

« Les douleurs spontanées existent presque toujours. [Elles sont] tantôt extrêmement pénibles, permanentes, du type sympathalgo-causalgique [et] limitées au côté paralysé, intéressant l'hémiface, mais avec un caractère extensif et débordant très net : " Mon bras, ma main surtout, ma jambe, tout mon côté est cuit constamment, et broyé, mais j'ai l'impression que ça gagne tout le reste du corps, alors même que je ne souffre pas tellement. " Bien plus souvent, les douleurs spontanées n'ont pas cette précision, ni ce caractère atroce : ce sont des malaises innombrables ou plutôt que le malade cherche à traduire au mieux, par des " comparaisons " plus ou moins imagées, que Bouttier a bien exprimées ; la plupart se rapportent encore à ces perceptions caloriques, ou très variées, mais avec cet appoint de chaud et froid plus ou moins intriqués, prédominant toujours aux extrémités des membres.

Il faut signaler ici encore une distribution pseudo-radiculaire de ces troubles. Les malades sont les tout premiers à noter l'hyperalgésie provoquée, signe majeur, mais non spécifique, du syndrome thalamique : ce n'est pas seulement la simple hyperesthésie cutanée, très banale ; en réalité, toutes les excitations tactiles et de pression, superficielles, profondes, thermiques, sont ressenties comme une douleur, ou d'une manière très désagréable et durable, principalement les variations thermiques. Un de nos malades ne se rasait plus parce que " dans cet acte tout s'ajoute pour provoquer des sensations distinctes, mais toutes insupportables : l'humidité de la peau, l'eau chaude, le frottement du blaireau et celui du rasoir ". Enfin, l'excitation banale du côté atteint, par quoi que ce soit, peut déterminer des sensations pénibles lointaines, du même côté, ou plus diffuses et même viscérales ; en serrant la main d'un de nos thalamiques, on déclenchait une violente congestion de la face, une vive chaleur solaire, une forte tachycardie. Tout cela aboutit rapidement à une cénesthésie dépressive, triste, anxieuse, axée vers l'attente continuelle de la douleur ou de la gêne, sans compensation, engendrant l'insomnie et augmentée par celle-ci, redoutant le bruit, la lumière trop vive, les émotions, comme les causalgiques. Aujourd'hui, le concept de syndrome thalamique s'est considérablement élargi car des douleurs comparables ont été décrites pour diverses autres lésions du système nerveux central [5]. »

Le premier de ces exemples concerne un traumatisme périphérique, l'autre une lésion vasculaire cérébrale. En fait,

---

5. Riser, *Pratique neurologique*, Masson, 1952.

les syndromes douloureux chroniques catalogués comme neurogènes sont très nombreux : lésions diverses des systèmes nerveux périphérique et central, douleurs consécutives à des amputations, douleurs consécutives au zona [6], neuropathies diabétique et alcoolique, neuropathie iatrogène, neuropathie d'origine cancéreuse, douleurs survenant après des radiothérapies ou encore douleur du tabès.

Cette maladie qu'on rencontrait autrefois chez 9 % des patients atteints de syphilis, entraîne la dégénérescence des fibres nerveuses de gros calibre qui se trouvent dans les cordons postérieurs de la moelle épinière. Il s'ensuit divers troubles de la sensibilité et des douleurs centrales fulgurantes : sensations soudaines, brèves, en éclair, parfaitement localisées en un point, qui s'apparentent à un violent coup d'épingle et qui se répètent à intervalles réguliers pendant des crises de plusieurs heures ou de plusieurs jours. Cette maladie, qui était six fois plus fréquente chez l'homme que chez la femme, est heureusement devenue aujourd'hui très rare. Alphonse Daudet, qui était soigné par son ami le grand neurologue Charcot, en était atteint. Il en a donné une description saisissante dans le journal qu'il a tenu pendant plus de dix ans et qui a été publié dans un livre célèbre, *La Doulou,* ce qui signifie douleur en provençal. Après sa mort en 1897, il a été tenu secret par sa femme et n'a pu être publié qu'en 1931. On trouve dans ce journal de nombreuses descriptions typiques de la douleur du tabès :

« *Il Crociato,* oui, c'était cela, cette nuit. Le supplice de la croix, torsion des mains, des pieds, des genoux, les nerfs tendus, tiraillés à éclater. Et la corde rude sanglant le torse et les coups de lance dans les côtes. Pour apaiser ma soif sur mes lèvres brûlées dont la peau s'enlevait desséchée, encroûtée de fièvre, une cuiller de bromure iodé, à goût de sel amer : c'était l'éponge trempée de vinaigre et de fiel. »

Daudet assimilait même son état à la rage :

---

6. Infection due à un virus proche de celui de la varicelle. Elle se traduit par des éruptions vésiculeuses et des douleurs sur le trajet des nerfs.

« Quelquefois je me demande si ce n'est pas aux inoculations de Pasteur que je devrais recourir, tellement je sens dans ces douleurs suraiguës, ces torsions, ces secouées furieuses, ces crispations de noyé, une analogie avec l'accès rabique [...] Oui, en haut de la maladie nerveuse, l'échelon suprême, son couronnement, la rage. »

D'autres douleurs, particulièrement accablantes et difficiles à maîtriser, impliquent la participation du système sympathique [7]. C'est le cas de la causalgie : elle se caractérise par une douleur à type de brûlure, survenant après une lésion nerveuse traumatique souvent associée à un dysfonctionnement vaso- et sudomoteur et plus tard à des modifications trophiques. La causalgie a été initialement décrite par Silas Weir Mitchell chez les soldats de la guerre de Sécession qui avaient reçu une balle ou des éclats d'obus. Un ou plusieurs nerfs sont atteints. Mais l'intensité de la douleur est sans commune mesure avec l'importance de la lésion nerveuse. Ces douleurs causalgiques peuvent apparaître dans les heures qui suivent la blessure, mais dans 80 % des cas environ, il s'écoule au moins une semaine avant son installation. La douleur à type de brûlure est spontanée, permanente, perçue en aval de la lésion au niveau des extrémités des membres (doigts, orteils, paume de la main, plante du pied). Des épisodes paroxystiques à type de broiement ou écrasement profond apparaissent également. Suivons la description classique de Weir Mitchell [8].

« Le plus grand nombre de patients décrit la douleur comme localisée à la périphérie, mais d'autres prétendent la ressentir dans la profondeur et presque dans les jointures. Lorsqu'elle a duré longtemps, elle paraît se réfugier dans la peau. Son intensité va depuis une simple cuisson jusqu'à un état de torture à peine croyable, capable de réagir sur toute l'économie et de compromettre la santé générale. Non seulement la partie affectée souffre de cette sensation de brûlure, mais l'hyperesthésie exalte la sus-

---

7. Le système sympathique fait partie du système nerveux et innerve les muscles lisses (viscères, vaisseaux sanguins), le cœur et certaines glandes endocrines (médullo-surrénales). Il régule le maintien de la constance du milieu intérieur, notamment dans les situations d'urgence.
8. S. Weir Mitchell, *Doctor and Patient*, Philadelphie, Lippincott, 1901. Voir également le cas précédent décrit par R. Leriche.

ceptibilité nerveuse au point qu'un seul choc, un léger attouchement avec le doigt, provoque une exacerbation de la souffrance.

Les malades évitent l'exposition à l'air avec des précautions qui semblent ridicules ; quelques-uns passent leur temps à mouiller continuellement leur main, trouvant un soulagement dans l'humidité elle-même plutôt que dans la fraîcheur de l'eau qu'ils emploient. Deux de ces malheureux portent avec eux une bouteille d'eau et une éponge, afin de ne pas permettre que la peau se desséchât jamais. À mesure que la douleur augmente, le retentissement sur tout l'organisme s'accroît. Le caractère s'aigrit ; le visage exprime l'anxiété, le regard laisse lire la fatigue et la souffrance. Les nuits sont sans repos. L'état général, réagissant à son tour sur la blessure, exalte encore l'hyperesthésie : et alors, le froissement d'un journal, le souffle du vent, le pas d'un homme, la vibration produite par une marche militaire, le choc du pied contre le sol, exagèrent la douleur. En un mot, le patient devient hystérique, pour employer le seul terme qui convienne à cet état. Sa démarche est cauteleuse ; il soutient le membre blessé avec le membre sain ; il est tremblant, nerveux ; il recourt à toutes sortes de moyens pour atténuer ses souffrances. Dans deux circonstances, j'ai vu les téguments s'hyperesthésier dans toute leur étendue, lorsque la peau devenait sèche : les malades n'éprouvaient de soulagement qu'en remplissant d'eau leurs bottes. Lorsqu'on leur en demandait la raison, ils prétendaient, en agissant ainsi, diminuer les chocs que provoque la marche. Nous ne pouvons nous expliquer comment et pourquoi il en était ainsi. Un de ces hommes poussait les choses jusqu'à mouiller la main saine lorsqu'il devait toucher l'autre, et lorsqu'un observateur voulait l'examiner, il insistait pour qu'il prît la même précaution. »

Les douleurs d'origine neurogène sont beaucoup plus difficiles à traiter que celles qui résultent d'une stimulation des voies de la nociception. Les analgésiques périphériques ou les anti-inflammatoires sont inutiles. En revanche, on emploie des substances à action centrale et des techniques de neuro-stimulation qui ont pour but de renforcer les systèmes de contrôle. Les techniques de section des nerfs périphériques et des racines dorsales à leur entrée dans la moelle doivent le plus souvent être évitées, car elles ne font qu'aggraver la maladie. Ces méthodes d'interruption du circuit de la douleur peuvent paraître évidentes. Les innombrables observations des neurochirurgiens et les données neurophysiologiques accumulées au cours des vingt dernières années montrent au contraire que de telles interventions ont des effets décevants et conduisent même souvent à des désastres.

Les douleurs psychogènes

Un troisième type de douleur a une origine psychologique. Ce n'est souvent qu'après avoir éliminé toutes les autres hypothèses que l'on parvient à ce diagnostic. Interprète-t-on comme psychogènes des douleurs dont, en l'état actuel de nos connaissances, nous ne pouvons comprendre la cause physiologique ou bien ce diagnostic correspond-il à une réalité ? Il se peut en particulier que certains patients négligent des douleurs mineures d'origine somatique qui ne se révéleraient que dans certaines conditions psychologiques. Toutefois, il existe des signes positifs qui permettent de suspecter qu'une douleur est psychogène : localisation inexplicable à différents endroits du corps et à différents moments, discours du patient imagé, luxuriant ou très imprécis, relations familiales ou conditions de travail difficiles, antécédents douloureux depuis l'adolescence, alcoolisme, toxicomanie, etc. Bien souvent, on décèle aussi des signes psychiatriques : dépression, manifestations hystériques, hypocondrie, etc.

En fait, la distinction entre ces trois types de douleur est quelque peu artificielle et en tout cas extrêmement simpliste. Pour le clinicien, la situation est infiniment plus complexe : de multiples facteurs peuvent interférer et modifier profondément la sensibilité de l'individu.

On peut en effet mettre en évidence plusieurs aspects dans les phénomènes douloureux, selon qu'ils sont d'ordre sensoriel, émotionnel, cognitif et comportemental. L'élément sensoriel reflète notre capacité à analyser la nature (brûlure, piqûre, etc.), la localisation, l'intensité et la durée de la stimulation des messages nociceptifs. Remarquons qu'il n'existe pas toujours de relation stricte entre l'intensité de la stimulation, l'importance de la lésion et la sensation perçue par les patients. L'élément émotionnel traduit le caractère désagréable, pénible, voire insupportable qui affecte la perception douloureuse. Celle-ci peut déclencher des comportements émotionnels plus ou moins spécifiques tels que l'anxiété et la dépression. De la cognition et de l'évaluation relèvent les phénomènes d'anticipation, d'intention, de suggestion, d'hypnose, d'expériences antérieures. Ces processus agissent sur la discrimination sensorielle et l'affectivité par l'intermédiaire de divers systèmes de contrôle. Quant à la composante comportementale, elle correspond à l'ensemble des manifestations verbales et non verbales observables chez les patients qui souffrent. Comme l'indique F. Boureau, ces « manifestations réactionnelles à un stimulus nociceptif assurent pour une part une fonction de communication avec l'entourage. Ainsi, chez l'enfant, on connaît la séquence pleurs, réconfort par la mère, soulagement. Les apprentissages antérieurs, en fonction de l'environnement familial et ethno-culturel, de standards sociaux liés à l'âge et même au sexe, vont donc modifier la réaction actuelle d'un individu. »

C'est en tenant compte de ces différentes composantes et de la pathologie que le médecin aborde la prise en charge des patients douloureux. Néanmoins, l'étude de la douleur a longtemps rebuté chercheurs et cliniciens. Tabous ? Justifications philosophiques et théologiques de la douleur ? Peut-être. Sans doute doit-on également invoquer, à l'époque moderne au moins, le fait que les médecins, fascinés par la recherche des causes des maladies, ont un peu délaissé ce qui leur paraissait relever seulement des symptômes : ils préfèrent souvent « traiter le mal à la racine » qu'apaiser les tourments des malades. Les découvertes physiologiques et pharmacologiques de ces vingt-cinq dernières années ont bousculé cet état d'esprit et stimulé la recherche clinique. L'idée que la douleur constitue bien souvent une maladie en soi a également joué et l'on commence à se préoccuper plus systématiquement des patients douloureux... ce qui est justice compte tenu de leur nombre et de ce qu'ils doivent supporter.

C'est en essayant de mieux comprendre les mécanismes physiopathologiques des différents types de douleur que nous serons mieux à même d'apporter des solutions thérapeutiques plus rationnelles et donc plus efficaces. C'est pourquoi, avant d'aborder les moyens dont dispose aujourd'hui la médecine dans sa lutte contre la souffrance, il nous faut tout d'abord considérer les données relatives à la physiologie de la douleur.

CHAPITRE 2

Comprendre la douleur

> *Comprendre les mécanismes biologiques géné-*
> *rateurs de ces souffrances atroces est un défi pour*
> *l'homme de science.*
> R. Melzack et P. D. Wall, *The Challenge of Pain.*

Dès le XIXᵉ siècle et le début du XXᵉ, certaines observations cliniques ont apporté des éléments essentiels à un début de compréhension de la douleur. Néanmoins, seules les données neurophysiologiques et pharmacologiques accumulées au cours de ces trente dernières années ont vraiment changé notre attitude vis-à-vis de ce phénomène et notre façon d'aborder son traitement. Elles sont à l'origine de nouvelles recherches cliniques, de nouvelles applications thérapeutiques, et susci-tent de nombreux espoirs pour la mise au point de molécules analgésiques. Ces dernières recherches ont été stimulées par la découverte des substances opioïdes endogènes, les endo-morphines. Mais ce n'est là que le versant le plus médiatique de la pharmacologie de la douleur : de multiples substances interviennent dans la genèse et le renforcement des processus douloureux de sorte que, du point de vue théorique et pratique, de nombreuses stratégies sont ou devraient être développées pour aboutir à de nouveaux médicaments. Toutes passent par une meilleure compréhension des mécanismes neurophysio-logiques qui sous-tendent la sensation douloureuse.

La douleur au laboratoire

Comment procéder pour étudier la physiologie de la douleur ? Les expérimentations en laboratoire sont évidemment capitales. Elles consistent principalement à appliquer des stimulations périphériques brèves, de nature variée et de forte intensité, au niveau de la peau. Les stimulus peuvent être mécaniques (pression, pincement), thermiques (chaleur radiante) ou chimiques (administration de substances algogènes). Chez l'animal, ils provoquent des réponses réflexes (flexion, accélération du rythme cardiaque et respiratoire, dilatation de la pupille) et des comportements plus ou moins élaborés (réactions de fuite, vocalisation). Chez l'homme, la sensation induite par ce type de stimulation est souvent considérée comme une douleur.

Ce genre d'étude se concentre évidemment sur les phénomènes de nociception. Or on sait que toutes les douleurs n'ont pas une fonction de protection, de signal d'alarme. De même, au laboratoire, on privilégie les stimulations cutanées, alors que nombre de syndromes douloureux ont pour origine les tissus profonds, en particulier les muscles, les articulations et les viscères. Enfin, certains tiennent à des lésions du système nerveux. Pour dépasser ces limites, on a cherché à mettre au point des modèles expérimentaux de douleur chronique, en particulier chez le rat. On s'efforce ainsi de reproduire certaines conditions physiopathologiques observées chez l'homme.

D'emblée, ce type d'expériences pose un problème grave : comment concilier l'étude de la douleur chez l'animal avec les règles d'éthique ? Comme pour toute recherche biomédicale utilisant des animaux, les expérimentateurs se doivent de suivre les règles recommandées par les comités d'éthique, notamment celles que rendent publiques les revues scientifiques internationales, qui sont très strictes. Pour des raisons morales évidemment, mais aussi scientifiques, le physiologiste ne peut tirer aucune information valable d'animaux en état de misère physiologique.

Le comité d'éthique de l'Association internationale pour l'étude de la douleur a formulé un certain nombre de recommandations plus spécifiques. Il est clair en effet que des expériences sont indispensables pour mieux comprendre les mécanismes de la douleur. Le problème est tel qu'il justifie implicitement cette démarche. Néanmoins, l'expérimentateur doit considérer l'animal non pas comme un objet, mais comme un être vivant à part entière, qui éprouve des sensations. Dès lors, les protocoles expérimentaux doivent le plus possible minimiser ou éviter la douleur. Cela peut sembler un paradoxe. Comment en effet étudier la douleur sans faire souffrir ? Le fait est que c'est possible pour autant que l'on utilise les techniques expérimentales adéquates.

Plus précisément, les recommandations généralement suivies font apparaître les éléments suivants :

– Les projets expérimentaux concernant l'étude de la douleur chez les animaux vigiles doivent être expertisés par des scientifiques et des juristes ; leur intérêt potentiel doit être justifié.

– Dans la mesure du possible, l'expérimentateur doit essayer sur lui-même le stimulus.

– L'expérimentateur doit être attentif à tous les changements comportementaux et physiologiques de l'animal. D'éventuelles modifications doivent être apportées.

– Comme dans les autres domaines des neurosciences, il ne saurait être question d'utiliser des animaux paralysés par des bloquants neuro-musculaires sans anesthésie générale, ou sans avoir mis hors fonctionnement par différentes techniques les centres supérieurs du cerveau. À titre d'exemple, un laboratoire comme le nôtre dispose de huit salles expérimentales et chirurgicales équipées pratiquement comme un hôpital, avec une centrale de gaz (protoxyde d'azote, oxygène, qui sont distribués sur des rampes d'anesthésie au fluothane). Les interventions, exclusivement effectuées sur des rats, ont une durée de plusieurs heures, ce qui représente un coût annuel non négligeable pour notre « budget anesthésique », sans compter les investissements en matériel. De plus, le suivi (monitoring) des animaux (électro-encéphalogramme, électro-cardiogramme, mesure en continu des échanges respiratoires, régulation de la température) est systématiquement assuré. C'est à ce prix que l'on peut assurer une recherche de qualité, qui satisfasse également aux règles d'éthique.

– La durée des expériences doit être aussi brève que possible et comporter le plus petit nombre d'animaux que permet l'analyse statistique.

Deux exemples. Si l'on veut étudier le comportement qu'adopte l'animal en éveil face à une douleur, on considère le seuil de stimulation à partir duquel apparaît une réponse que l'homme appellerait douleur. Parfois, on arrête le stimulus dès l'obtention de cette réponse. D'autres fois, l'animal a la possibilité de se soustraire à la stimulation. C'est le cas au cours de l'un des tests les plus utilisés : il consiste à mesurer chez les rongeurs la latence de déviation de la queue lorsque celle-ci est soumise à une source de chaleur. D'autres modèles font appel au conditionnement de l'animal : il apprend à manipuler une manette pour se soustraire à une source de stimulation nociceptive.

Les modèles de douleur chronique sont beaucoup moins nombreux. On peut cependant citer le « rat arthritique » et les rats auxquels on fait subir diverses lésions du système nerveux périphérique pour reproduire expérimentalement certains syndromes. Dans ce dernier cas, l'animal est capable d'adapter son comportement pour minimiser les stimulations nociceptives ou même s'y soustraire.

Les expériences de neurophysiologie posent plus de problèmes. En effet, il s'agit d'enregistrer à différents niveaux du système nerveux, l'activité de fibres ou de neurones de très petite dimension. Ces enregistrements très délicats nécessitent très fréquemment l'utilisation de substances paralysantes qui bloquent tout mouvement et empêchent l'animal de se soustraire à la stimulation. Le neurophysiologiste se retrouve ainsi en face d'un dilemme : il lui incombe d'étudier la douleur chez l'animal « sans lui faire mal ». C'est pourquoi l'étude des mécanismes périphériques et spinaux suppose souvent que l'on déconnecte la moelle épinière du cerveau.

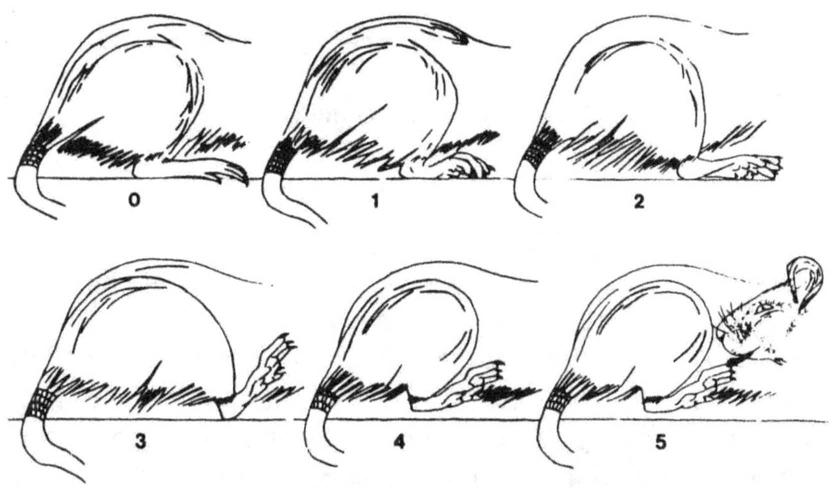

Figure 1
Un modèle expérimental de douleur clinique

Dans ce schéma, une mononeuropathie est induite par une ligature modérée du nerf sciatique. L'animal peut se soustraire à la douleur induite par le contact avec le sol en modifiant la position de la patte au nerf lésé. Cette figure illustre les 6 différentes positions de la patte, classées selon une échelle numérique, de 0 (position normale) à 5 (lèchement) qui n'est qu'exceptionnellement atteinte. Le score moyen se situe entre 2 et 3, il est au maximum 15 jours après la ligature puis régresse en 6 à 8 semaines. Il s'agit d'essayer de reproduire certains modèles neuropathiques rencontrés en clinique après différents types de lésions des nerfs périphériques d'étiologies diverses, section ou compression de nerfs, neuropathie d'origine métabolique (diabète, alcool), etc. Ces douleurs peuvent être particulièrement rebelles à diverses thérapeutiques. (D'après Attal et al., *Pain*, 1990, 41, 235-251.)

Dans ces conditions, l'animal ne sent rien. En revanche, les expériences chez l'animal dont la moelle est intacte requièrent impérativement une anesthésie générale.

Ces pratiques peuvent gêner certains esprits : mais outre que ces expériences obéissent à des protocoles extrêmement rigoureux, il est clair que c'est à elles que l'on doit les avancées thérapeutiques introduites depuis une vingtaine d'années. Elles révèlent qu'en ce domaine comme en bien d'autres, sciences fondamentales et recherches cliniques vont de pair.

Les voies de la douleur

Comment aujourd'hui expliquer les douleurs intenses ou chroniques ? Pour répondre, il convient tout d'abord de pénétrer ce que l'on peut appeler la « circuiterie de la douleur » : il faut alors considérer, au moins en première approximation, le système nerveux comme un réseau de communication rigide qui assure le transfert de l'information nociceptive des fibres périphériques jusqu'au cerveau, via la moelle épinière. Une telle conception ne permet pas de rendre compte de certaines observations cliniques, notamment des douleurs qui apparaissent spontanément après diverses lésions du système nerveux. Mais elle constitue un indispensable point de départ.

Le circuit de la douleur comprend trois étapes successives : les fibres périphériques, les relais médullaires et les structures cérébrales.

La « jungle » périphérique

Les nerfs qui relient les organes périphériques à la moelle épinière contiennent différents types de fibres. Selon leur diamètre, celles-ci conduisent l'influx nerveux à différentes vitesses. Certaines d'entre elles répondent exclusivement à des modalités sensorielles telles que le chaud, le froid, la déformation de la peau, le mouvement des poils et sont à la base des sensations tactiles légères et thermiques. D'autres sont mises en jeu de préférence par des stimulus intenses d'origine mécanique, thermique ou chimique. On les appelle *nocicepteurs*.

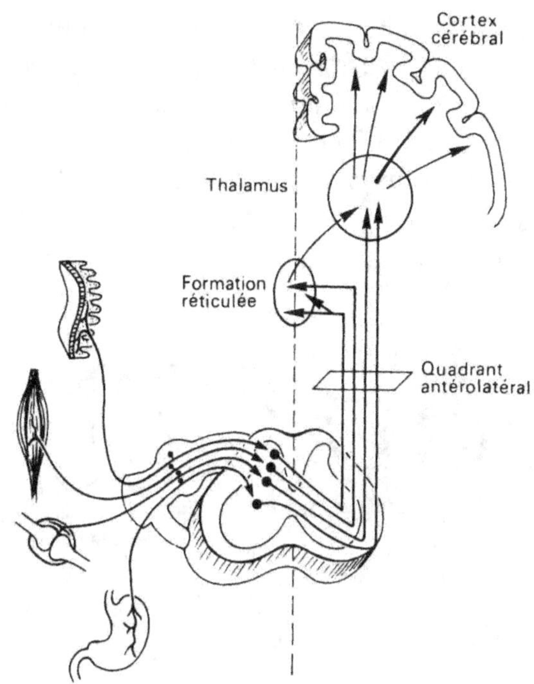

Figure 2
Schéma simplifié du circuit de la douleur

Les fibres nociceptives dont les corps cellulaires sont situés au niveau des ganglions rachidiens ont leurs terminaisons libres localisées au niveau de la peau, des muscles, des articulations et des viscères ; elles transmettent l'information vers la corne dorsale de la moelle épinière où elles vont activer des neurones de second ordre.

La plupart des prolongements des neurones médullaires croisent la ligne médiane et se regroupent en faisceaux au sein de la substance blanche médullaire (notamment au niveau du quadrant antérolatéral). Les messages véhiculés par les faisceaux ascendants vont ensuite mettre en jeu des neurones localisés dans les régions profondes du cerveau (thalamus, formation réticulée, etc.) ; l'information sera ensuite transmise au niveau du cortex cérébral.

En réalité, il existe un grand nombre de faisceaux ascendants et les structures cérébrales impliquées dans la nociception sont multiples. Des travaux récents viennent notamment de souligner le rôle de l'hypothalamus et de l'amygdale, qui interviennent dans les aspects affectivo-émotionnels de la douleur.

Le rôle de ces fibres dans la genèse de la sensation douloureuse a été mis en évidence grâce à des expériences psychophysiologiques variées. Chez l'homme, on a enregistré les réponses dues à l'activation de l'ensemble des fibres contenues dans un nerf, puis on a essayé de les corréler avec les sensations perçues par le sujet. Bien que ces expériences soient critiquables d'un point de vue méthodologique, elles ont permis, dès les années trente-quarante, de préciser le rôle des différentes fibres contenues dans un nerf cutané.

Un nerf d'origine cutanée comporte en effet trois principaux types de fibres nerveuses qui se dirigent vers la moelle.

Les *fibres A α β* sont de gros diamètre (six à dix-sept millièmes de millimètre) : elles ont une gaine de myéline [1] et

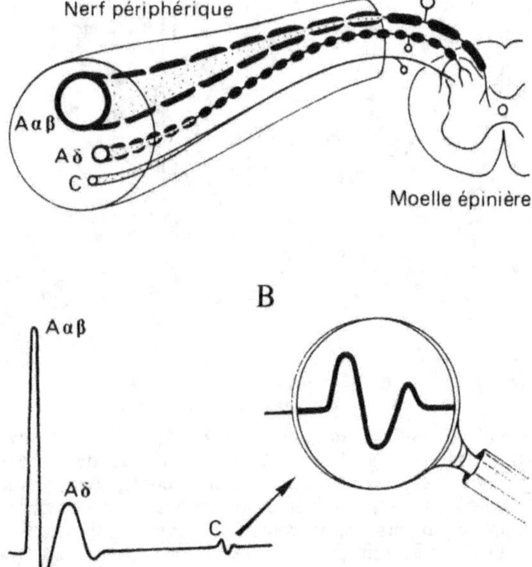

Figure 3
Les trois groupes de fibres nerveuses contenues
dans un nerf d'origine cutanée

A) Les fibres activées par des stimulations intenses sont des fibres qui ne sont pas entourées de gaine de myéline (fibres C) et certaines fibres faiblement myélinisées, les fibres Aδ. Elles se terminent dans les couches superficielles de la substance grise médullaire. Les fibres Aαβ qui possèdent une importante gaine de myéline ne sont mises en jeu que par des stimulations tactiles légères. (D'après Fields, *Pain*, McGraw-Hill, 1987.)

B) Potentiels globaux recueillis au niveau d'un nerf cutané après stimulation électriques (▲). On voit apparaître successivement une réponse précoce due à l'activité des fibres Aαβ suivie d'une composante correspondant à la mise en jeu des fibres Aδ. La composante tardive correspond à l'activation des fibres C qui conduisent l'influx nerveux à des vitesses inférieures à 1 mètre par seconde.

---

1. Myéline : gaine lipidique isolante, entourant les axones de certaines fibres nerveuses.

conduisent rapidement l'influx nerveux entre quarante à cent mètres par seconde.

Les *fibres A δ* sont plus fines, également myélinisées, et leur vitesse de conduction est plus lente puisqu'elle se situe entre quatre et quarante mètres par seconde.

Les *fibres C* ne sont pas entourées d'une gaine de myéline, elles sont donc très fines (un millième de millimètre de diamètre) et conduisent très lentement l'influx nerveux (de l'ordre d'un mètre par seconde).

Ces différents groupes de fibres peuvent être activés par la stimulation électrique d'un nerf cutané ; on peut alors enregistrer sur le nerf à une certaine distance des électrodes de stimulation, l'activité de chaque groupe de fibres. Ceux-ci peuvent être facilement identifiés puisqu'ils présentent des vitesses de conduction très différentes. L'augmentation progressive de l'intensité du courant de stimulation entraînera successivement la mise en jeu des fibres A α β, puis A δ et enfin C. Cette propriété a été mise à profit chez l'homme pour étudier le rôle de ces différents types de fibres dans le déclenchement des processus douloureux. Des stimulations de faible intensité ne mettant en jeu que les fibres A α β provoquent seulement l'apparition d'une sensation tactile ; il faut augmenter l'intensité de la stimulation et exciter les fibres fines A δ pour qu'une sensation douloureuse, de type piqûre brève, tolérable et relativement bien localisée, soit ressentie. Enfin, un accroissement supplémentaire de l'intensité de stimulation, déclenchant l'activation des fibres C amyéliniques, provoque l'apparition d'une douleur intense et diffuse. Pour de nombreux auteurs, l'activation de ces deux groupes de fibres A δ et C correspond respectivement à la douleur rapide et à la douleur lente.

On admet en général qu'il n'existe pas de structure spécifique pouvant être qualifiée de récepteur à la douleur. Le message nociceptif proprement dit résulte de la mise en jeu de terminaisons libres amyéliniques qui forment des arborisations plexiformes dans les tissus cutanés, les muscles, les articulations et les parois des viscères (les fibres A δ perdent leur gaine de myéline à ces niveaux). Le nombre de terminaisons libres peut varier selon l'endroit du corps mais on peut en compter jusqu'à deux cents par cm².

Chez l'animal, des enregistrements de fibres uniques ont permis ensuite de distinguer, parmi les groupes A δ et C, différents sous-groupes. On a ainsi identifié deux principaux types de nocicepteurs : les *mécanonocicepteurs* associés à des fibres A δ, qui ne sont activés que par des stimulations mécaniques de forte intensité, et les *nocicepteurs polymodaux* associés à des fibres C, qui sont activés à la fois par des stimulations mécaniques, thermiques et chimiques. En réalité, chez l'animal, la classification des nocicepteurs est beaucoup plus complexe et cette distinction entre mécanonocicepteurs et fibres C polymodales ne permet pas d'expliquer la double douleur parfois évoquée chez l'homme par des stimulations thermiques.

En revanche, les caractéristiques des nocicepteurs sont aujourd'hui beaucoup mieux connues chez l'homme. En effet, grâce à la technique de microneuronographie, développée en Suède par K. E. Hagbarth et A. B. Vallbo, on peut enregistrer ces différents types de fibres en utilisant des micro-électrodes percutanées de tungstène. Seules quelques équipes cliniques dispersées en Europe et aux États-Unis maîtrisent cette approche, qui nécessite beaucoup de patience et de doigté car certaines de ces fibres mesurent un millième de millimètre de diamètre. Néanmoins, cette technique présente l'énorme avantage de permettre de corréler les décharges des nocicepteurs et la sensation perçue par le sujet.

Trois types de fibres nociceptives ont ainsi été identifiés chez l'homme. Les fibres A δ répondent à des stimulations mécaniques (pincements, piqûre) et thermiques. En fonction de l'intensité des stimulus, on peut les subdiviser en deux sous-groupes. Les *nocicepteurs A δ mécanothermiques* répondent aussi bien aux deux modalités de stimulation. Leur seuil d'activation est parfois légèrement inférieur au seuil de douleur thermique qui, chez l'homme, se situe aux environs de 44°C. Ils possèdent la propriété d'accroître leur décharge en fonction de l'intensité du stimulus. Chez l'homme, il existe une corrélation positive entre l'activité de ces nocicepteurs et l'intensité de la douleur perçue par le sujet. Les *mécanonocicepteurs A δ de haut seuil* répondent de préférence à des stimulations mécaniques et ne sont activés que par des stimulations thermiques supérieures à 50°C.

Ces deux types de fibres présentent des phénomènes de sensibilisation : lors de la répétition de stimulations thermiques nociceptives de même intensité, leur réponse s'accroît et leur seuil d'activation diminue considérablement. Par exemple, les mécanonocicepteurs de haut seuil, qui ne répondent généralement qu'à des températures supérieures à 50°C, peuvent commencer à décharger vers 43-45°C après sensibilisation. Par ailleurs, il semble que ces fibres soient également activées par des stimulations chimiques (applications locales de substances irritantes au niveau du champ récepteur).

Chez l'homme, le troisième type de nocicepteurs correspond à des fibres C amyéliniques. Celles-ci constituent les trois quarts des fibres périphériques qui se dirigent vers la moelle épinière. Ce sont tous des nocicepteurs polymodaux activés par des stimulations mécaniques, thermiques et chimiques. Comme les nocicepteurs A δ, ces fibres présentent des phénomènes de sensibilisation avec fréquemment l'apparition d'une activité spontanée. Lors de l'application d'une stimulation thermique nociceptive, il existe une étroite corrélation entre l'estimation subjective de la douleur et les variations de décharge des fibres C.

Bien que les conditions expérimentales de laboratoire soient très différentes de celles de la vie courante, diverses études astucieuses réalisées chez le singe et chez l'homme ont permis de préciser le rôle respectif des nocicepteurs A δ et C. Considérons, par exemple, la double douleur déclenchée par la stimulation thermique intense et brève d'un laser à gaz carbonique. Dans ces conditions, on observe une douleur initiale

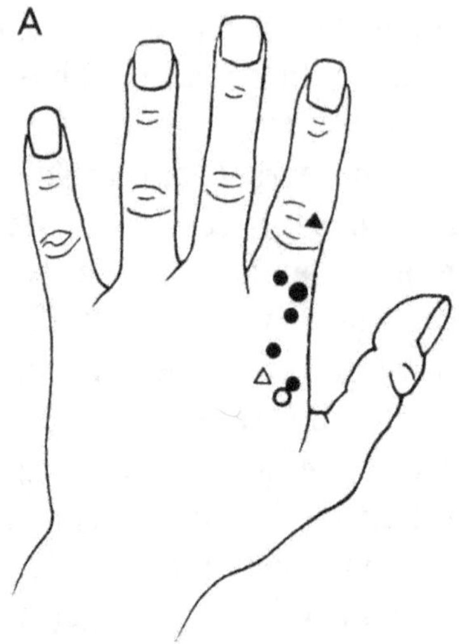

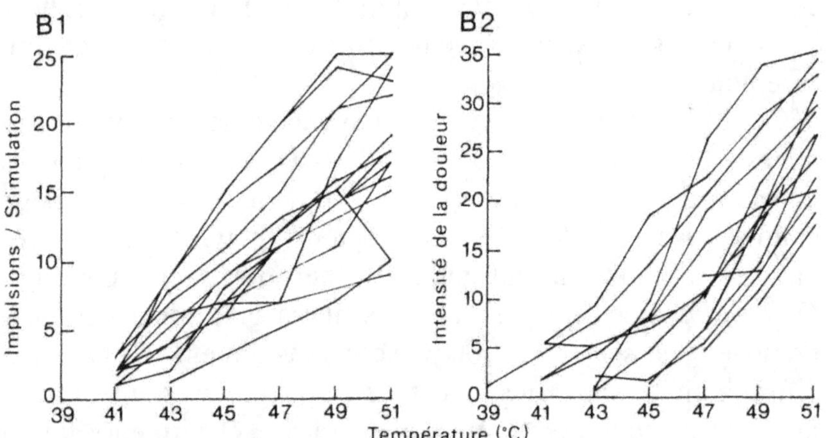

Figure 4
Caractéristiques des fibres C polymodales chez l'homme

L'utilisation de micro-électrodes percutanées permet chez l'homme éveillé d'enregistrer l'activité des fibres nociceptives, y compris des fibres C, qui ont un diamètre de l'ordre de 1 millième de millimètre.

En A sont représentés les champs récepteurs punctiformes de 8 fibres C. (D'après Gybels et coll., *J. Physiol.*, Londres, 1979, 292, pp. 193-206.)

En B, relation chez l'homme entre intensité de la décharge de nocicepteurs amyéliniques et intensité de la sensation de douleur évaluée par les mêmes sujets. En B1, relation entre intensité de la décharge des fibres C et intensité du stimulus thermique appliqué. En B2, relation entre intensité de la douleur exprimée par les sujets et intensité de la stimulation thermique appliquée. (D'après Torebjörk et coll., *J. Neurophysiol.*, 1984, 51, pp. 325-339.)

brève de type piqûre, suivie d'une seconde douleur plus sourde de type brûlure. La première douleur est due aux fibres A δ mécanothermiques, car elle disparaît lorsque l'on bloque la conduction nerveuse dans les fibres myélinisées par compression du tronc nerveux (la conduction dans les fibres non myélinisées persiste pendant la compression). En revanche, la seconde douleur est due à l'activation des fibres C : elle cesse lorsque l'on bloque leur activité à l'aide d'anesthésiques locaux.

Pour des raisons de facilité, les propriétés des nocicepteurs ont principalement été étudiées au niveau de la peau. Cependant, on trouve aussi des nocicepteurs polymodaux dans les muscles et les articulations. Ils sont excités par les substances chimiques et par l'ischémie et pourraient être à l'origine des douleurs dues à des déficits circulatoires dans un territoire musculaire, tels que l'artérite des membres inférieurs. On ne peut cependant affirmer que toutes les fibres fines innervant les muscles soient impliquées dans la nociception. En effet, une fois activées par la contraction musculaire, certaines d'entre elles pourraient être impliquées dans l'induction des réajustements circulatoires et respiratoires lors de l'exercice musculaire.

Il est encore difficile de savoir si la douleur d'origine viscérale résulte de la mise en jeu de nocicepteurs spécifiques. Elle pourrait aussi dépendre de l'activation excessive de récepteurs qui, déjà dans les conditions normales, participent à la régulation réflexe de la fonction viscérale. Néanmoins, dans le muscle cardiaque, la plèvre, l'intestin, la vésicule biliaire et les testicules, on a mis en évidence des fibres fines A δ ou C : chez l'animal, elles sont activées par des stimulations qui déclenchent des réactions assimilables à la douleur. On peut donc concevoir que ce sont ces nocicepteurs qui sont activés lors des douleurs viscérales particulièrement intenses que nous sommes tous amenés à ressentir à un moment ou à un autre de notre vie. Néanmoins, certaines sont également activées lors de la distension ou de la contraction modérée des viscères, accroissant leur décharge lors de l'augmentation du stimulus.

On ne peut donc pas les considérer uniquement comme des nocicepteurs. Leur rôle reste à définir.

Une fois identifiés les nocicepteurs, une difficulté subsiste : elle concerne les mécanismes qui fondent leur activation au niveau de la peau, des muscles, des articulations et des viscères. Comment l'énergie mécanique, thermique ou chimique se transforme-t-elle en énergie électrique ? La stimulation modifie la perméabilité des membranes cellulaires à l'endroit des terminaisons nerveuses et engendre un potentiel récepteur. Si celui-ci atteint un certain niveau, il donne naissance à des impulsions nerveuses qui se propagent dans la fibre jusqu'à la moelle épinière.

En cas de stimulations thermiques ou mécaniques de brève durée, les nocicepteurs pourraient être activés directement par ces stimulus, alors que dans d'autres, les terminaisons libres des nerfs sont mises en jeu par l'intermédiaire de substances chimiques très diverses. C'est le cas dès qu'il y a traumatisme, inflammation ou ischémie. Des substances chimiques (chlorure de potassium, ions hydrogène, histamine, sérotonine, bradykinine, prostaglandine, etc.) provenant des tissus lésés ou des éléments sanguins (plaquettes, globules blancs et rouges) sont en effet libérées. Certaines peuvent exciter directement les nocicepteurs : on les appelle *substances algogènes*. D'autres les rendent sensibles à d'autres stimulus : c'est alors que l'on peut parler de substances sensibilisatrices.

L'environnement ou plutôt le micro-environnement du nocicepteur, qui comporte par exemple des muscles lisses, des capillaires sanguins et des fibres nerveuses sympathiques, varie suivant les conditions physiopathologiques : il influence le niveau d'excitabilité des nocicepteurs. Par ailleurs, dans les conditions pathologiques, on ne doit pas sous-estimer le rôle des facteurs physiques.

Les substances algogènes interviennent dans le déclenchement et plus encore dans l'entretien, voire la recrudescence de la douleur au cours de divers processus pathologiques qui favorisent leur libération. Elles sont en grande partie respon-

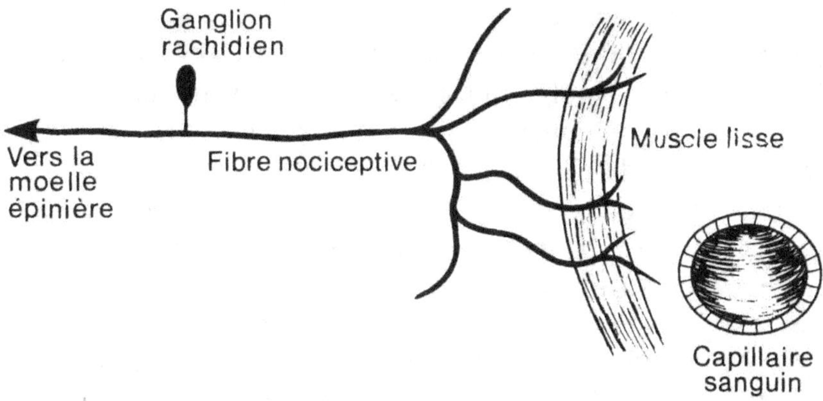

Figure 5
Le micro-environnement des nocicepteurs

sables de la plupart des douleurs ischémiques et inflammatoires, au niveau de la peau, dans les muscles squelettiques ou cardiaques, dans les articulations, et aussi des douleurs d'origine viscérale.

Les substances capables de moduler l'activité des nocicepteurs sont très nombreuses. Leur étude est extrêmement difficile car certains de ces composés interagissent les uns avec les autres. De plus, même si l'on maîtrise bien les microdissections nécessaires à l'enregistrement des fibres nerveuses, il est difficile de réaliser des conditions expérimentales parfaitement reproductibles. Les terminaisons des nocicepteurs dont le diamètre est inférieur au millième de millimètre sont extrêmement sensibles au changement de la concentration locale en oxygène, en gaz carbonique et à la composition ionique du milieu extracellulaire. En fait, le micro-environnement des nocicepteurs ressemble à un bouillon de culture. Les experts, déprimés par cette complexité, parlent de « soupe périphérique ». Au cours d'une réunion récente consacrée à la pharmacologie de la douleur, un consensus s'est dégagé dans la stratégie à employer : la mise au point d'antagonistes ou d'anticorps spécifiques contre ces substances algogènes ou supposées telles, permettrait de gagner un temps précieux pour mieux appréhender la compréhension des mécanismes périphériques de la nociception. L'enjeu est considérable car les substances analgésiques agissant à la périphérie sont consommées par tonnes, mais ne sont pas dépourvues d'effets secondaires indésirables.

Parmi les nombreuses substances algogènes libérées après différents types de lésions, certaines sont capables d'activer directement les nocicepteurs (ions potassium, histamine et bradykinine, etc.). Elles induisent une sensation douloureuse lorsqu'elles sont injectées au niveau de la peau. D'autres n'ont pas d'effet direct très puissant, mais entraînent plutôt des phénomènes de sensibilisation (prostaglandine, acétylcholine, sérotonine). Le problème est complexe et de nombreuses controverses font rage quant aux effets respectifs de ces différentes substances.

Par exemple, la *bradykinine*, peptide [2] de neuf acides aminés, contenue dans les exsudats inflammatoires et libérée à partir de protéines plasmatiques, a une action algésiante très puissante chez l'homme comme chez l'animal. En fonction de la dose administrée, cette substance peut activer directement les nocicepteurs ou bien les sensibiliser à une stimulation thermique. Il n'est donc pas surprenant que la mise au point d'antagonistes de la bradykinine constitue l'une des voies actuelles de recherche pour celle de nouvelles molécules analgésiques. Les premiers antagonistes synthétisés au cours de ces deux dernières années par plusieurs laboratoires se sont révélés décevants. Mais l'on peut espérer que les chimistes arriveront à contourner certaines difficultés et mettront sur le marché une classe de médicaments tout à fait originale... L'affaire est à suivre et certains des plus grands laboratoires pharmaceutiques du monde s'y intéressent activement.

Les recherches dans le domaine de la bradykinine retiennent d'autant plus l'attention que ses effets sont potentialisés par les prostaglandines. Encore un autre composant de la soupe périphérique, me direz-vous ? C'en est assez ! Un peu de patience et vous verrez que l'effet du médicament le moins cher et le plus utilisé au monde, l'aspirine, s'explique par son action sur les prostaglandines.

L'acide arachidonique est le précurseur de la plupart des prostaglandines. Il est libéré à partir des phospholipides membranaires et peut subir deux voies de transformation enzymatique : la cyclo-oxygénase, qui conduit

---

2. Les peptides sont des molécules constituées de plusieurs acides aminés.

à la libération des *prostaglandines*, et la lipo-oxygénase, qui conduit à la libération de *leucotriènes*. Contrairement à certaines substances algogènes, les prostaglandines n'exercent pas d'action excitatrice directe sur les fibres nociceptives : elles agissent en provoquant des phénomènes de sensibilisation. C'est ainsi qu'elles potentialisent nettement les effets de la bradykinine. De même, à faible concentration, la prostaglandine E2 abaisse le seuil de réponse des nocicepteurs aux stimulus thermiques, ce qui constitue vraisemblablement une base physiologique pour certains cas de sensibilité accrue à la douleur (hyperalgésie). Le rôle des prostaglandines dans la douleur est illustré par les effets thérapeutiques bien connus de l'aspirine et d'autres analgésiques mineurs. Ces analgésiques inactivent la cyclooxygénase et donc bloquent dès le premier stade la synthèse de tous les composés de la cascade de l'acide arachidonique. En 1982, cette découverte valut à J. R. Vane, K. S. D. Bergstrom et B. I. Samuelsson le prix Nobel de médecine. L'aspirine figure en bonne place parmi les médicaments utilisés dans le traitement de la douleur, mais, à dose élevée, elle présente certains effets secondaires indésirables. La mise au point d'inhibiteurs de la cyclo-oxygénase constitue donc toujours une voie de recherche très importante.

Les leucotriènes constituent également un axe de recherche très prometteur : ils produisent de l'hyperalgésie chez l'homme et l'animal et dérivent également de la cascade de l'acide arachidonique sous l'effet de la lipo-oxygénase.

Les *anti-inflammatoires stéroïdiens* bloquent la formation de prostaglandines de façon parallèle à leur activité anti-inflammatoire. Il a été démontré qu'ils diminuaient la disponibilité des précurseurs des prostaglandines en bloquant l'activité de la phospholipase A2, enzyme qui a une action essentielle dans la réponse inflammatoire précoce.

Telles sont donc certaines des substances capables de modifier l'activité des nocicepteurs. À leur tour, ceux-ci renforcent le processus initial en provoquant une recrudescence de l'inflammation. Il s'agit donc d'un véritable cercle vicieux.

En effet, appliquées sur la peau, les stimulations nociceptives activent les fibres qui transmettent l'information vers la moelle épinière : c'est le message afférent (ou centripète). Elles ont également une action efférente (ou centrifuge), qui aboutit à la libération périphérique de certaines substances. Un érythème (vasodilatation) apparaît alors à l'endroit du stimulus, suivi par un œdème. L'érythème s'étend ensuite aux zones adjacentes jusqu'à plusieurs centimètres du point de stimulation initial. Ces manifestations sont associées à des phénomènes d'hyperalgésie et constituent l'inflammation neurogène. Elles reposent sur l'intervention de mécanismes nerveux au niveau périphérique mettant vraisemblablement en jeu un réflexe d'axone.

Actuellement, de nombreuses données expérimentales prouvent que cette inflammation neurogène résulte de la mise en jeu des fibres C polymodales et mobilise la *substance P*, peptide de onze acides aminés, contenue dans les fibres fines. Ce peptide agit plus ou moins directement sur l'activité des nocicepteurs, dont il maintient ou renforce l'activité. L'ensemble induit une libération de bradykinine, d'histamine à partir des mastocytes [3], et de sérotonine à partir des plaquettes sanguines.

C'est l'accumulation de ces substances au niveau extracellulaire qui entraîne la sensibilisation des nocicepteurs. La mise au point d'antagonistes de la substance P, qui ne passent pas la barrière hémato-encéphalique et n'atteignent pas le système nerveux central, pourrait donc donner naissance à une nouvelle classe d'analgésiques périphériques.

Les terminaisons des nocicepteurs et leur micro-environnement sont comparables à une jungle où le scientifique a bien du mal à se frayer un passage et à décrypter les secrets de la « soupe périphérique ». L'enjeu est pourtant d'importance, car les processus périphériques jouent un rôle décisif dans les douleurs chroniques. On comprend l'intérêt des laboratoires pharmaceutiques : la mise au point d'analgésiques périphériques puissants dépourvus à la fois d'effets secondaires et d'action au niveau du système nerveux central, trouverait une place de choix sur le marché.

L'arrivée à la moelle épinière

Les fibres nociceptives, après avoir cheminé dans les nerfs périphériques, rejoignent le système nerveux central, c'est-à-

---

3. Cellules situées dans le derme et riches en histamine.

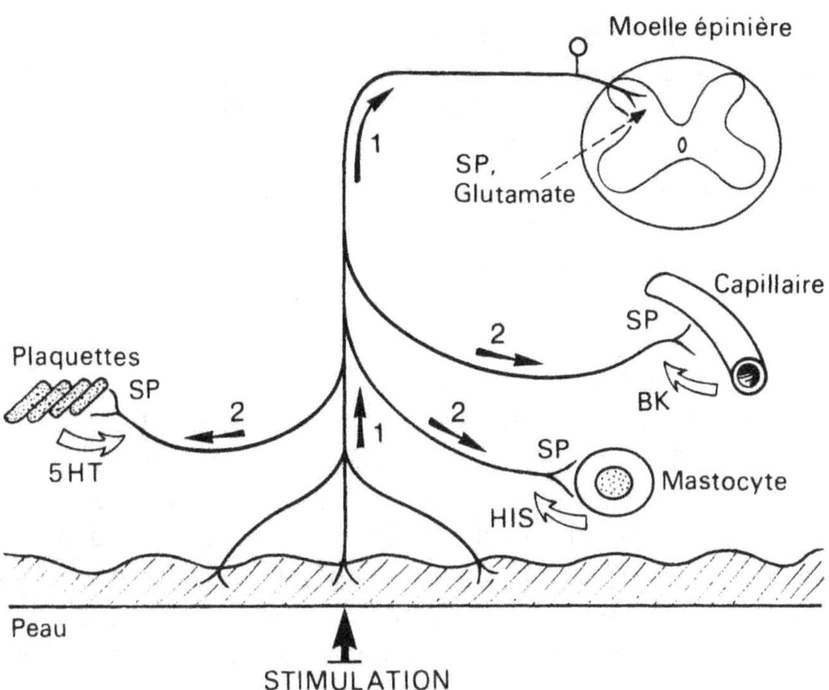

Figure 6
**La substance P peut être libérée
aux niveaux périphérique et central**

Toute stimulation intense entraîne l'activation des fibres fines, notamment amyéliniques, le message est transmis au niveau de la moelle épinière (1 conduction normale de l'influx nerveux) où sont libérées différentes substances, notamment la SP et le glutamate, qui iront activer des neurones localisés au niveau de la corne dorsale. De plus, par l'intermédiaire d'un réflexe d'axone (2), la SP est également libérée au niveau périphérique. C'est un vasodilatateur puissant qui peut induire une libération de bradykinine, d'histamine à partir des mastocytes et de sérotonine à partir des plaquettes sanguines.

dire la moelle épinière, par les racines dorsales. Leur corps cellulaire est situé au niveau des ganglions rachidiens [4]. Au

---

4. L'étude de leur terminaison dans la substance grise médullaire a bénéficié de nouvelles techniques neuro-anatomiques très performantes, mais c'est indiscutablement l'utilisation couplée de techniques anatomiques et électrophysiologiques qui a apporté les résultats les plus probants. On enregistre une seule fibre ou son corps cellulaire dans le ganglion rachidien et on la caractérise du point de vue physiologique, autrement dit, on détermine son champ récepteur et les caractéristiques de ses réponses à différents types de stimulations périphériques. Ensuite, on injecte un colorant, ou une autre substance, préalablement introduit dans l'électrode d'enregistrement. Ces substances diffusent ou sont transportées vers les terminaisons des fibres situées dans la moelle épinière, où leur présence peut être révélée par différents types de coloration. De telles études ont initialement été réalisées par E. Perl et A. Light à l'université de Caroline du Nord pour les fibres A δ et récemment l'équipe japonaise de Sugiura a réalisé un tel exploit pour les fibres C.

niveau de la première synapse [5] du circuit de la douleur, la mise en jeu des fibres nociceptives excite certains neurones de la corne dorsale, qui transmettront ensuite l'information vers le cerveau. Cette première synapse est capitale et retient l'attention de centaines de chercheurs. En effet, si on connaissait le neurotransmetteur libéré par les fibres nociceptives, lequel active le second neurone du circuit de la douleur, on pourrait fabriquer des substances bloquant ses effets. On pourrait ainsi mettre au point un analgésique extrêmement puissant, au moins pour les douleurs d'origine nociceptive. L'enjeu est considérable. Dans les années soixante-dix, on a montré que la *substance P* était libérée non seulement au niveau périphérique, mais également dans les terminaisons des fibres fines qui plongent dans la moelle. C'était donc le neuromédiateur de la douleur ! Hélas, le problème apparaît aujourd'hui beaucoup plus complexe. L'histoire de la substance P illustre en tout cas la difficile mise au point de médicaments susceptibles d'agir au niveau du système nerveux central.

Contrairement à ce que l'on pourrait croire, le terme substance P ne fait pas référence au mot anglais *pain* (douleur). Il était initialement employé dans le jargon de laboratoire pour désigner une préparation tissulaire obtenue sous forme de poudre (*powder*), qui facilitait la motricité intestinale et exerçait une hypotension par vasodilatation périphérique. Découverte par Von Euler et Gaddum en 1931, à partir d'extraits alcooliques d'encéphale et d'intestin, la substance P n'a été purifiée que quarante ans plus tard par Chang et Leeman, à partir d'hypothalamus de bœuf. Très largement distribuée dans l'organisme, la substance P est présente dans de nombreux tissus, en particulier au niveau du tractus gastro-intestinal, des glandes salivaires, de la thyroïde, du pancréas, des reins, de la vessie, de la prostate et des systèmes nerveux central et périphérique. Cette répartition reflète d'ailleurs son action biologique variée : stimulations de la sécrétion salivaire et de la motricité intestinale, inhibition de la sécrétion d'insuline, action vasodilatatrice. Dès 1953, Fred Lembeck en Autriche, se fondant sur la présence préférentielle de substance P dans les racines dorsales de la moelle, avança l'hypothèse qu'elle pourrait bien jouer le rôle de médiateur libéré par les fibres afférentes nociceptives au niveau de la première synapse du circuit de la douleur. Vers le milieu des

---

5. Jonction entre deux neurones.

années soixante-dix, ce point de vue fut conforté, sur la base de divers travaux neurobiologiques, notamment ceux d'Otsuka, Jessell et Iversen.

L'utilisation d'anticorps dirigés contre la substance P a permis au groupe de T. Hökfelt à l'Institut Karolinska de Stockholm de mettre en évidence l'existence d'un grand nombre de fibres immunoréactives et de terminaisons au niveau des couches superficielles de la corne dorsale de la moelle : zone marginale (couche I) et substance gélatineuse (couche II). Bon nombre de ces fibres viennent de la périphérie puisque après section des racines dorsales (rhizotomie postérieure) ou section des nerfs périphériques, le taux en substance P dans la corne dorsale de la moelle est considérablement réduit. Des résultats similaires ont été obtenus après administration de capsaïcine chez le rat nouveau-né. Or on sait que, dans ces conditions, cette substance, qui est un alcaloïde [6] extrait du paprika, détruit les fibres C.

Des études de microscopie électronique ont montré que la substance P était présente dans des terminaisons qui contiennent des vésicules granulaires formant des contacts synaptiques avec des neurones des couches superficielles, ce qui indique qu'elle pourrait être libérée à ce niveau. Cependant, des terminaisons situées à distance des sites synaptiques recèlent également de la substance P : cette substance pourrait donc être aussi libérée au niveau extra-synaptique.

Du point de vue biochimique, des études réalisées *in vivo* chez le rat ont montré, grâce à trois techniques différentes, que la stimulation des fibres nociceptives A delta et C provoquait un accroissement de la libération de substance P au niveau de la moelle épinière. En revanche, l'activation des grosses fibres cutanées non nociceptives de grand diamètre n'entraîne pas de modification, ce qui traduit le fait qu'elles ne contiennent pas de substance P.

Du point de vue électrophysiologique, si la substance P est le neurotransmetteur libéré au niveau des terminaisons des fibres fines, il est logique d'admettre que son application locale au niveau postsynaptique, c'est-à-dire sur les neurones de la corne dorsale activés par des stimulations nociceptives périphériques, devrait être excitatrice. Bien que cette action ne soit pas univoque, de tels effets ont été rapportés. L'action excitatrice de la substance P sur les cellules de la corne dorsale survient en général après un délai de plusieurs secondes, elle s'accroît progressivement et persiste plusieurs minutes après l'injection. Ce décours temporel différent de celui des acides aminés excitateurs, autre transmetteur putatif contenu dans les fibres afférentes, a semblé confirmer qu'elle avait une action neuromodulatrice plutôt que neurotransmettrice. Cependant, on doit admettre que ces données électrophysiologiques concernant la substance P sont difficiles à interpréter car on ne dispose que depuis peu d'antagonistes sélectifs agissant au niveau central. Ce n'est en effet que très récemment que quatre grands laboratoires pharmaceutiques, dont deux

---

6. Substance organique dont les propriétés rappellent celles des alcalis.

français, ont mis au point des molécules de ce type. Bien que certains résultats semblent prometteurs, il est encore trop tôt pour juger de leur effet.

Du point de vue comportemental, un argument important réside dans le fait que l'injection intrathécale (c'est-à-dire dans le liquide céphalorachidien qui baigne la moelle épinière) de substance P chez la souris ou le rat induit des réactions (morsures, grattages, etc.) qui sont comparables à celles produites par différents types de stimulations périphériques nociceptives.

Après administration néonatale de capsaïcine, qui provoque chez le rat une dégénérescence des fibres C et une chute de substance P au niveau de la corne dorsale, on constate une diminution de la réactivité des animaux

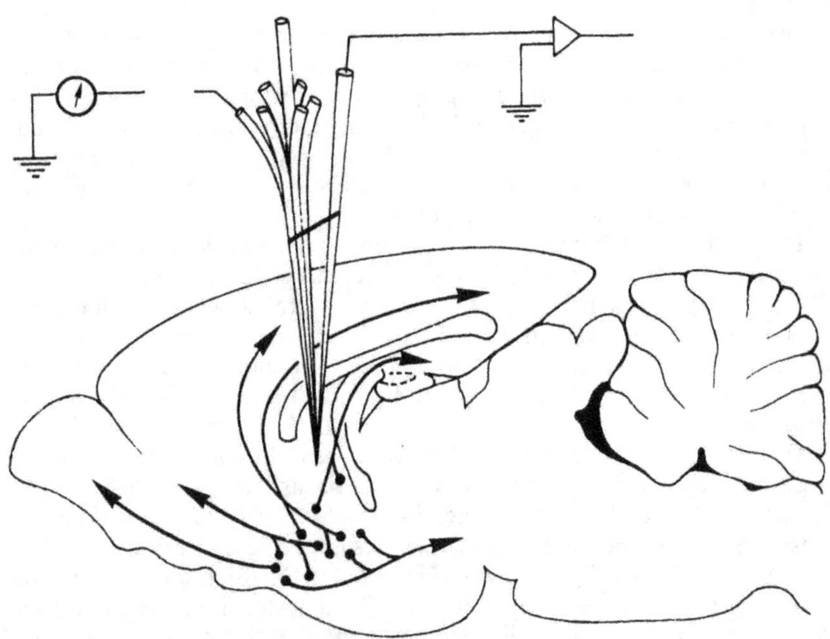

Figure 7

Une électrode multiple utilisée pour étudier in vivo, au niveau du système nerveux central, les effets de différentes substances au niveau d'un même neurone

À droite, l'électrode d'enregistrement constituée d'un canal unique est remplie d'une solution d'électrolyte (par exemple, chlorure de sodium). Elle est reliée à un système d'amplification, puis à un oscilloscope et à différents systèmes d'analyse (micro-ordinateur).

À gauche, l'électrode multicanaux qui dans ce cas en comprend 7. Ces canaux, remplis de substances étudiées, sont reliés à un appareil d'iontophorèse qui produit des courants de faible intensité (de l'ordre du milliardième d'ampère) permettant l'éjection des différentes substances.

Par exemple, au niveau des régions superficielles de la corne dorsale de la moelle épinière, on peut utiliser la substance P, le glutamate (acide aminé excitateur), la morphine, les enképhalines, et divers agonistes ou antagonistes des substances opioïdes.

à des stimulations nociceptives. Ces effets, qui diffèrent selon les auteurs, semblent plus particulièrement intéresser les réponses à des stimulations nociceptives chimiques et thermiques.

Sur le plan clinique, signalons que, chez le rat présentant une polyarthrite rhumatoïde, le taux de substance P est accru au niveau des couches superficielles de la corne dorsale de la moelle. À l'inverse, une réduction de taux de substance P a été observée chez des patients présentant une diminution de sensibilité à la douleur... Mais ce cas clinique demande à être confirmé sur un grand nombre de patients.

Malgré ce faisceau d'arguments positifs, de nombreux doutes subsistent quant au rôle de la substance P. Sans doute a-t-il été un peu surévalué et trop simplifié. C'est ainsi que les fibres fines contiennent un très grand nombre de substances, et pas seulement de la substance P, qui pourraient aussi être libérées au niveau de leurs terminaisons dans la moelle épinière. En outre, certaines d'entre elles sont colocalisées au niveau d'une même fibre. Le problème est d'ailleurs d'autant plus compliqué qu'il existe dans certains cas des différences selon les espèces et la provenance des fibres. Parmi les différentes substances colocalisées avec la substance P, un acide aminé excitateur, le *glutamate*, largement réparti au niveau du système nerveux central, est considéré par certains comme le neuromédiateur essentiel. Du point de vue comportemental, l'injection de glutamate dans le liquide céphalorachidien peut reproduire certains effets de la substance P et son application locale excite les neurones de la corne dorsale. Quant aux *peptides*, nombre d'entre eux ont été identifiés dans les fibres afférentes : peptide relatif au gène de la calcitonine, neurokinine A et B (faisant partie comme la substance P de la famille des tachykinines), somatostatine, polypeptide intestinal vasoactif, vasopressine, galanine, neuropeptide K, dynorphine, bombésine, etc. La liste ne fera sans doute que s'allonger. Nous sommes donc noyés par les peptides ! Leur coexistence dans une même fibre ne facilite pas l'analyse [7].

---

7. Par exemple, les effets attribués à la capsaïcine ne peuvent être uniquement dus à un déficit en substance P, comme cela avait été fait de façon hâtive, car la capsaïcine, qui détruit les fibres C, affecte également les autres neurotransmetteurs.

L'ensemble de ces observations révèle la très grande diversité chimique des nocicepteurs : il est très improbable qu'un seul peptide soit impliqué dans le transfert de l'information nociceptive au niveau spinal. L'influx nerveux véhiculé par les nocicepteurs provoque sans doute la libération de diverses substances neuroactives. Plusieurs interactions sont alors possibles. C'est ainsi que la substance P semble potentialiser l'action du glutamate et que le peptide relatif au gène de la calcitonine facilite les effets de la substance P.

Il est donc nécessaire de mieux connaître ces interactions et leurs modalités d'action au niveau des neurones de la corne dorsale. En effet, d'un point de vue théorique, plusieurs cas peuvent se présenter. Si une seule substance était impliquée, la substance P par exemple, la mise au point d'un antagoniste spécifique à action centrale serait alors suffisante pour provoquer l'analgésie. Si deux substances libérées au niveau de la même terminaison étaient nécessaires pour assurer la transmission synaptique, il suffirait encore d'un seul bloquant pour altérer la transmission. À l'inverse, si chacune avait une action propre, il faudrait bloquer les deux pour induire un effet analgésique marqué.

Finalement, parmi les nombreuses substances contenues dans les terminaisons des fibres nociceptives, quels sont les candidats les plus sérieux au rôle de neurotransmetteur ? En tenant compte des données les plus récentes, il semble que ce soient la substance P et le glutamate. La mise au point récente d'antagonistes spécifiques pour ces deux substances devrait permettre des avancées significatives en ce domaine.

De la moelle épinière au cerveau

Quittons les fibres périphériques, si complexes, et dirigeons-nous vers les seconds neurones du circuit de la douleur : ils sont situés dans la substance grise médullaire.

LES NEURONES DE LA CORNE DORSALE

Les neurones qui reçoivent les informations nociceptives au niveau de la moelle sont situés principalement dans la corne dorsale. On peut enregistrer leur activité à l'aide de fines électrodes de verre remplies d'électrolyte et dont le diamètre à la pointe est de l'ordre du millième de millimètre. Bien qu'ici encore il existe des différences subtiles entre les caractéristiques électrophysiologiques des divers neurones, on s'accorde en général à en distinguer deux principaux types. On les rencontre chez différentes espèces animales, poulet, chat, rat, lapin, opossum, singe, de sorte qu'il est permis de supposer qu'ils existent aussi chez l'homme.

Le premier groupe de neurones répondent à la fois à des stimulations mécaniques légères et aux stimulations nociceptives mécaniques, thermiques et chimiques. Nous les appellerons donc *neurones nociceptifs non spécifiques*, mais ils sont également désignés sous les termes de neurones à large gamme réceptive, neurones polymodaux, neurones multiréceptifs ou neurones convergents. Ils répondent à des stimulations mécaniques appliquées sous forme de pressions légères, moyennes ou intenses. Ils accroissent leur décharge en fonction de l'intensité de la stimulation, les réponses les plus importantes étant induites par des stimulations franchement nociceptives. Leur champ récepteur cutané, relativement étendu, présente un gradient de sensibilité : au centre de la zone stimulée, toutes les stimulations mécaniques sont suivies d'effets, alors qu'à la périphérie, seules les stimulations nociceptives sont capables d'induire des effets excitateurs. Ces neurones répondent également à des stimulations thermiques nociceptives et pour des températures cutanées comprises entre 42 et 50° C, il existe généralement une bonne corrélation entre l'intensité du stimulus et l'importance de la décharge. Si les stimulations se répètent, des phénomènes de sensibilisation surviennent. L'utilisation de stimulations électriques appliquées soit au niveau des champs récepteurs, soit directement au niveau du nerf, montre que ces cellules présentent une réponse précoce due à la mise en jeu des fibres A α β, puis, pour des intensités de stimulation plus fortes, des composantes plus tardives. Celles-ci sont dues à l'activation des fibres A δ puis C dont le recrutement engendre des décharges prolongées et de longue latence. La réponse due aux fibres amyéliniques s'accroît généralement avec la répétition des stimulations pour des fréquences de l'ordre d'un par seconde. Ce phénomène met en évidence l'intervention d'une sommation temporelle dont l'importance a été également observée chez l'homme, qui voit sa douleur augmenter d'intensité dans des conditions similaires.

Le second type de cellules comprend des neurones exclusivement activés par des stimulations nociceptives. Nous les appellerons donc *neurones nociceptifs spécifiques*. On en trouve au niveau de la couche marginale, la plus superficielle de la corne dorsale de la moelle. Leur champ récepteur est moins étendu que celui des neurones nociceptifs non spécifiques. Certains d'entre eux ne sont activés que par des stimulations mécaniques intenses, alors que d'autres sont en outre activés par la chaleur nociceptive, avec parfois des phénomènes de sensibilisation lors de la répétition de ces stimulations. Ces neurones répondent exclusivement lors de la mise en jeu des fibres A δ et/ou C.

De plus, ces deux types de neurones, surtout ceux du premier groupe, sont activés par des stimulations viscérales appliquées au niveau du cœur, de la vessie, des testicules, de la vésicule biliaire, du gros intestin, ou par injection de substances algogènes dans différentes artères irriguant les viscères et par des stimulations musculaires intenses. La convergence d'influx d'origines cutanée et viscérale sur un même neurone peut servir de base neurophysiologique pour expliquer la « douleur projetée », c'est-à-dire une douleur localisée à distance de l'organe atteint. Par exemple, l'angine de poitrine se traduit souvent par une douleur au niveau du membre supérieur gauche et certains troubles de la vésicule

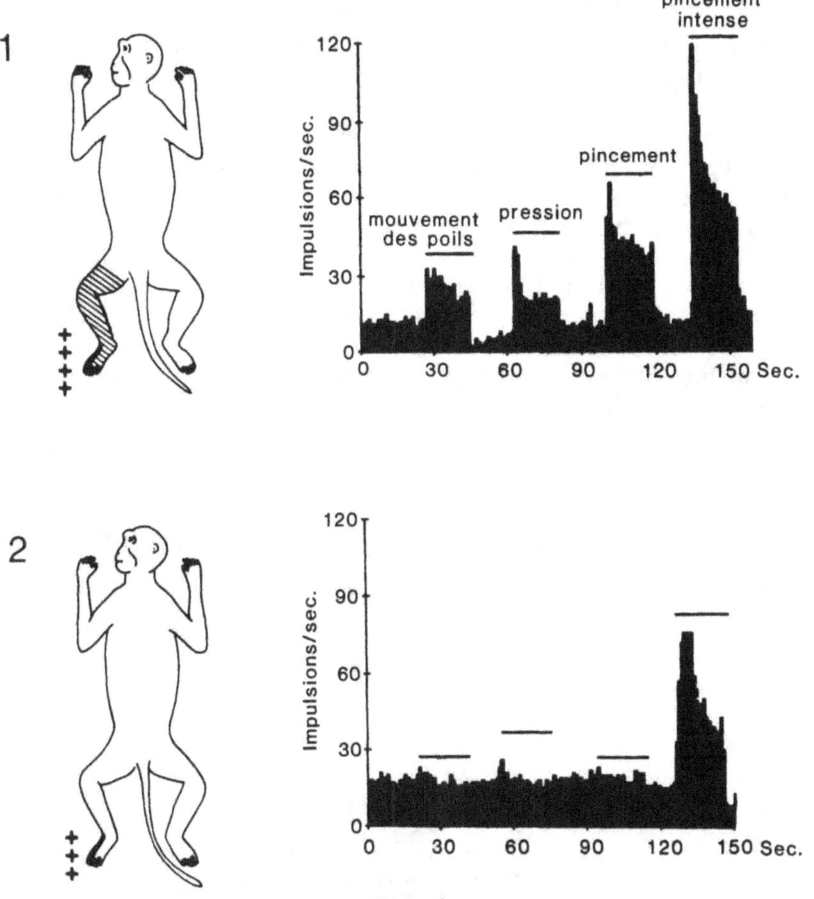

Figure 8

Réponses de deux cellules de la corne dorsale de la moelle épinière qui transmettent l'information nociceptive vers le cerveau

En 1, il s'agit d'un neurone nociceptif non spécifique qui accroît sa décharge en fonction de l'intensité de stimulation périphérique. En 2, il s'agit d'un neurone nociceptif spécifique répondant exclusivement à des stimulations intenses. (D'après Willis, *The Pain System*, Karger, 1985.)

biliaire par une douleur à la pointe de l'omoplate. Ces douleurs projetées sont fréquentes et souvent déroutantes, même si elles deviennent vite familières au médecin dès le début de ses études. Certaines d'entre elles sont même connues du grand public et les cabinets de consultation des cardiologues reçoivent fréquemment des patients qui ont eux-mêmes préféré venir leur parler de la douleur qu'ils ressentaient à l'épaule gauche et au bras plutôt que de se rendre chez un rhumatologue.

L'existence de convergences viscéro-somatiques va dans le sens de la théorie de la projection convergente avancée par Ruch pour expliquer le mécanisme des douleurs projetées. Selon cette théorie, ces douleurs seraient liées à la convergence de messages nociceptifs cutanés et viscéraux sur une population de neurones spinaux transmettant l'information aux centres supérieurs du cerveau. Dans les conditions de la vie courante, ceux-ci seraient surtout activés par les nocicepteurs cutanés. Lorsque, dans des conditions pathologiques, ils sont activés par des nocicepteurs viscéraux, l'information nociceptive serait alors interprétée par le cerveau comme provenant du territoire cutané qui en est habituellement l'origine.

Un autre argument indique le rôle de ces neurones de la corne dorsale dans les phénomènes de nociception : leurs caractéristiques électrophysiologiques sont profondément modifiées dans certaines conditions pathologiques. Par exemple,

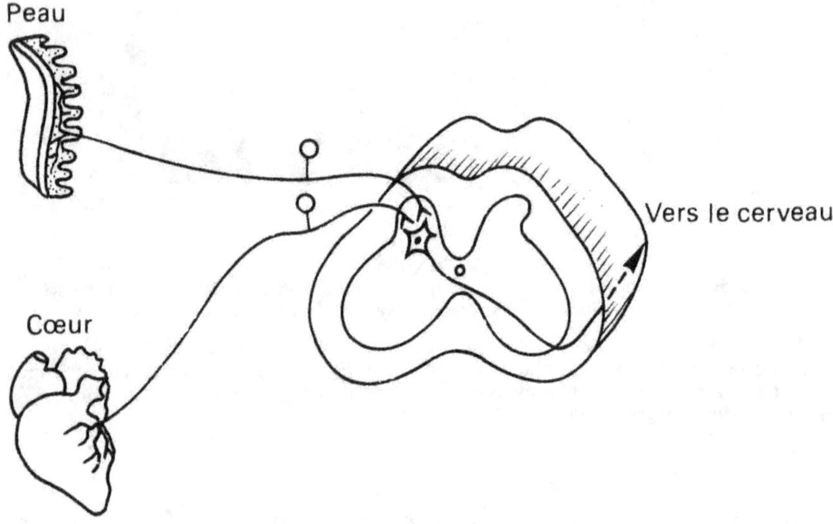

Figure 9
**Convergence viscéromatique au niveau
de la corne dorsale de la moelle**

Un même neurone peut recevoir des messages en provenance de la peau et du cœur. Dans ce cas, le cerveau ne peut distinguer l'origine du stimulus nociceptif qui est souvent interprété comme provenant des téguments superficiels. Cette caractéristique électrophysiologique est essentielle car elle peut servir de base neurophysiologique pour expliquer les douleurs projetées (angine de poitrine, infarctus du myocarde).

chez le rat arthritique, modèle de douleur expérimentale de type nociceptif, Daniel Menétrey et moi-même avons démontré dès le début des années quatre-vingt que l'activité de ces neurones est très affectée. Certains d'entre eux, qui sont silencieux chez l'animal normal, deviennent spontanément actifs et leur décharge peut s'accroître soudainement en l'absence de toute stimulation. De plus, ils présentent des réponses intenses et prolongées lors de l'application de stimulations mécaniques légères.

Depuis, ces phénomènes ont été également observés par différentes équipes, et en particulier par celle de G. Guilbaud, au niveau de certaines structures profondes du cerveau et du cortex cérébral. Ils résultent de mécanismes complexes, qui impliquent à la fois des mécanismes périphériques (sensibilisation des nocicepteurs) et centraux dus à un certain degré de plasticité du système nerveux central. Bien qu'il soit osé de comparer l'activité des petits neurones enregistrés dans la corne dorsale du rat avec certaines observations cliniques, il est tentant de signaler les flashes spontanés de douleur qui surviennent chez les patients atteints d'arthrite rhumatoïde en l'absence de toute stimulation. Le simple frottement d'un drap peut entraîner des douleurs particulièrement intenses et prolongées qui rappellent les réponses exacerbées des neurones de la corne dorsale induites chez le rat arthritique par des stimulations tactiles légères.

Il semble donc évident que ces neurones jouent un rôle dans la nociception. Cependant, ils pourraient être uniquement impliqués dans des phénomènes réflexes ; il est donc nécessaire de considérer s'ils satisfont à un certain nombre de critères qui permettent d'affirmer leur appartenance au système sensoriel de la douleur.

Schématiquement, ces critères sont au nombre de trois.

– Les neurones candidats doivent répondre exclusivement ou de façon différentielle aux stimulations nociceptives. Les neurones nociceptifs spécifiques remplissent cette condition puisqu'ils ne sont activés que par ce dernier type de stimulation. La capacité des neurones nociceptifs non spécifiques à traduire l'intensité d'une stimulation nociceptive est attestée par le fait que la décharge induite par le pincement est plus importante que celle que génère le tact ou la pression. Par ailleurs, ces deux types de neurones sont capables de coder l'intensité des stimulations thermiques nociceptives.

– Les neurones doivent projeter vers des centres supra-médullaires. Différentes études effectuées chez l'animal ont montré que certains de ces deux types de neurones sont bien à l'origine de différents faisceaux médullaires ascendants, c'est-à-dire que leurs axones se projettent au niveau du cerveau.

– Toute réduction de la réponse de ces neurones devrait se traduire par une hypoalgésie ou une analgésie. De nombreuses données expérimentales vont dans ce sens. C'est ainsi que la morphine déprime de façon sélective les réponses des neurones de la corne dorsale à des stimulations intenses. Différentes techniques de neurostimulation utilisées en clinique pour induire des effets analgésiques ou hypoalgésiques sont capables de bloquer ou de réduire l'activité de ces neurones.

LES VOIES MÉDULLAIRES

Les prolongements de ces neurones gagnent certaines régions du cerveau pour transmettre les informations nociceptives. Ces axones sont regroupés en faisceaux au sein de la substance blanche médullaire et constituent les principales voies ascendantes de la nociception. Certaines observations cliniques, chez l'homme, démontrent que la plupart d'entre eux croisent la ligne médiane au niveau médullaire. Par exemple, chez les patients présentant un syndrome de Brown-Séquard, c'est-à-dire une hémisection de la moelle, la sensibilité douloureuse disparaît du côté intact alors qu'elle persiste du côté lésé. La syringomyélie, quant à elle, est due à une lésion de la substance grise médullaire au niveau du canal de l'épendyme, interrompant le passage des axones vers le côté opposé : dans ce cas, la perte de la sensibilité douloureuse est bilatérale.

Ces axones sont principalement localisés au niveau du cordon antérolatéral. Dès 1912, deux neurochirurgiens américains, Spiller et Martin, ont mis en évidence que la section de cette région (cordotomie antérolatérale) supprimait la douleur et la sensation de température du côté du corps opposé à la lésion. En revanche, leurs patients étaient tout à fait capables de distinguer parfaitement les stimulations tactiles légères. En effet, ces dernières sensations ont pour origine la mise en jeu des grosses fibres myélinisées qui atteignent le cerveau par une route différente. Après une cordotomie antérolatérale, ils étaient toujours capables de détecter un moustique se posant sur leur peau, mais ils ne se rendaient pas compte de sa piqûre et de la démangeaison qui en résultait. Ce type d'intervention a longtemps été utilisé pour soulager les douleurs rebelles, notamment celles d'origine cancéreuse.

Le cordon antérolatéral est souvent assimilé à tort au faisceau spinothalamique. En réalité, il contient de nombreuses fibres qui appartiennent à d'autres faisceaux aujourd'hui bien individualisés. Les cellules d'origine et les sites des terminaisons des faisceaux médullaires ascendants ont été bien identifiés chez diverses espèces animales, notamment le singe et le rat. Leur mise en évidence a bénéficié de techniques électrophysiologiques classiques, mais aussi du renouveau des techniques anatomiques qui sont aujourd'hui extrêmement performantes et ont permis de résoudre rapidement certains différends qui demeuraient en suspens depuis plusieurs décades [8]. Néanmoins, il existe d'autres faisceaux qui contiennent des axones ne croisant pas la ligne médiane. Cette multiplicité des faisceaux médullaires ascendants peut rendre

---

8. Pour identifier les cellules à l'origine des faisceaux médullaires, l'une des techniques les plus couramment utilisées consiste dans le transport rétrograde d'une enzyme, la péroxydase du raifort : injectée au niveau des régions profondes du cerveau (thalamus par exemple), cette enzyme est captée par les terminaisons axoniques au niveau du site d'injection, puis migre de façon rétrograde vers les corps cellulaires médullaires, où sa présence sera révélée à l'aide d'une réaction histochimique. Il existe aujourd'hui des traceurs plus appropriés, mais c'est grâce à cette technique qu'on a pu démontrer que les axones de nombreux neurones nociceptifs de la corne dorsale se projetaient dans le cordon antérolatéral opposé.

compte de certaines données cliniques paradoxales et expliquer certains échecs de la neurochirurgie.

Le cordon antérolatéral joue un rôle prépondérant dans le transfert de l'information nociceptive vers le cerveau, mais ce n'est pas sa seule fonction : il est aussi capable de transmettre des messages tactiles légers vers le cerveau. Les études électrophysiologiques extensives effectuées chez le singe, en particulier par le groupe de W. D. Willis à l'université du Texas, l'ont bien montré. Un pourcentage très élevé de neurones est bien activé par des stimulations nociceptives, mais un nombre restreint ne reçoit que des messages tactiles légers. Cette double fonction est également bien illustrée par l'observation classique effectuée par Noordenbos et Wall chez une patiente d'Amsterdam dont toute la moelle, à l'exception du cordon antérolatéral, avait été sectionnée à la suite d'un coup de couteau [9]. Cette malade était capable de percevoir non seulement la douleur et la sensation de température du côté opposé au cordon intact, mais également certaines sensations tactiles même si leur seuil était légèrement élevé.

Chez l'animal, diverses lésions médullaires ont été pratiquées pour les corréler avec les troubles de la sensibilité. De telles approches sont extrêmement difficiles à réaliser et à interpréter, car l'examen clinique n'est évidemment guère aisé chez les espèces qui ne peuvent s'exprimer oralement. Nos connaissances ne pourront s'enrichir qu'à partir d'examens cliniques systématiques chez des patients présentant des lésions médullaires diverses et chez qui les méthodes de détection actuelles (scanner, caméra à positons) permettent au clinicien une relativement bonne localisation de la lésion. Une telle approche peut également rendre compte de l'évolution au cours du temps. D'autant plus que les phénomènes de plasticité jouent un rôle considérable au niveau du système nerveux central. Certains groupes s'investissent pleinement dans de telles recherches, qui nous permettront non seulement de

9. W. Noordenbos et W. D. Wall, *Pain*, 1976, 2, pp. 185-195.

mieux appréhender le rôle des différents faisceaux médullaires ascendants chez l'homme, mais également d'essayer de comprendre l'origine des douleurs survenant après des lésions médullaires.

Le cerveau

Nous connaissons maintenant les neurones médullaires et les fibres qui montent dans les différents faisceaux vers le cerveau. La prochaine étape de notre parcours consiste à découvrir et à localiser les régions cérébrales qui reçoivent et traitent cette information. Les difficultés sont multiples car si le cordon antérolatéral constitue sans aucun doute la voie royale, il existe de nombreuses routes secondaires. D'ailleurs, ce cordon contient lui-même des axones qui se terminent dans des régions telles que le thalamus (faisceau spinothalamique) et la formation réticulée (faisceau spinoréticulaire). À la lumière des travaux récents, certaines routes secondaires atteignent diverses régions, comme l'hypothalamus et l'amygdale, lesquelles contribueraient au retentissement affectif de la douleur.

Le message nociceptif devient donc de plus en plus difficile à suivre au fur et à mesure que l'on s'élève dans le système nerveux central. On comprend alors la détresse de l'électrophysiologiste : parmi les millions de neurones, il ne sait où placer sa micro-électrode d'un millième de millimètre de diamètre. Pourtant, cette démarche demeure essentielle : elle seule nous permettra de décrypter les caractéristiques physiologiques des neurones impliqués dans la nociception et la douleur.

À ces difficultés, liées à la complexité de la circuiterie, viennent s'ajouter des variations importantes selon les espèces. Toutefois, les données obtenues chez le rat, l'animal le plus fréquemment utilisé, sont très proches de celles décrites chez le singe : elles permettent ainsi certaines extrapolations à l'homme. Mais il existe une certaine confusion quant à la délimitation précise et à la nomenclature des différentes régions du cerveau, ce qui ne rend pas toujours facile l'approche stéréotaxique. Cette technique, utilisée chez la souris comme chez l'homme, permet de repérer les structures cérébrales profondes et de mettre en place une électrode dans une région déterminée du cerveau. Nous disposons ainsi de véritables cartes anatomiques qui nous permettent de positionner l'électrode en tenant compte de coordonnées tridimensionnelles. Celles-ci sont parfaitement reproductibles chez les petits animaux, en particulier chez les rongeurs. En revanche, chez l'homme, les variations individuelles sont importantes et nécessitent, lors d'interventions chirurgicales, des examens radiologiques qui permettent de corriger l'atlas de base. Ces techniques stéréotaxiques sont chez l'homme utilisées dans des buts thérapeutiques bien particuliers (douleur, épilepsie, maladie de Parkinson, tumeurs cérébrales profondes, etc.) et par un nombre restreint d'équipes spécialisées.

« Ils enfoncent des électrodes dans le cerveau ! Ce sont de véritables apprentis sorciers ! » Eh bien, non, les interventions stéréotaxiques sont pratiquement indolores et nécessitent juste quelques points d'anesthésie locale pour fixer le cadre stéréotaxique. Le patient est parfaitement éveillé durant l'intervention et doit même collaborer activement. Contrairement à ce que certains proclament, l'insertion d'électrodes dans le cerveau, chez l'homme comme chez l'animal, est parfaitement indolore.

Les techniques neuro-anatomiques actuelles ont ainsi permis au niveau des structures profondes du cerveau de visualiser les sites de terminaisons des principales voies ascendantes. Ces précisions sont essentielles : désormais, l'électrophysiologiste n'est plus contraint d'aller en aveugle à la recherche de neurones susceptibles d'être activés par des stimulations nociceptives.

Étant donné les diverses composantes de la douleur, les

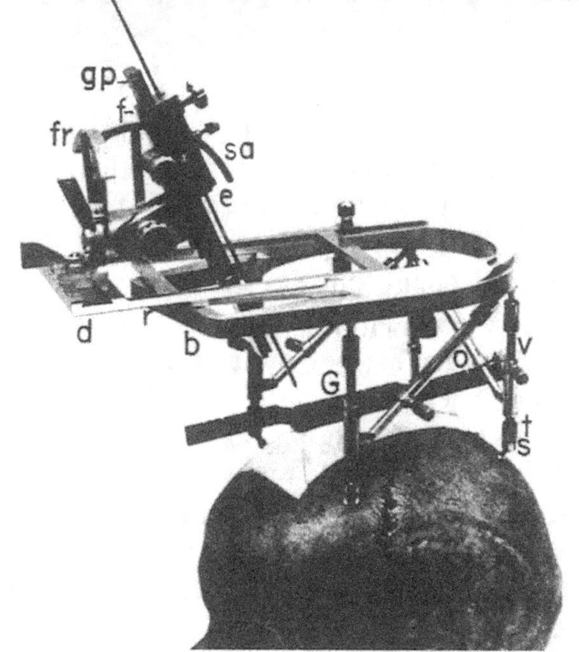

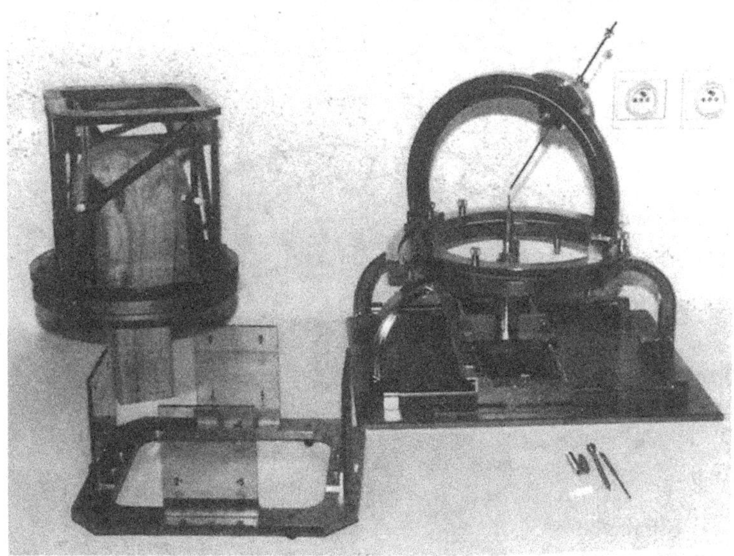

Figure 10
Exemples d'appareils stéréotaxiques

En haut, l'un des premiers cadres de stéréotaxie pour usage humain développé par Spiegel et Wycis au début des années cinquante (stéréoencéphalotome V). (D'après Nashold, *J. Neurosurg.*, 1966, Suppl. 24, p. 465.)

En bas, un appareil stéréotaxique moderne, type BRW, avec une porte de travail stéréotaxique, comme elle fut développée à l'université de Leuven, Belgique. Cette dernière permet de voir le cerveau en 3 dimensions ainsi que la position de l'instrument qu'on introduit dans le cerveau. (*Stereotact. Funct. Neurosurg.*, 1990, 54-55, pp. 493-496.)

cibles sont très variées. On peut toutefois distinguer deux grands systèmes : l'un fonde la discrimination des sensations douloureuses, l'autre leur retentissement affectif.

Chez l'homme, le rôle du *thalamus* dans la douleur a été pressenti dès le début du XXe siècle, lorsqu'on a mis en évidence le faisceau spino-thalamique, les effets de la cordotomie antérolatérale et lorsque a été décrit le syndrome thalamique de Déjerine et Roussy. Aussi, dès que vers la fin des années quarante, il a été possible d'atteindre précisément les diverses structures thalamiques par les techniques de neurochirurgie stéréotaxique, les chirurgiens sont partis à la recherche *du* noyau dont la destruction soulagerait les malades. Étant donné la multiplicité des faisceaux ascendants, cette tentative, entreprise sur des bases assez empiriques, aboutit

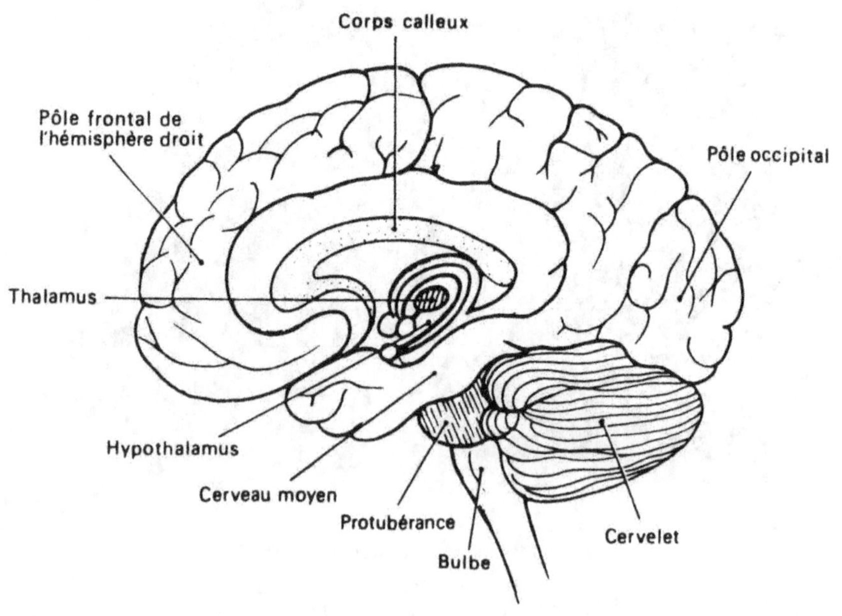

Figure 11
Coupe du cerveau

à un grand nombre de désillusions. Nombreux furent les neurochirurgiens qui abandonnèrent cette approche au vu de résultats décevants, voire catastrophiques : la douleur réapparaissait exacerbée après quelques semaines ou quelques mois.

Quant aux expériences effectuées chez l'animal, elles étaient encore plus contradictoires et variaient d'une espèce à l'autre. Des données électrophysiologiques préliminaires et parcellaires concernant certaines structures thalamiques avaient été acquises dès les années soixante, mais c'est seulement au cours des dix dernières années que des études systématiques ont été entreprises, chez le rat dans notre laboratoire par le groupe de G. Guilbaud et chez le singe par l'équipe de W. D. Willis au Texas. Elles ont été directement suscitées par les résultats acquis sur les faisceaux médullaires ascendants et par les études anatomiques identifiant leurs terminaisons au niveau des régions profondes du cerveau.

Les projections du *faisceau spino-thalamique* sont aujourd'hui bien identifiées : elles intéressent trois ou quatre noyaux et sont tout à fait comparables chez le rat et le singe. Il est indiscutable que la composante latérale de ce faisceau, qui se termine dans un noyau appelé *complexe ventro-basal*, joue un rôle majeur dans l'aspect sensori-discriminatif de la douleur. Cette composante, souvent désignée sous le terme de *faisceau néo-spino-thalamique*, prend de plus en plus d'importance au cours de l'évolution avec les processus d'encéphalisation. Elle est donc particulièrement développée chez les primates.

En effet, chez le rat et le singe, il existe au milieu de cette région du thalamus de nombreux neurones activés exclusivement ou préférentiellement par des stimulations nociceptives, mécaniques, thermiques et chimiques. Les réponses de ces neurones présentent des caractéristiques qui suggèrent fortement que ces structures peuvent transmettre des informations sur l'intensité, la durée et la localisation du stimulus nociceptif. Chez le singe, et à un degré moindre chez le rat, ces neurones sont activés à partir de zones cutanées relativement bien délimitées et localisées sur le côté opposé du corps. Un exemple typique des réponses de tels neurones est représenté sur la figure 12, où pour une gamme de températures se situant entre 43°C et 60°C, il existe une relation linéaire entre le nombre de potentiels d'action constituant la réponse et l'intensité de la stimulation thermique. Pour un autre neurone, la réponse à une température donnée s'accroît avec la surface de stimulation. Chez ces deux espèces, il a été démontré que les réponses aux stimulations nociceptives, obtenues dans le complexe ventro-basal, dépendaient bien de l'intégrité du faisceau spino-thalamique.

De plus, dans des conditions pathologiques telles que celles présentées par le rat arthritique, la réactivité de ces neurones est profondément modifiée; elle se caractérise par la présence de décharges spontanées relativement élevées et de réponses intenses et prolongées à la stimulation des articulations. Ces modifications rappellent celles observées dans les mêmes conditions au niveau médullaire.

Il faut cependant noter que le complexe ventro-basal ne reçoit pas exclusivement des messages nociceptifs véhiculés par le faisceau spino-thalamique. C'est en effet à ce niveau que relaient aussi les messages du tact avant de se projeter sur le cortex.

D'autres neurones localisés dans de nombreuses autres régions du cerveau (formation réticulée bulbaire, pontique et mésencéphalique, autres noyaux du thalamus), où se terminent les voies ascendantes décrites précédemment, semblent également impliqués dans la nociception. Les données relatives à leur rôle dans la transmission et l'intégration des messages nociceptifs n'ont pas progressé de façon spectaculaire. Les caractéristiques des réponses neuronales recueillies dans ces diverses structures sont assez comparables et, d'une façon générale, s'opposent à celles décrites dans le complexe ventro-basal. Elles ne donnent pas de renseignement sur les caractéristiques de la stimulation nociceptive, en particulier sur sa

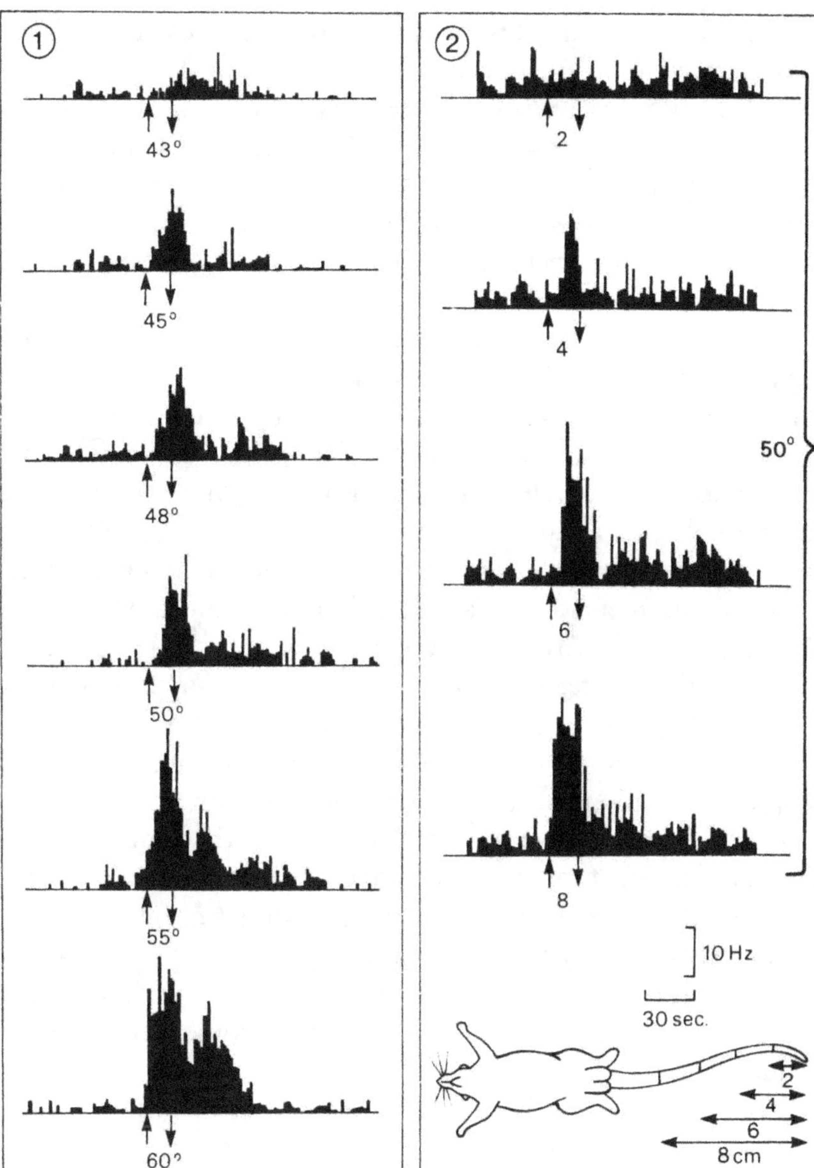

Figure 12

Enregistrement chez le rat anesthésié de deux neurones localisés au niveau d'une région du thalamus qui est impliquée dans l'aspect sensori-discriminatif de la nociception

En 1, pour les mêmes durées et surfaces de stimulation, le neurone accroît sa décharge en fonction de l'intensité des stimulations thermiques.

En 2, pour les mêmes durées et intensités de stimulation, le neurone accroît sa décharge lorsque la surface de stimulation augmente. (D'après Peschanski et coll., *Bain Res.*, 197, 401-413, 1980.)

localisation, puisqu'elles peuvent être obtenues à partir de n'importe quelle région du corps.

Ces structures ne sont vraisemblablement pas impliquées dans les aspects sensoriels de la douleur, mais compte tenu de leurs projections anatomiques vers le striatum, le cortex moteur ou le système limbique, elles pourraient contribuer aux réactions motrices et d'alarme, voire à l'élaboration de diverses réactions émotionnelles et comportementales, déclenchées par la survenue de diverses stimulations dommageables pour l'organisme. Ces régions sont donc particulièrement importantes dans les processus qui participent à la sensation de douleur et à ses conséquences. Rappelons également que des projections spinales directes ont été décrites au niveau de l'hypothalamus et que d'autres qui relayent au niveau de la région postérieure du cerveau se terminent dans l'amygdale. Ces travaux n'en sont qu'à leur début et il faudra encore bon nombre d'années avant de comprendre le rôle respectif de chacune de ces régions. Mais l'on peut dès à présent sans prendre de gros risques opposer au système relayant dans la partie latérale du thalamus, ces différentes structures qui sont impliquées dans l'aspect affectif de la douleur.

Cette dichotomie entre sensoriel et affectif semble se justifier, notamment lorsque l'on arrive à l'étape ultime du circuit de la douleur : le *cortex cérébral*. Les observations cliniques après lésions accidentelles ou neurochirurgicales sont contradictoires et difficiles à interpréter. Nier que le cortex cérébral participe à la perception de la sensation douloureuse repose d'une part, sur les résultats négatifs des ablations corticales réalisées dans le but de calmer les douleurs rebelles et d'autre part, sur l'inefficacité des stimulations électriques de la surface du cortex pour déclencher des sensations douloureuses. En effet, de la fin des années trente à 1950, la fameuse équipe du neurochirurgien Penfield à Montréal a rarement obtenu ce type de sensation chez l'homme en stimulant le cortex chez des patients éveillés. En fait, l'une des hypothèses les plus plausibles pour expliquer les contradictions pourrait être le fait que de très nombreuses régions du cortex cérébral interviennent dans le phénomène douleur. On sait que l'activité de diverses aires cérébrales est modifiée lors de l'application de stimulations nociceptives. C'est ce que Lassen et Ingvar ont montré en prenant comme indice la mesure du débit sanguin cérébral. Des études récentes utilisant la tomographie par émission de positons semblent devoir apporter des données beaucoup plus précises.

Le *cortex somesthésique* joue un rôle dans les aspects sensoriels de la douleur. C'est en effet dans cette région que se projettent les neurones nociceptifs du complexe ventro-basal du thalamus. Des enregistrements effectués au niveau de ce cortex chez le rat et le singe ont d'ailleurs confirmé la présence d'un certain nombre de neurones capables de nous informer sur la localisation et l'intensité des stimulus nociceptifs. Ce qui est à rapprocher du fait que chez l'homme, les capacités sensori-discriminatives sont très reproductibles chez le même sujet et d'un sujet à l'autre. D'ailleurs, on doit rappeler que sur le plan anatomique, la composante latérale du faisceau spino-thalamique présente une relativement bonne organisation topographique et qu'ultérieurement les neurones du complexe ventro-basal se projettent au niveau de régions bien localisées du cortex somesthésique. Malgré la complexité des divers substrats neuronaux impliqués dans la nociception, on retrouve au niveau thalamique et cortical les caractéristiques de réponses décrites pour les nocicepteurs périphériques et les neurones nociceptifs de la corne dorsale, tel le codage de l'intensité du stimulus. Une corrélation entre l'intensité du stimulus thermique nociceptif et l'importance de la décharge se retrouve en effet de la périphérie jusqu'au cortex : elle explique vraisemblablement la relation entre intensité du stimulus nociceptif et sensation douloureuse décrite chez l'homme. Bien entendu, cet aspect sensoriel ne suffit pas à lui seul à rendre compte de la douleur.

La composante affective, qui fonde le caractère déplaisant de la douleur, est infiniment plus complexe. Elle est très fréquemment indépendante de la localisation et de la nature du stimulus, mais peut dépendre de son intensité. De plus, il est évident que pour une même stimulation, la plainte exprimée et l'anxiété présentée par les patients sont très variables d'un individu à l'autre. La douleur dans ses aspects émotionnels a pour origine la mise en jeu des autres faisceaux ascendants. Après avoir relayé dans différentes régions profondes du cerveau, ceux-ci se projettent dans le *système limbique* et le *lobe frontal*. Diverses observations cliniques après lésion du lobe frontal semblent conforter cette hypothèse. Ces lobotomies frontales soulagent environ un tiers des patients, qui deviennent indifférents à la douleur : ils ne manifestent ni plainte, ni anxiété, ne réclament généralement pas de médicament. En revanche, le seuil de douleur expérimentale n'est pas modifié. Ce type d'intervention, qui entraîne de plus des modifications importantes de la personnalité de l'individu, est heureusement aujourd'hui abandonné. Cependant, des lésions beaucoup plus localisées sont pratiquées depuis plusieurs années avec beaucoup de précaution, de rigueur et un suivi à long terme (collaboration avec le groupe de psychologie du Massachusetts Institute of Technology) par une équipe neurochirurgicale de l'Hôpital général du Massachusetts à Boston. Il est trop tôt pour conclure mais il semble que ce type d'intervention pourrait être très utile pour certaines douleurs chroniques.

Compte tenu de la multiplicité des voies ascendantes et des régions du cerveau mises en jeu, il est tout à fait illusoire de postuler l'existence d'un centre de la douleur, qu'il suffirait de détruire pour venir à bout des douleurs rebelles et créer « l'homme analgésique ».

La douleur vécue

En première approximation, le circuit de la douleur apparaît comme un système câblé et rigide qui transmet les messages nociceptifs de la périphérie jusqu'aux centres supérieurs de l'encéphale. Cette vision peut se justifier si l'on tient compte des études psychophysiques menées en laboratoire : elles démontrent en règle générale que la douleur que l'on perçoit correspond à l'intensité de la stimulation que l'on subit. La douleur apparaît ainsi en quelque sorte comme une sensation primaire qui se transmet intégralement et presque sans déformation de la périphérie jusqu'au cerveau.

Cette conception réductrice a exercé pendant plusieurs dizaines d'années une influence extrêmement néfaste : elle conduisait à généraliser à toute douleur certains principes qui ne sont valables que dans des cas plutôt limités, à cent lieues des conditions que l'on rencontre dans les douleurs pathologiques aiguës et à plus de mille lieues de celles que connaissent les patients douloureux chroniques. En privilégiant une vision « câblée » de la douleur, on oubliait que celle-ci était aussi une maladie. D'ailleurs, lorsque des malades parlent de souffrances cruelles, vicieuses, transperçantes, exaspérantes, suppliciantes, épuisantes, obsédantes, harcelantes, torturantes ou suicidaires, ces termes sont bien loin de refléter les états psychophysiques observés au laboratoire.

Faut-il pour autant rejeter l'approche psychophysique ? Faut-il séparer par un mur infranchissable la douleur vécue, celle que l'on perçoit, celle qui est « dans la tête » et la douleur-laboratoire, les états physiologiques que le scientifique décrit et mesure ? Entre les deux, n'est-il pas de pont ou bien nos connaissances sont-elles encore trop limitées pour nous permettre de rejoindre les deux rives ? De même, entre la douleur reconstruite pour les besoins de l'expérimentation, modélisée au laboratoire, et celle que rencontrent les cliniciens, n'est-il pas de passerelle ?

L'expérimentation, lorsqu'elle est menée avec rigueur et modestie, nous apporte toujours des données essentielles pour une meilleure compréhension de la nociception, voire de la douleur. Pourtant, cette approche est limitée ; le clinicien, au contraire, se trouve confronté à des dilemmes beaucoup plus complexes dans lesquels interviennent de multiples facteurs. Des lésions apparemment identiques peuvent provoquer des douleurs intolérables, mais aussi donner lieu à des manifestations dont certaines personnes s'accommodent. Les variations individuelles sont considérables.

Plusieurs tableaux célèbres nous montrent ainsi Dominique Larrey, chirurgien de la Grande Armée napoléonienne, amputant à même le champ de bataille des blessés : assis sur un tambour, ils semblent ne rien ressentir. Des exemples similaires ont été rapportés à l'issue de la Première Guerre mondiale. Revenons une fois encore à Leriche : « À la demande expresse d'un entourage russe très aristocratique, m'affirmant qu'il était inutile d'endormir certains cosaques pour les opérer parce qu'ils ne sentaient rien, j'ai un jour désarticulé (amputé) sans anesthésie, et quelque répugnance que j'en eusse, trois doigts et leurs métacarpiens à un blessé russe, et tout le pied à un de ces camarades. Ni l'un ni l'autre n'eurent le moindre frémissement, tournant la main, levant la jambe, à ma demande, sans faiblir un instant, comme sous la plus parfaite des anesthésies locales. Et cela m'a prouvé qu'un appareil ne suffit pas à assurer le jeu d'une fonction. Il lui faut une certaine âme, si l'on peut ainsi s'exprimer, pour signifier les incidences mouvantes de la vie car il est bien certain que les hommes dont je viens de parler, les soldats de Napoléon comme les Russes de 1916, étaient construits du point de vue de la sensibilité comme l'est chacun de nous, aujourd'hui. »

Des études plus systématiques ont été réalisées par Henry

K. Beecher : il a montré qu'un pourcentage élevé de soldats étaient insensibles à leurs blessures, alors qu'ils réagissaient normalement à une injection intraveineuse. Certains d'entre eux étaient même euphoriques... tant, sans doute, ils étaient satisfaits de quitter le champ de bataille. Si l'on compare les civils et les militaires, atteints de blessures tout à fait similaires, les premiers réclament plus fréquemment des médicaments et leur plainte est beaucoup plus intense que celle exprimée par les seconds. Il n'y a pas toujours de relation directe et simple entre la sévérité de la blessure et la sensation de douleur perçue. D'autres facteurs entrent en ligne de compte, en particulier la signification de la blessure. Et ce n'est pas seulement vrai dans des conditions extrêmes : des observations recueillies dans des services d'urgence vont dans le même sens.

À l'évidence, des stimulations faibles ou une lésion bénigne peuvent entraîner des douleurs intenses. Le « mal de dos » frappe un pourcentage élevé de patients dans les pays développés. Toutefois, dans plus de la moitié des cas, les examens diagnostiques les plus sophistiqués n'arrivent pas à identifier la cause de la douleur. Il est bien sûr ridicule de considérer que tous ces patients sont des simulateurs et qu'ils souffrent « dans la tête » plutôt que du dos. La suspicion existe pourtant et de l'autre côté de l'Atlantique, certaines compagnies d'assurances n'hésitent pas à payer des détectives pour suivre certains « malades imaginaires »... Gare à celui qui est pris en train de jouer au tennis ! À l'inverse, on propose à certains patients de subir une intervention chirurgicale du rachis, alors qu'aucun examen clinique ou radiologique ne le justifie et qu'il est impossible de prévoir à long terme le retentissement d'une telle opération.

Les facteurs d'ordre culturel sont évidemment capitaux. C'est ainsi qu'en Malaisie, les Tamouls originaires de l'Inde célèbrent chaque année la fête de Thaipusan. Ce rassemblement donne lieu à des manifestations de violence parfaitement irrationnelle au cours desquelles les participants rivalisent en se mutilant. Aucun signe de douleur n'apparaît sur leur visage ; ils semblent plus proches de la sérénité. « Il y a ceux qui marchent sur le tranchant de sabres aux reflets aiguisés. Il y a ceux qui piétinent sans effroi des allées de braises incandescentes, sans une goutte de sang, sans une ride de souffrance, sans une chute comateuse. »

On retrouve des comportements et des rites comparables dans de nombreuses cultures. Il y a quelques années, Ron Melzack projetait souvent un film réalisé en Afrique orientale. Sur l'écran, on voyait des gens être trépanés sans anesthésie, au milieu de la brousse. Ils ne manifestaient aucune douleur. En revanche, le public occidental, lui, était traumatisé ; je me souviens d'un jeune chercheur français en stage à Seattle, qui tomba victime d'un malaise et qui dut être hospitalisé d'urgence dans un service de réanimation.

En fait, les facteurs psychologiques sont multiples : chez l'homme comme chez l'animal, l'influence de l'expérience antérieure, du détournement de l'attention et de la personnalité du malade est certaine. Ces facteurs expliquent l'absence de corrélation entre l'intensité de la douleur et l'importance de la lésion.

Vers une théorie de la douleur

Pour les civilisations primitives, la douleur résultait de l'intrusion de différents objets, de fluides magiques ou de démons à l'intérieur du corps humain. Les sorciers et les chamans pratiquaient donc incisions ou succions afin que fluides ou esprits puissent s'échapper. Cette idée a longtemps prévalu chez les Égyptiens et les Assyro-Babyloniens. En revanche, chez les peuples sémites, la douleur est apparue comme la conséquence du péché, comme une punition divine, vision largement adoptée par le christianisme.

Avec les philosophes grecs Platon et Aristote, la douleur échappa aux influences divines pour devenir sensation éprouvée en contrepartie d'un plaisir. Aristote avait identifié cinq sens : vision, audition, goût, odorat et toucher. Pour lui, la douleur était due à un accroissement de la sensibilité au toucher. Elle se situait au niveau du *sensorium commune*, localisé dans le cœur. Néanmoins, dès la période gréco-romaine, l'œuvre de Galien, souvent négligée dans le domaine sensoriel, attribuait au cerveau un rôle essentiel.

À la Renaissance, Léonard de Vinci adopta la conception d'Aristote. Sur ses fameux dessins d'anatomie, on constate toutefois qu'il avait déjà saisi le rôle des nerfs périphériques et de la moelle épinière. Quant au *sensorium commune*, il le situait au niveau du troisième ventricule. Dans son fameux *Traité de l'homme*, publié en 1664, Descartes reliait les voies de la douleur directement au cerveau. Pour lui, les nerfs n'étaient pas simplement des tubes creux, mais contenaient un grand nombre de filaments délicats qui sous l'effet d'une flamme conduisaient certaines particules, les esprits animaux, jusqu'au cerveau. La glande pinéale assurait le transfert entre la matière de notre corps et l'esprit, substance de l'âme. Pour Descartes, la stimulation due à la flamme déclenchait un signal d'alarme, comme le sonneur de cloches dans une église. Cette « mécanique nerveuse » peut prêter à sourire aujourd'hui, d'autant que Descartes laissait dans l'ombre la transition du corps à l'âme. Mais il avait déjà pressenti l'existence de l'influx nerveux et le rôle que joue la libération de certaines substances pour la sensibilité.

C'est en 1838 que le physiologiste allemand Johannes Müller énonça sa *théorie des énergies spécifiques*. Pour ce dernier, chaque modalité sensorielle possédait un système de transmission qui lui était propre. Diverses observations mettaient en évidence que c'est à certains points bien particuliers de la peau que l'on éprouve des sensations de tact, de chaud, de froid ou de douleur. Von Frey, en 1893, en déduisit que des récepteurs spécifiques, répondant à un type particulier de stimulation, se trouvaient sous ces différents points. La *théorie spécifiste de la douleur* était née. Par analogie avec les fonctions sensorielles, cette conception rattachait les différentes sensations déclenchées par les stimulations cutanées à la mise en jeu de récepteurs, de voies et de centres nerveux spécifiques.

Dès sa formulation, cette théorie a été critiquée par Goldscheider. D'après lui, la sensation douloureuse résulterait de l'activité *excessive* de n'importe quel récepteur cutané. On a également montré que l'activation des terminaisons libres des nerfs, seules présentes au niveau de la cornée, déclenche différents types de sensations, pas seulement de la douleur.

Le postulat selon lequel la douleur passerait par un système spécifique de transmission allant de la peau au cerveau ne résiste pas à certaines données cliniques, aux échecs répétés de la neurochirurgie destructrice et aux diverses observations psychologiques.

L'inaptitude de la théorie spécifiste à rendre compte de ces phénomènes a suggéré que le nombre d'impulsions nerveuses émises dans un temps donné et le nombre ainsi que le type de fibres activées pourraient déterminer la sensation perçue : ce fut la *théorie du pattern périphérique*.

À l'inverse, on pourrait considérer que certains mécanismes propres au système nerveux central jouent un rôle décisif et amplifient l'effet d'une stimulation périphérique : tel est le principe de la *théorie de la sommation centrale*, avancée en 1943 par Livingston. Des circuits réverbérants formés de boucles neuronales fermées auto-excitatrices exacerberaient et prolongeraient les décharges des neurones, notamment au niveau de la corne dorsale de la moelle. Ces circuits et les phénomènes de sommation centrale qui vont de pair pourraient expliquer le fait que des stimulations tactiles légères déclenchent des décharges anormales transmises vers le cerveau et perçues comme douloureuses. En retour, l'activité de ces circuits réverbérants pourrait être modulée par de nombreuses influences, y compris à partir du cerveau, ce qui expliquerait la plasticité de la douleur, qui peut être parfois soutenue pour ensuite disparaître pendant des mois et ressurgir comme un ouragan.

En 1959, Noordenbos a proposé une autre construction théorique, dite de *l'interaction sensorielle*. L'activation du système de transmission rapide met en jeu les grosses fibres myélinisées. Celles-ci se dirigent vers le cerveau à travers les colonnes dorsales. Leur activation donne naissance à des sensations tactiles et inhibe le transfert de l'information nociceptive. D'après Noordenbos, de tels mécanismes de régulation seraient présents à différents niveaux du système nerveux, principalement dans la corne dorsale de la moelle épinière. Cette théorie laisse entrevoir pour la première fois la possibilité de moduler et de contrôler la douleur. Il s'agit donc d'une contribution essentielle qui attribue un rôle inhibiteur aux grosses fibres et un rôle facilitateur aux fibres fines nociceptives. Cette hypothèse permet d'entrevoir l'explication de certaines douleurs consécutives à des lésions des nerfs périphériques. En effet, une lésion des grosses fibres myélinisées entraîne une perte d'inhibition, favorisant ainsi la transmission due à l'activation des fibres C. Le temps était venu d'aborder toutes les subtilités des phénomènes douloureux.

C'est en 1965 que Melzack et Wall ont publié leur conception, connue sous le nom de *théorie du portillon* (*gate-control theory*). Elle a pour point de départ le principe de l'interaction sensorielle puisqu'elle tient compte des interactions entre les messages véhiculés par les fibres fines nociceptives et les fibres de gros diamètre. Elle va cependant beaucoup plus loin. Cette théorie postule en effet l'existence de cellules de transmission (T), situées au niveau de la corne dorsale de la moelle, qui reçoivent l'information en provenance des fibres nerveuses et l'envoient au cerveau. La substance gélatineuse (SG ; couche II de la corne dorsale de la moelle) comprend des neurones, dont la fonction est de contrôler cette transmission. On les appelle interneurones. Ils sont situés juste avant la première synapse qui permet le passage de l'information entre les fibres nerveuses et la moelle épinière. Leur rôle consiste à minimiser la quantité de neuromédiateurs que les messages nociceptifs libèrent dans cette synapse, autrement dit à gêner la communication. Ce sont des sas, des filtres, des portillons modulant la transmission de l'information des fibres nerveuses vers la moelle épinière.

Ces interneurones se comportent différemment suivant le type de fibres mises en jeu. La stimulation des fibres cutanées A α β de gros diamètre les active et renforce les mécanismes inhibiteurs : le message passe mal. En revanche, la mise en jeu des fibres nociceptives de fin calibre (A δ et C) inhibe ces interneurones : le message passe bien. En d'autres termes, la mise en jeu des fibres A α β a tendance à fer-

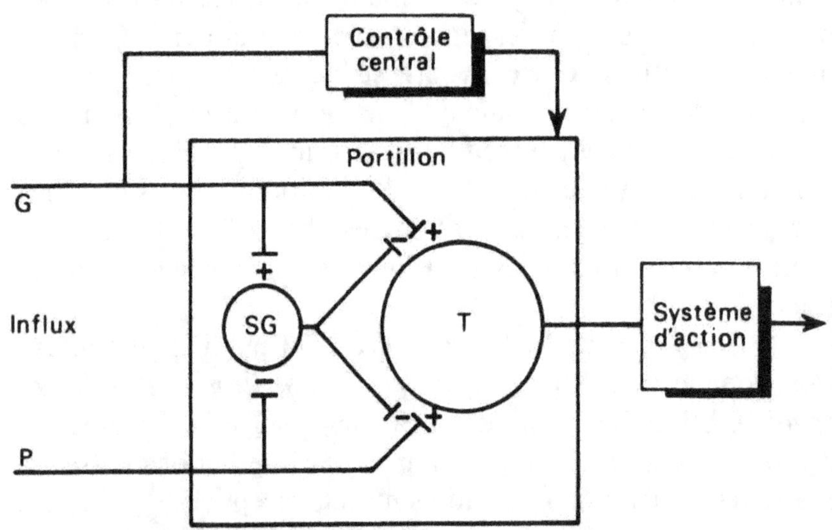

Figure 13
La théorie du portillon

G : fibres de gros diamètre, P : fibres de petit diamètre. Les fibres envoient leurs projections vers la substance gélatineuse (SG) et les premières cellules centrales de transmission (T) qui envoient l'information vers le cerveau. La quantité de neurotransmetteurs libérée par les fibres qui activent les cellules de transmission est modulée par les interneurones de la SG. Les fibres de gros diamètre en activant la SG renforcent l'inhibition alors que les fibres fines en inhibant la SG facilitent la transmission. Ce système est également sous l'influence d'un contrôle central. → + excitation; − inhibition. (D'après Melzack et Wall, Science 1965, *150*, 971-979.)

mer le portillon, alors que les fibres nociceptives A δ et C l'ouvrent.

Ce phénomène explique les douleurs dues à des lésions des grosses fibres cutanées. En effet, dans ce cas, on assiste à la suppression ou à la diminution des effets inhibiteurs. On peut alors supposer que l'activité spontanée des cellules de la corne dorsale s'accentue et qu'une stimulation périphérique nociceptive accroît, et pour longtemps, la douleur. En outre, selon cette conception, des messages originaires du cerveau pourraient également agir sur ces portillons et influencer le transfert de l'information. Ce pourrait être le fondement de certains facteurs psychologiques modulant la douleur.

Dès leur publication, les idées de Melzack et Wall furent favorablement accueillies par les cliniciens ; les partisans de la théorie de la spécificité protestèrent. La bataille fit ainsi rage jusqu'au début des années soixante-dix. Désormais que les esprits se sont calmés, il faut reconnaître qu'il subsiste certains points obscurs. Melzack et Wall, quant à eux, ne prétendaient nullement donner une explication complète et parfaite. Leur hypothèse était avant tout d'ordre fonctionnel : ils étaient surtout soucieux d'expliquer certaines données cliniques qui ne pouvaient être interprétées à l'aide des théories antérieures, beaucoup trop rigides.

Toujours est-il que l'on peut aujourd'hui légitimement envisager de bloquer la transmission des signaux dès les premières étapes du circuit de la douleur. Lutter contre elle a donc changé de sens : c'est désormais agir sur les systèmes de contrôle que recèle notre corps. Ce n'est plus intervenir de l'extérieur en mutilant, mais au contraire stimuler et renforcer les pouvoirs naturels du corps. Telle est du moins la perspective ouverte par la théorie du portillon. La mise en évidence des morphines que sécrète notre cerveau lui a donné une pertinence accrue.

CHAPITRE 3

Les morphines du cerveau

*Chaque homme porte en lui sa dose d'opium
naturel, incessamment sécrétée et renouvelée.*
Charles Baudelaire.

Baudelaire ne croyait pas si bien dire : au cours des années soixante-dix, deux découvertes dans le domaine de la neurobiologie sont venues confirmer cette vision de poète. On a découvert les molécules, situées à la surface de certaines cellules, qui fixent la morphine et entraînent la chaîne de réactions biochimiques qui explique les effets pharmacologiques de cet antalgique bien connu. On les a appelées récepteurs opioïdes. Quelques années plus tard, on s'est aperçu que des molécules, synthétisées et libérées par certaines cellules du système nerveux, se fixent elles aussi sur ces récepteurs, reproduisant certains effets pharmacologiques de la morphine. D'où le nom de morphines naturelles, de morphines de l'intérieur ou endomorphines.

En fait, avant même ces découvertes, de multiples travaux, en particulier pharmacologiques, suggéraient l'existence de récepteurs opioïdes. La surprise n'était donc pas complète. En revanche, l'isolement des premières molécules opioïdes endogènes, les enképhalines, fit l'effet d'une bombe dans les milieux scientifiques et médiatiques : le cerveau fabriquait ses propres morphines. Les interprétations fusaient de toutes parts quant à leur rôle et leur implication dans les mécanismes de la douleur. Des centaines de chercheurs se mirent au travail et bientôt on s'aperçut que le nombre de récepteurs opioïdes et de ligands endogènes était plus important que prévu. On en connaît aujourd'hui plus d'une vingtaine ! On découvrit également que ces molécules sont réparties dans des régions très diverses du système nerveux central, ce qui semble indiquer qu'elles jouent un rôle dans différentes fonctions physiologiques [1].

Dès le milieu des années soixante-dix, les opioïdes devinrent ainsi un thème privilégié de recherche pour les neurosciences. L'espoir était tel que des revues spécialisées apparurent et des fonds importants furent débloqués. On s'attendait à mettre au point l'analgésique idéal, la substance à la puissance comparable ou supérieure à la morphine mais dépourvue d'effets secondaires indésirables. On espérait aussi mieux comprendre les mécanismes de la toxicomanie et se doter de produits de substitution pour lutter contre ce fléau. Au fil des ans, l'étude des endomorphines semblait offrir des perspectives nouvelles pour le traitement des maladies mentales, en particulier de la schizophrénie, de la psychose *post-partum*, du stress, mais aussi pour l'exploration de l'émotion, du plaisir, des phénomènes de mémorisation, de l'appétit, des défenses immunitaires, du comportement sexuel... Dans l'euphorie générale, on s'attendait à voir bientôt expliqués les mécanismes de l'acupuncture et l'effet placebo ! Une foule de laboratoires, bien souvent par opportunisme et manque d'imagination, abandonnèrent ainsi leur spécialité pour traquer eux aussi les endomorphines.

La fièvre est aujourd'hui retombée. Le désenchantement a conduit beaucoup d'équipes à renoncer à leurs programmes.

---

1. Du reste, la morphine elle-même a des effets pharmacologiques très divers : elle agit contre la douleur, mais elle peut aussi entraîner des effets secondaires indésirables dont les plus connus sont l'euphorie, l'hédonisme, la dépression respiratoire (à doses élevées), la constipation, le ralentissement du rythme cardiaque, l'hypotension et l'hypothermie.

Il est vrai que les thèmes et les découvertes prometteuses ne manquent pas dans le domaine des neurosciences... Néanmoins, pour les spécialistes de la douleur et ceux qui ont su acquérir un savoir-faire dans la fabrication de nouvelles molécules, cet axe de recherche demeure prometteur.

La découverte des récepteurs opioïdes

On se doutait depuis quelque temps que le système nerveux comportait des récepteurs spécifiques pour la morphine et ses dérivés. Différents observateurs avaient en effet constaté que les dérivés synthétiques de la morphine peuvent agir à des concentrations extrêmement faibles : l'étorphine, par exemple, a des propriétés analgésiques dix mille fois supérieures à celles de la morphine. Ces substances présentant les effets indésirables de la morphine n'ont aucun intérêt thérapeutique, si ce n'est pour analgésier les éléphants ou les hippopotames, mais leur effet n'était concevable que par une fixation de doses infinitésimales de ces substances au niveau de récepteurs. De très faibles modifications de la structure chimique des molécules morphiniques peuvent réduire de façon considérable leurs effets analgésiques. Certaines autres modifications minimes peuvent donner naissance à des antagonistes qui, agissant eux aussi à de très faibles concentrations, sont capables de bloquer l'action de la morphine et de ses dérivés. Il suffit par exemple de remplacer sur l'atome d'azote de la morphine un radical méthyle par un plus grand groupe allyl ou méthylène cyclopropyle. Ces molécules antagonistes annihilent les modifications de l'activité neuronale consécutive à la fixation de l'agoniste (les morphiniques) au niveau des récepteurs. Ces antagonistes sont très actifs par voie intraveineuse où ils peuvent agir en quelques secondes. C'est ainsi que les neurones nociceptifs de la corne dorsale de la moelle qui transfèrent l'information vers le cerveau ont leur activité très fortement déprimée par la morphine ; ils peuvent recouvrer leur activité initiale quelques secondes après administration de l'antagoniste. De même, après une overdose d'héroïne, la fréquence respiratoire peut chuter à deux à trois par minute ; en quelques secondes, l'administration d'un antagoniste de la morphine, la naloxone, ramène celle-ci à quinze à vingt par minute.

Un autre indice est fourni par l'examen de la configuration dans l'espace de ces molécules. L'analyse stéréochimique révèle que les morphiniques peuvent avoir deux formes semblables : leur composition en atomes et leurs liaisons interatomiques sont identiques, mais l'une est l'image en miroir de l'autre. Tout comme une main gauche et une main droite, ces molécules symétriques, que l'on appelle énantiomères, ne peuvent donc pas se superposer. Or une seule est active du point de vue pharmacologique [2].

Ces données indiquent clairement qu'il existe des sites récepteurs spécifiques pour les substances dérivées de la morphine. Encore fallait-il parvenir à une démonstration biochimique. Le problème était ardu : si l'on savait que les morphiniques se lient facilement à différents tissus, il était beaucoup plus difficile d'apporter la preuve irréfutable de la spécificité de la liaison et de sa signification pharmacologique. C'est pourtant le résultat auquel parvinrent, aux environs de 1973, Candace Pert et Solomon Snyder de l'université John Hopkins de Baltimore, Éric Simon de l'école de médecine de l'université de New York et Lars Terenius de l'université d'Uppsala en Suède.

Pour aborder ce genre d'étude, on utilise en général des traceurs radioactifs : on remplace l'un des atomes d'une molécule par un isotope

---

2. Tant pour les substances naturelles que synthétiques, il s'agit toujours de l'énantiomère lévogyre, c'est-à-dire de celui qui dévie vers la gauche le plan de la lumière polarisée. En revanche, les énantiomères dextrogyres n'ont aucune action pharmacologique. Nous avons mis en évidence par une approche *in vivo* cette stéréospécificité d'action sur les réponses des neurones nociceptifs de la corne dorsale de la moelle en collaborant avec le docteur G. Benelli des Laboratoires Zambon à Brescia, dès le début des années soixante-dix.

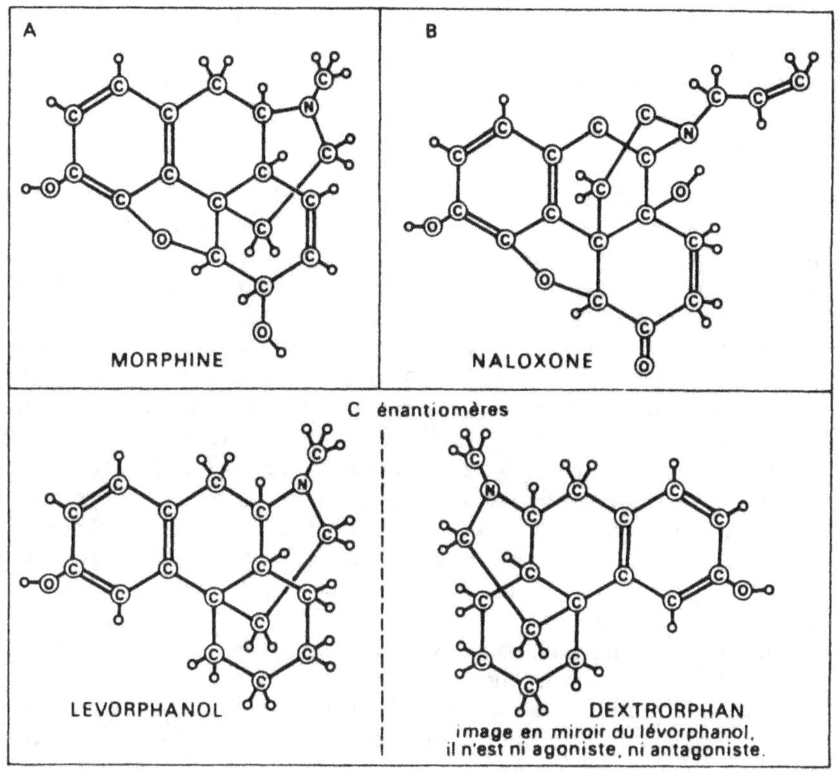

Figure 14
Trois classes de substances morphiniques

A : morphine.
B : les antagonistes, comme la naloxone, qui bloquent tous les effets des agonistes. Ils sont obtenus par substitution de groupes sur l'azote de la molécule de morphine ou d'un congénère.
C : les énantiomères inactifs, qui n'ont aucune action, ni agoniste ni antagoniste (dextrorphan) ; leur molécule est l'image en miroir des agonistes (lévorphanol).

radioactif de ce même élément. Le tissu à examiner est homogénéisé et mélangé dans un tube à essai avec la substance radioactive qui va se fixer sur les récepteurs. On peut ensuite par différentes techniques, notamment par filtration, séparer la substance radioactive fixée sur les tissus de celle qui ne l'est pas. Ce procédé peut paraître extrêmement simple, mais en ce qui concerne les substances opioïdes, les échecs étaient fréquents. Ils étaient sans doute dus au fait que la concentration en récepteurs opioïdes au niveau du cerveau est extrêmement faible. En outre, les opiacés ou les substances endogènes peuvent se lier à de nombreux constituants du cerveau qui n'ont rien à voir avec les récepteurs opioïdes.

Avram Goldstein, professeur de pharmacologie à l'université de Stanford, apporta une innovation technique importante. Il pratiqua des liaisons sur des membranes de cerveau de souris en utilisant un isomère radioactif, le lévorphanol, en présence d'un isomère inactif non radioactif, le dextrorphan. Cependant, une fois de plus, les résultats furent décevants : 2 % seulement du lévorphanol radioactif se liaient spécifiquement aux récepteurs. Avram Goldstein venait pourtant de franchir un pas décisif, puisque c'est en modifiant cette technique que Candace Pert et Solomon Snyder, Éric Simon et Lars Terenius caractérisèrent enfin les récepteurs opioïdes. Ils améliorèrent les conditions de filtration et de lavage afin de mieux éliminer les sites de fixation non spécifiques et utilisèrent des substances beaucoup plus actives : la naloxone pour Pert et Snyder, l'étorphine pour Simon. Ces molécules offraient un degré de radioactivité plus important que le lévorphanol. Elles permirent de diminuer les doses et de limiter les risques de liaison non spécifique. Après des mois de tâtonnement expérimental, soudain, tout devint clair. Pour démontrer la stéréospécificité des effets observés, il fallait ajouter dans une série de tubes à essai contenant le cerveau homogénéisé un excès d'un morphinique non radioactif possédant des propriétés analgésiques (l'énantiomère lévorphanol) et, dans une autre série de tubes, un excès non radioactif de l'énantiomère non actif pharmacologiquement (le dextrorphan). Ce dernier n'étant pas reconnu par les récepteurs ne devait pas modifier les capacités de fixation de la substance considérée, alors que l'énantiomère actif présent en large excès et se liant aux récepteurs irait empêcher ou diminuer la liaison de la substance radioactive étudiée. En quelque sorte, la liaison stéréospécifique est mise en évidence par la diminution de fixation du lévorphanol, alors que la substance inactive, le dextrorphan, n'a aucun effet.

Pour Simon, le lévorphanol diminuait considérablement les sites de liaison de l'étorphine tritiée alors que le dextrorphan n'avait que très peu d'effets. Pour Pert et Snyder, le lévorphanol diminuait les sites de liaison de la naloxone radioactive alors que le dextrorphan n'avait aucun effet. Pour Terenius, qui utilisa les isomères optiques de la méthadone, le dérivé lévogyre bloquait beaucoup mieux la fixation de la dihydromorphine radioactive que l'énantiomère dextrogyre.

Ces trois observations convergentes furent toutes publiées au cours de l'année 1973. Elles déclenchèrent l'habituelle controverse pour savoir qui était vraiment le père de cette découverte [3]. On peut regretter qu'Avram Goldstein soit passé si près, mais Éric Simon et Lars Terenius récoltaient les fruits d'une longue traque. Quant à Solomon Snyder, il avait été amené à s'investir dans les recherches sur les opiacés à la suite de la campagne que le président Nixon avait déclenchée contre l'héroïne, dont la consommation augmentait dangereusement aux États-Unis et dans le corps expéditionnaire américain au Vietnam. La recherche consacrée aux opiacés n'était guère prestigieuse à l'époque, contrairement à l'étude des antidépresseurs et des amphétamines. Sans doute Nixon, dans sa guerre contre la drogue, était-il inspiré par le souci de sa réélection. Les sommes dévolues aux recherches fondamentales dont on ne peut toujours prévoir les retombées ne sont le plus souvent, comme disait récemment un haut responsable français de la recherche biologique, que des « petits fours » en comparaison des crédits alloués aux recherches militaires et industrielles...

La découverte de liaisons spécifiques constituait un grand bond en avant. Encore fallait-il démontrer que les sites de fixation étaient bien à la base de l'action pharmacologique des substances morphiniques. En effet, il existe une bonne corrélation entre les capacités de liaison des agonistes et l'intensité de l'effet analgésique. On démontra également que les sites de liaison pouvaient être saturés, ce qui indiquait qu'il n'en existe qu'un nombre limité. De plus, d'autres études de liaison *in vitro* effectuées par le groupe de Snyder mirent en évidence que la liaison des agonistes était diminuée en présence de sodium tandis que celle des antagonistes était augmentée. Cette observation était d'extrême importance : le

---

3. Voir S. H. Snyder, *Brainstorming, the Science and Politics of Opiate Research*, Harvard University Press, 1989 et J. Goldberg, *Anatomy of a Discovery*, Bantam Books, 1988, trad. française, Plon, 1989.

sodium devenait ainsi l'instrument de tests pour distinguer les substances antagonistes et agonistes.

Il restait à déterminer quelles sont dans le système nerveux central les régions riches en récepteurs opioïdes. La distribution de ces récepteurs a d'abord été établie par des techniques biochimiques puis autoradiographiques [4]. On s'est ainsi aperçu que tous les vertébrés possèdent ce genre de récepteurs et que leur localisation explique bien les nombreux effets pharmacologiques de la morphine. En ce qui concerne la douleur, ils sont situés dans des zones particulièrement stratégiques : par exemple, la partie superficielle de la corne dorsale de la moelle, où a lieu la connexion entre les fibres nociceptives et les neurones qui transmettent l'information vers le cerveau. On peut à partir de certaines zones du cerveau, notamment la substance grise périaqueducale, déclencher des analgésies puissantes par stimulation électrique ou par micro-injection de quelques microgrammes de morphine. Ces aires sont précisément riches en récepteurs opioïdes, ce qui justifie l'hypothèse selon laquelle la morphine modulerait l'activité des systèmes de contrôle descendants. D'autres régions, comme certains noyaux thalamiques et le système limbique, qui jouent un rôle dans les processus émotionnels, contiennent également des concentrations élevées de récepteurs opioïdes.

---

4. Dans un premier temps, il faut disséquer certaines régions du cerveau (une quarantaine environ) après les avoir prélevées chez l'animal (rat ou singe) profondément anesthésié ou immédiatement après le décès chez l'homme. Ces régions du cerveau sont ensuite homogénéisées dans un milieu approprié avant de procéder au test biochimique. Pour remplacer ce procédé long et peu précis, une technique de visualisation directe sur coupe de tissu utilisant l'autoradiographie a été mise au point par Kuhar, Pert et Snyder. De cette façon, à l'aide d'un système approprié d'analyse d'images, on peut obtenir une véritable cartographie du cerveau. Ces techniques sur coupes de cerveau, très largement utilisées pour l'étude de nouvelles molécules de type morphinique, présentent plusieurs avantages. Elles permettent une sélection rapide des substances étudiées tant en ce qui concerne leur puissance d'effet (capacité de liaison) que leurs effets agonistes ou antagonistes (l'effet sodium). De cette façon, on peut analyser relativement rapidement les effets de milliers de nouvelles molécules. Le nombre d'animaux utilisés est aussi considérablement réduit : on n'envisage en effet l'étude *in vivo* chez l'animal entier qu'après une première évaluation pharmacologique. L'industrie pharmaceutique dispose ainsi de robots miniatures qui permettent de tester très rapidement des milliers de substances.

Plus généralement, certaines localisations permettent d'expliquer les autres effets de la morphine tels que le myosis (constriction du diamètre de la pupille), la dépression respiratoire, la constipation... De même, il est vite apparu qu'il existe plusieurs types de récepteurs opioïdes [5]. On en admet ainsi actuellement trois principaux, que l'on désigne sous les termes de *mu*, *delta* et *kappa*. En réalité, la situation est beaucoup plus complexe : on a décrit des sous-types de récepteurs, par exemple mu 1 et mu 2, kappa 1 et kappa 2, etc. La pharmacologie doit permettre de choisir ou de fabriquer des substances capables de reconnaître de préférence tel ou tel récepteur. On saisit la difficulté. Heureusement, les pharmaco-chimistes ont synthétisé des ligands de plus en plus spécifiques qui permettent aux biologistes de localiser avec précision les différents types de récepteurs et d'étudier leur rôle [6].

L'existence de ces différentes classes et sous-classes de récepteurs opioïdes et leur répartition différente au sein du système nerveux central ont suscité beaucoup d'espoir. On pouvait espérer découvrir un agoniste opioïde se fixant spécifiquement sur les récepteurs impliqués dans les mécanismes

---

5. Des études comportementales effectuées chez le chien par l'équipe du pharmacologue américain Martin avaient déjà amené à en distinguer trois. L'équipe de Kosterlitz et Hughes à l'université d'Aberdeen s'attacha à deux préparations *in vitro* classiquement utilisées en pharmacologie : il s'agit d'une part de mesurer les contractions de l'iléon (partie de l'intestin grêle) de cobaye ou du canal déférent de la souris, qui fait passer chez les mâles le sperme des testicules aux vésicules séminales. Dans ces organes, les contractions musculaires induites par stimulation électrique sont inhibées par les opioïdes. Il existe une bonne corrélation entre l'efficacité de ces substances dans ces deux tests et leur puissance analgésique chez l'homme : l'iléon de cobaye, par exemple, est particulièrement riche en récepteurs mu et le canal déférent de souris en récepteurs delta.

6. Par exemple, pour les récepteurs mu, nous disposons du DAMGO ligand qui présente deux cents fois plus d'affinité pour les récepteurs mu que pour les récepteurs kappa. Par comparaison, la morphine a une préférence seulement dix fois supérieure pour les récepteurs mu que pour les récepteurs delta. En ce qui concerne ces derniers, nous disposons aussi d'excellents ligands, par exemple le DLTET, synthétisés par le groupe de Bernard Roques à Paris. Notons enfin que les endomorphines se caractérisent également par une certaine sélectivité : c'est ainsi que les enképhalines présentent une préférence dix fois supérieure pour les récepteurs delta que pour les récepteurs mu et sont pratiquement inactives sur les récepteurs kappa. La dynorphine présente une préférence marquée pour les récepteurs kappa. Néanmoins, cette sélectivité n'est pas parfaite, ce qui constitue un obstacle de plus à l'étude de leur rôle fonctionnel.

de l'analgésie et mettre au point des analgésiques dépourvus d'effets secondaires tels que l'accoutumance ou la dépendance. Jusqu'à ce jour, peu de progrès véritables ont été réalisés : après plus de quinze années de recherches effrénées, la morphine reste l'analgésique de prédilection, en particulier pour les douleurs d'origine cancéreuse.

Néanmoins, l'exploration des récepteurs opioïdes pourrait permettre de pallier les phénomènes d'accoutumance : la question se pose en effet de l'accoutumance croisée entre les différents opioïdes. Par exemple, si un patient est bien soulagé par un agoniste mu pendant quelques semaines et que surviennent des phénomènes d'accoutumance, en général, on accroît les doses pour obtenir le même résultat. Les effets secondaires sont alors plus marqués. Pour contourner cette difficulté, on pourrait imaginer non plus d'accroître les doses, mais de changer de substance et de passer par exemple d'un agoniste mu à un agoniste delta ou kappa. À supposer que l'accoutumance ne soit pas croisée, on pourrait ainsi toujours contrôler la douleur du patient. Là encore, tant chez l'homme que chez l'animal, les données sont controversées, mais c'est indiscutablement une direction à approfondir. De plus, certains agonistes, en particulier ceux qui se fixent sur les récepteurs delta, ne semblent pas entraîner de tolérance prononcée. L'affaire reste à suivre.

Mais quelle est la signification fonctionnelle de ces récepteurs au niveau du système nerveux ? Ils ne sont évidemment pas là par hasard ni pour permettre les effets de la morphine ou de ses dérivés contenus dans le pavot ! L'hypothèse la plus simple ne consiste-t-elle pas à supposer qu'il existe au sein même du système nerveux des substances qui joueraient un rôle physiologique en se fixant au niveau des récepteurs ?

Les endomorphines

Dans les années soixante-dix, Hans Kosterlitz, professeur de pharmacologie à l'université d'Aberdeen, en Écosse, a émis l'hypothèse qu'en réalité la morphine pourrait simplement mimer les effets d'une substance présente en temps normal dans l'organisme lui-même et qui agirait au niveau des récepteurs opioïdes. À cette époque, une telle idée pouvait paraître farfelue [7]. C'est donc en secret que Kosterlitz laissa le sous-directeur de son laboratoire, John Hughes, chercher à vérifier ce postulat. On sait en effet que certaines substances peuvent agir à des concentrations extrêmement faibles, de l'ordre de 10^{-10} molaires, ce qui représente une concentration d'un gramme de substance dans dix millions de litres d'eau... Les chances de succès apparaissaient donc infimes. John Hughes ne se découragea pas et investit les abattoirs d'Aberdeen pour y prélever, tôt le matin, des cerveaux de porc [8]. Dès 1974, son

---

7. Toutefois, à la même époque, d'autres approches suggéraient déjà l'existence des endomorphines. Huda Akil avait déjà rapporté en 1972 au Congrès international de pharmacologie de San Francisco que la naloxone pouvait supprimer ou diminuer les effets analgésiques induits par la stimulation électrique d'une région profonde du cerveau, la substance grise, qui entoure l'aqueduc de Sylvius. De même, dès 1974, nous rapportions que le même antagoniste bloquait totalement chez 75 % de nos animaux les effets analgésiques extrêmement puissants déclenchés par stimulation d'une autre région, le noyau raphé magnus, qui est situé dans la région postérieure du cerveau. Enfin, Dave Mayer et ses collaborateurs venaient de démontrer que les effets hypoalgésiques de l'acupuncture pouvaient être réduits par la naloxone.

8. Après de nombreux essais, le groupe d'Aberdeen sélectionna une procédure d'extraction (mélange d'eau et d'acétone). Cette technique avait l'avantage d'éliminer les enzymes qui auraient pu détruire la substance recherchée et permettait après distillation de l'acétone de tester pharmacologiquement l'extrait aqueux. Comme l'expliquait John Hughes (in *La Recherche*, 1988), la démarche expérimentale était la suivante : « Nous avons décidé de préparer des extraits de tissus cérébraux dans des solutions aqueuses et de chercher le ligand endogène en étalonnant ces extraits sur le canal déférent de la souris, un petit canal conduisant les spermatozoïdes du testicule à la prostate. C'était là une nouvelle méthode d'étalonnage de la morphine que nous avions mise au point à Aberdeen. Dans ce tissu, la morphine agit sur des sites récepteurs spécifiques pour inhiber la libération de la noradrénaline qui est un neurotransmetteur dans ce tissu. L'avantage du canal déférent de la souris est qu'il ne répond pas aux nombreuses autres substances biologiquement actives qui sont présentes dans le cerveau alors que l'iléon de cobaye se contracte ou se relâche en réponse à de très nombreux composés chimiques provenant du cerveau. Le canal déférent de souris présente aussi un autre avantage dont nous n'avons pas pris conscience à cette époque et qui est l'exquise sensibilité de

groupe mit en évidence dans le cerveau la présence d'une substance endogène qui présentait une activité de type morphinique. Après s'être assurés que les effets observés ne provenaient pas de la contamination des nombreux morphiniques manipulés dans leur laboratoire, John Hughes et ses collaborateurs acquirent rapidement la conviction que la substance isolée était un peptide, c'est-à-dire qu'elle était composée d'une chaîne d'acides aminés. Ils baptisèrent cette substance *enképhaline*, du grec « dans la tête ». Néanmoins, ils ne pouvaient encore crier victoire : cette substance pouvait être un artefact résultant de diverses dégradations chimiques dans le cerveau. Il restait donc à en décrypter la composition chimique exacte et à réaliser la synthèse afin de procéder aux tests pharmacologiques classiques.

C'est alors que la compétition devint très vive. Lors de différentes réunions scientifiques, Hans Kosterlitz avait laissé filtrer quelques informations. Mais surtout, d'autres équipes avaient eu la même idée, en particulier Lars Terenius et deux groupes américains, dotés de moyens financiers supérieurs, celui de Solomon Snyder et celui d'Avram Goldstein. L'équipe d'Aberdeen se demandait si elle parviendrait à conserver son avance. « Nos résultats furent rapidement confirmés, écrivait John Hughes, et il ne restait plus maintenant qu'à obtenir assez de matériel pur, afin de l'analyser. Les laboratoires européens sont en général désavantagés par rapport aux laboratoires américains qui sont capables de mettre en train rapidement de grandes ressources financières et humaines sur un problème particulier et la question était maintenant de savoir si nous pourrions maintenir notre avance initiale face aux concurrents américains. Nous avons pu y parvenir pour deux raisons : 1°) Nous nous sommes concentrés sur la production de petites quantités de matériel très pur et, 2°) nous

---

ce tissu aux effets inhibiteurs du ligand endogène. C'est tout à fait accidentellement que nous avons sélectionné le tissu qui était le plus capable de répondre à l'enképhaline. Notre idée était que le ligand endogène devait produire les mêmes effets que la morphine, c'est-à-dire inhiber les contractions induites dans le canal déférent, et être antagonisé par la naloxone, l'antagoniste spécifique des narcotiques. »

avons reçu l'aide de H. R. Morris de Cambridge. H. R. Morris avait mis au point une méthode de détermination des séquences des peptides en étudiant leur mode de fragmentation de masse à haute température. Cette analyse par spectrographie de masse fut essentielle puisque les techniques conventionnelles de l'analyse des peptides réalisées par Linda Fothergill à Aberdeen avaient donné des résultats ambigus. À la fin de 1975, l'analyse de H. R. Morris en révéla la raison : il n'y avait pas un mais deux peptides, très semblables, dans nos échantillons, ne différant que par un seul acide aminé, dans la position terminale carboxylique. Ces peptides furent appelés méthionine 5-enképhaline et leucine 5-enképhaline, le préfixe indiquant l'acide aminé en terminaison carboxylique. La structure des deux enképhalines fut confirmée par une synthèse chimique totale et il fut possible de montrer que ces deux peptides avaient une action puissante mimant la morphine dans l'iléon de cobaye, le canal déférent de la souris et l'étalonnage par liaison avec les récepteurs de la morphine. La compétition avait cependant été très serrée puisque moins de trois mois après la publication de nos résultats, R. Simantov et S. H. Snyder à Baltimore parvenaient à des conclusions semblables dans leurs travaux sur des extraits de cerveaux de bœuf. » L'article de John Hughes et Hans Kosterlitz fut rapidement publié par la revue anglaise *Nature,* au mois de décembre 1975. La nouvelle fit le tour du monde. Même le très sérieux *Times* de Londres titra sur trois colonnes « Pharmacologie : une substance cérébrale semblable à la morphine ».

Comme toujours, l'effervescence fut considérable. La course aux opioïdes endogènes commençait [9]. Après leur découverte, Hughes et Kosterlitz ne s'attendaient vraisemblablement pas à ce que l'on découvre autant de peptides opioïdes, puisque aujourd'hui plus d'une vingtaine ont été isolés.

---

9. Certains eurent une durée de vie très éphémère, tant les risques d'artefacts étaient nombreux. Tel fut le cas de la kyotorphine, qui comportait deux acides aminés et qui avait été proposée par mon collègue Tagaki, pharmacologue à l'université de Kyoto.

Les méthodes modernes de génétique moléculaire ont en effet permis d'identifier trois grosses molécules qui sont à l'origine de trois familles de morphines endogènes. Jean Rossier les compare à des « poupées russes » qui s'emboîtent les unes dans les autres : ces grosses molécules protéiques appelées précurseurs, se scindent en molécules plus petites, lesquelles peuvent à leur tour se diviser pour donner des morphines endogènes ou des hormones. Les trois grands précurseurs sont la *pro-opio-mélanocortine*, dont proviennent la β-endorphine et d'autres molécules qui ne possèdent pas de propriétés opioïdes, la *pro-enképhaline A*, qui donne naissance aux enképhalines et à des peptides voisins, enfin la *prodynorphine* ou *pro-enképhaline B*, dont sont issues les néo-endorphines et les dynorphines. Il s'agit d'un véritable puzzle : certaines de ces substances sont libérées dans la circulation sanguine par l'hypophyse ou bien présentes dans certains circuits neuronaux intracérébraux (β-endorphine) ou encore, comme les enképhalines, dans la médullosurrénale, dans le cerveau ou l'intestin. Les progrès rapides réalisés dans l'identification biochimique de ces peptides contrastent étonnamment avec les obstacles que l'on rencontre pour interpréter leur rôle physiologique.

Pour tenter de comprendre comment nous en sommes arrivés à ce degré de complexité, revenons en 1975, date de la découverte des enképhalines. L'équipe d'Avram Goldstein, à l'université de Stanford, s'était engagée dans la recherche de l'opioïde endogène et avait décidé d'orienter ses recherches vers l'hypophyse, qui contenait déjà de nombreux peptides. Dès la fin de l'année 1974, Goldstein et ses collaborateurs étaient déjà arrivés à la conclusion que l'hypophyse contenait une substance mimant les effets de la morphine et qui agissait puissamment sur l'iléon de cobaye. Lors des essais de purification, ils découvrirent que la substance en question était très différente des enképhalines de Hughes. En fait, il s'agissait de deux substances ayant des poids moléculaires plus élevés que ceux de l'enképhaline. Goldstein les appela pop-1 et pop-2, de l'anglais *pituitary opioid peptides*. Restait à identifier leur composition en acides aminés. Une suite d'événements tout à fait incroyables allaient en fournir l'occasion.

Howard Morris, avec qui s'était associé le groupe d'Aberdeen lors de la phase finale de l'identification des enképhalines, remarqua que la séquence en acides aminés de la *met-enképhaline* (tyrosine-glycine-glycine-phénylalanine-met-enképhaline) était contenue dans une protéine de poids moléculaire élevé, la *β-lipotropine*. Cette hormone, composée de 91 acides aminés, avait été découverte par C. H. Li à l'université de Californie à San Francisco. On savait seulement qu'elle semblait dissoudre les graisses. C'était plus précisément les cinq premiers acides aminés du fragment 69-91 de la β-lipotropine (désignée initialement sous le terme de fragment C) qui contenait la met-enképhaline. Hughes, Kosterlitz et Howard Morris s'empressèrent de mentionner cette coïncidence dans l'article qu'ils envoyèrent à *Nature*, soulignant les liens entre la metenképhaline et certains peptides hypophysaires.

Avram Goldstein demanda immédiatement à C. H. Li s'il avait déjà décelé la séquence de la met-enképhaline dans un fragment de peptide hypophysaire. De fait, Li identifia ce fragment qui correspondait au fragment C et lui attribua le nom de *β-endorphine*. La position de Goldstein était une fois de plus inconfortable : « C'était étrange, déclara-t-il, j'avais été le premier à établir que la substance inconnue jusque-là avait des propriétés opiacées. J'avais découvert la β-endorphine, mais je ne pouvais pas réellement la découvrir, puisque c'était Li qui la possédait. Elle était connue, isolée, il en avait dans ses placards mais il n'avait pas la moindre idée de ce que c'était ni de son action. » Li lui en fit parvenir et l'équipe de Goldstein, suivie par bien d'autres, put établir quelques semaines après la publication du groupe d'Aberdeen que les effets de la β-endorphine sur l'iléon de cobaye étaient vingt fois plus puissants que ceux de la morphine, et surtout beaucoup plus durables que ceux des enképhalines, puisqu'elle pouvait agir pendant plusieurs heures.

Quant au Français Roger Guillemin, prix Nobel, qui s'était depuis longtemps exilé aux États-Unis, il travaillait alors au Salk Institute de La Jolla en Californie. Il s'était lui aussi lancé dans la course, fort de son expérience unique dans le domaine des peptides. Après avoir isolé à nouveau la béta-endorphine des extraits hypophysaires, il découvrit deux autres molécules désignées respectivement sous les termes de α-et γ-endorphines. Cependant, il apparaît aujourd'hui que ce sont vraisemblablement des artefacts dus aux processus d'extraction.

La présence de la séquence des cinq acides aminés de la met-enképhaline dans la β-endorphine laissait, il faut bien l'admettre, planer un doute sur la réalité physiologique des enképhalines. On pouvait penser que celles-ci n'étaient que de simples produits de dégradation de la β-endorphine. Les détracteurs du groupe d'Aberdeen se fondaient également sur le fait que lorsqu'elle est directement injectée dans le cerveau, la metenképhaline induit un effet analgésique bref, de l'ordre de quelques minutes. La β-endorphine, quant à elle, agit durant plusieurs heures et sa puissance est beaucoup plus marquée.

Des résultats expérimentaux obtenus par différentes équipes apportèrent pourtant un faisceau d'arguments indiscutables prouvant que les systèmes enképhalinergiques et endorphinergiques étaient bien indépendants. Le groupe d'Aberdeen mit tout d'abord en évidence que les enképhalines étaient effectivement très rapidement dégradées par les enzymes du cerveau. Cette observation amena plusieurs laboratoires pharmaceutiques à synthétiser des molécules dites analogues, dérivant de l'enképhaline mais dont un acide aminé était différent. Dans ce cas, l'insertion de ce nouvel acide aminé empêchait la dégradation de l'enképhaline modifiée et la substance présentait alors une action analgésique puissante et de longue durée. Les approches immuno-histochimiques apportèrent des preuves irréfutables : en fabriquant des anti-corps spécifiques contre les enképhalines et les endorphines,

Thomas Hökfelt de l'Institut Karolinski à Stockholm et les groupes de Snyder et Guillemin aux États-Unis mirent en évidence au niveau des coupes du cerveau que les neurones contenant des enképhalines et de la β-endorphine n'étaient pas les mêmes. Des cartographies systématiques effectuées au niveau de coupes de cerveau et de moelle épinière chez l'animal et chez l'homme allaient établir la répartition de ces deux systèmes avec précision. Du reste, les techniques de génétique moléculaire avaient clairement établi que les trois classes principales d'endomorphines, les enképhalines, les endorphines et les dynorphines, avaient des précurseurs communs différents. Enfin, n'oublions pas que trois principaux types de récepteurs mu, delta et kappa avaient également été identifiés et que si la sélectivité des ligands endogènes n'est pas toujours parfaite, il est indiscutable que les endorphines préfèrent les récepteurs mu, les enképhalines les récepteurs delta et les dynorphines les récepteurs kappa.

À quoi servent les endomorphines ?

Ces découvertes fascinantes ont suscité d'autant plus d'interprétations que le nombre élevé des substances opioïdes endogènes, leur localisation très variée, même au-delà du système nerveux central, et la pluralité des récepteurs ne facilitent pas l'analyse. De plus, nombre d'investigations, notamment dans le domaine clinique, ont manqué de rigueur. Les recherches ont souvent été menées à partir d'hypothèses on ne peut plus simplistes. Dès la fin des années soixante-dix, tout le monde connaissait les endomorphines. On pouvait même les doser, car certains laboratoires vendaient des kits d'utilisation rapides... C'est tout juste s'ils n'étaient pas en vente libre dans les supermarchés. Il n'est donc pas surprenant que le sensationnalisme ait supplanté la rigueur scientifique, d'autant que des titres plus ou moins révélateurs apparurent dans la presse. On associait le plaisir du jogging aux endomorphines, on proposait de traiter les aménorrhées (absence de règles), l'obésité ou l'impuissance sexuelle par la naloxone afin de freiner l'hyperfonctionnement des systèmes endomorphiniques...

Bien entendu, c'est dans le domaine de la douleur que les spéculations sur les fonctions physiologiques des endomorphines furent et restent les plus importantes. Du point de vue physiologique, il ne fait aucun doute que les endomorphines dépriment les activités des neurones qui reçoivent des messages nociceptifs à différents niveaux du circuit de la douleur. Dans les couches superficielles de la moelle épinière, les neurones contenant de l'enképhaline modulent le transfert de l'information nociceptive vers le cerveau. En ce qui concerne les contrôles inhibiteurs descendants issus du cerveau, notamment de la substance grise périaqueducale et du noyau raphé magnus, on trouve de très nombreuses preuves d'une action similaire : par exemple, les effets antinociceptifs induits par la stimulation de ces régions sont moindres qu'après administration de naloxone. Les résultats obtenus chez l'homme, c'est-à-dire la libération de β-endorphine ou d'enképhaline sous l'effet de la stimulation centrale, ont vraisemblablement pour origine un artefact dû à l'utilisation de liquide de contraste pour pratiquer la ventriculographie nécessaire au repérage des électrodes de stimulation. Néanmoins, de nombreuses autres preuves plaident en faveur de cette libération. Cependant, à part ces deux cas, la compréhension des mécanismes physiologiques dans lesquels interviennent les endomorphines reste très parcellaire. Trois questions fondamentales restent en suspens : nos systèmes opioïdes endogènes ont-ils une activité constante ? Comment entrent-ils en action ? La douleur et la nociception modifient-elles leur activité ?

Pour déterminer le rôle physiologique des systèmes endomorphiniques dans des conditions normales, une des rares stratégies possibles consiste à administrer un antagoniste des substances opioïdes, par exemple la naloxone. L'hypothèse est simple : les endomorphines exerçant une activité inhibitrice sur les neurones impliqués dans les mécanismes de la nociception, on peut s'attendre, après administration de l'antagoniste, à une exacerbation de l'activité cellulaire. Elle se traduirait chez l'animal par une hyperalgésie (diminution du seuil de la réponse à différentes stimulations nociceptives) ou par l'apparition de douleurs spontanées chez des patients douloureux chroniques. Il s'agit en principe d'expériences faciles à réaliser... mais force est de constater que les résultats ne sont nullement clairs. Ce qui est certain, c'est que personne n'a rapporté chez des patients douloureux chroniques un accroissement ou une apparition de douleurs intenses après administration de cet antagoniste. Pour la majorité des auteurs, la naloxone est dépourvue d'effets, alors que pour d'autres elle peut provoquer aussi bien une augmentation (hypoalgésie) ou une réduction (hyperalgésie) des seuils de réponse à des stimulations nociceptives.

Néanmoins, un article plein d'espoir a été publié dès 1977 par Dehen et Willer et leurs collaborateurs à propos d'une patiente atteinte d'insensibilité congénitale à la douleur. Cette observation a depuis été confirmée par ces auteurs dans trois autres cas. Ce genre de patients présentent une élévation spontanée considérable du seuil d'un réflexe nociceptif. Par exemple, chez un sujet normal, le seuil d'obtention du réflexe par stimulation électrique de la peau est de dix milli-ampères, alors qu'il est d'environ quarante dans les cas d'insensibilité congénitale à la douleur. Après administration de naloxone, Dehen, Willer et collaborateurs ont montré sans ambiguïté que le seuil du réflexe était très nettement diminué : il se situait aux environs de dix-sept milli-ampères. Cette constatation les a conduits à proposer l'hypothèse d'une relation entre l'insensibilité congénitale à la douleur et l'hyperfonctionnement permanent d'un système endomorphinique. Hélas, le problème est sûrement plus complexe.

Après que J. Jacob à l'Institut Pasteur, par une approche

rigoureuse, eut mis en évidence chez la souris et chez le rat le fait que l'administration de naloxone favorise certaines réactions nociceptives, de multiples recherches ont été entreprises chez l'animal. Certaines données plaident en faveur d'une activité soutenue des systèmes endomorphiniques. Bien souvent, pourtant, après administration de naloxone, on n'a constaté aucune modification. On a même observé des cas d'hypoalgésie. D'une manière générale, le délire suscité par la découverte des endomorphines et l'absence de rigueur expérimentale ont considérablement compliqué la tâche : par exemple, les doses de naloxone administrées par les différents groupes peuvent aller de quelques microgrammes à cent cinquante milligrammes par kilo...

Cependant, aujourd'hui, les recherches chez le rongeur semblent tout de même permettre certaines conclusions. Il est généralement admis que la naloxone n'a pas d'effet marqué chez l'animal normal, c'est-à-dire que l'on ne peut mettre en évidence de façon systématique des effets probablement liés aux endomorphines. En revanche, on peut démasquer l'activité de ces dernières en observant les effets de la naloxone sur des modèles expérimentaux de douleur. Mais, à nouveau, un problème complexe se pose, car les effets des antagonistes dépendent de la dose administrée. En d'autres termes, les effets de la naloxone ne sont pas univoques, ce qu'illustrent bien les travaux effectués depuis plusieurs années dans notre laboratoire par Valérie Kayser et Gisèle Guilbaud sur deux modèles de douleurs inflammatoires (inflammation due à la carragénine, rats polyarthritiques) et un modèle de douleur neurogène (rat présentant une mononeuropathie). À très faibles doses, quelques millionièmes de grammes, la naloxone produit un effet analgésique paradoxal alors qu'à des doses plus élevées, de l'ordre du milligramme par kilo, on obtient l'effet hyperalgésique attendu. Ce dernier exemple démontre indiscutablement que l'activité des systèmes endomorphiniques est renforcée lors de la survenue de processus nociceptifs proches des conditions cliniques.

Les hyperalgésies observées en présence de doses relativement élevées de naloxone sur des modèles expérimentaux de douleur chronique semblent indiquer que, chez l'animal, l'activité des systèmes endomorphiniques s'accroît dans certaines conditions pathologiques. Des études de Yasksh et Elde permettant de mesurer *in vivo* la libération d'endomorphines dans le liquide céphalo-rachidien au niveau spinal vont dans ce sens. Elles indiquent clairement que cette libération d'endomorphines ne se produit pas lors de la stimulation des fibres cutanées de gros diamètre dont l'activation donne naissance à des sensations tactiles légères. En revanche, la libération d'endomorphines nécessite la mise en jeu de fibres nociceptives, c'est-à-dire exclusivement ou de préférence mises en jeu par des stimulations intenses. Des études similaires ont été menées au niveau de la moelle épinière par François Cesselin, Daniel Le Bars, Sylvie Bourgoin et Michel Hamon. Elles confirment la nécessité d'appliquer des stimulations nociceptives pour entraîner une libération d'enképhalines. Une fois encore, on est loin d'un mécanisme univoque, car la libération d'enképhalines semble dépendre de la nature du stimulus employé, mécanique, thermique ou chimique. Ces travaux indiquent également que ces modifications dépendent à la fois de la mise en jeu de mécanismes segmentaires (c'est-à-dire proprement médullaires) et de mécanismes supramédullaires résultant de la mise en jeu des contrôles descendants.

La question se pose chez l'homme de savoir s'il existe des modifications biochimiques détectables des endomorphines dans le liquide céphalo-rachidien, qui seraient corrélées aux variations de la sensation douloureuse perçue par les patients. On avait nourri l'espoir que les dosages des endomorphines chez l'homme pouvaient servir de marqueurs biologiques de la douleur, plus particulièrement pour les douleurs chroniques. Mais de tels procédés nécessitent des ponctions lombaires qui, pour des raisons d'éthique et de sécurité, ne peuvent être répétées fréquemment. Le groupe de Lars Terenius en Suède s'est intéressé depuis de nombreuses années à ces problèmes avec beaucoup de compétence, de rigueur expérimentale et de prudence. Après des études systématiques entreprises chez des patients douloureux chroniques, ils arrivèrent à la conclusion que les variations obtenues entre sujets sains et patients douloureux étaient faibles. Néanmoins, ces derniers présentent un taux d'endomorphines inférieur à celui des patients témoins. Ces différences n'ont pas été retrouvées par d'autres auteurs. De même chez les patients présentant une insensibilité congénitale à la douleur et chez qui la naloxone produit un abaissement marqué du seuil des réflexes nociceptifs, les taux de β-endorphine ne sont pas modifiés.

En fait, ces résultats négatifs n'infirment pas le rôle possible des endomorphines dans le contrôle de la douleur. De telles mesures sont sujettes à caution. De nombreux travaux n'ont considéré les modifications que d'un seul peptide et, dans la majorité des cas, avec des méthodes de dosage radio-immunologique qui se heurtent à la spécificité de l'anticorps utilisé. C'est d'autant plus vrai qu'il existe une pléthore de peptides se liant aux récepteurs opioïdes au niveau du système nerveux central. Il sera donc nécessaire de les caractériser avec des techniques biochimiques appropriées.

Les difficultés méthodologiques ne font que s'accroître si l'on se souvient que les peptides opioïdes sont rapidement dégradés par divers enzymes. La survenue de douleurs chroniques modifie-t-elle l'activité de ces peptidases ? Quels sont les différents produits de dégradation consécutifs à l'action de ces enzymes ? Enfin, même si bon nombre de récepteurs opioïdes et de neurones contenant de l'enképhaline et de la dynorphine sont localisés dans les couches superficielles de la corne dorsale de la moelle, quel est le temps nécessaire pour que les substances ainsi libérées se retrouvent dans le liquide céphalo-rachidien ? La douleur chronique modifie-t-elle l'activité et le nombre de récepteurs ?

On le voit, de nombreuses interrogations subsistent, elles indiquent que l'étude des substances libérées au niveau du liquide céphalo-rachidien chez l'homme ne peut vraisemblablement apporter que des données très parcellaires sur l'activité des systèmes endomorphiniques. Une fois encore, le miracle n'a pas eu lieu. Néanmoins, des données récentes obtenues chez les rongeurs tendent à démontrer que le rôle fonctionnel de ces peptides endogènes serait de freiner le transfert de l'information nociceptive vers les centres supérieurs du cerveau où se situent les différentes structures participant à l'intégration des différentes composantes de la douleur. La fonction précise des systèmes endomorphiniques reste donc, en l'état actuel des recherches, extrêmement problématique, tant leurs mécanismes sont complexes.

Vers d'éventuelles applications cliniques

La découverte des endomorphines a pourtant fait naître des espérances thérapeutiques dont il faut bien dire qu'elles étaient démesurées, et même parfois folles. Yoshio Hosobuchi, qui à San Francisco était proche de C. H. Li, démontra chez l'homme des effets puissants de β-endorphine lorsqu'elle était injectée dans les ventricules latéraux... Était-il vraiment raisonnable de se précipiter ainsi ? Vers la fin des années soixante-dix, lors d'un colloque sur les endomorphines organisé par les laboratoires Clin-Midy à Montpellier, un obstétricien japonais présenta une étude sur les effets bénéfiques de la β-endorphine administrée au niveau du liquide cérébrospinal au cours de l'accouchement. Nous savions déjà à cette époque qu'il n'existait pas de β-endorphine au niveau de la moelle épinière. Aussi lui demandai-je quels étaient les critères scientifiques qui permettaient de telles injections, d'autant plus que les analgésies péridurales avaient fait leurs preuves depuis longtemps. Il fut désemparé. Si je me souviens bien, il finit pas déclarer : « C'est le professeur Guillemin qui me l'a suggéré. » Inutile d'insister...

Les laboratoires pharmaceutiques ne s'intéressaient pas aux endorphines dont la synthèse est extrêmement longue et coûteuse (le gramme de β-endorphine devait valoir 300 000 dollars) et dont les chances de traverser la barrière hémato-encéphalique qui sépare la circulation sanguine du cerveau étaient extrêmement faibles. Ils s'orientaient plutôt vers les analogues des enképhalines, plus faciles à synthétiser. Plusieurs centaines, voire des milliers de dérivés furent ainsi synthétisés dans les mois et les deux années qui suivirent leur découverte. Le jeu en valait la chandelle, car la vente des analgésiques représente une part importante du marché pharmaceutique. En outre, la promotion de ces produits semblait toute faite : ils miment les effets de certaines substances déjà contenues dans l'organisme ; or, les neurones de notre cerveau ne peuvent fabriquer des substances toxiques ; donc, elles ne sont pas toxiques ! Des millions de dollars furent ainsi investis dans ces recherches. Chaque laboratoire avait ses batteries d'iléon de cobaye, de canaux déférents de souris, de systèmes de micro-injections rapides permettant d'administrer les nouveaux produits à des milliers de rongeurs. Bien que certains de ces produits possèdent indéniablement des propriétés analgésiques, des difficultés subsistaient car il fallait un médicament efficace par voie orale. Sans cela, le chiffre d'affaires serait loin de couvrir l'investissement initial. Devant ces difficultés, nombre de laboratoires abandonnèrent rapidement.

Ce sont les laboratoires Sandoz de Bâle qui menèrent les recherches les plus rigoureuses et les plus systématiques. À partir de deux cents molécules, ils sélectionnèrent le FK 33824, dont les caractéristiques pharmacologiques furent publiées dans la revue *Nature* en 1976. Sous la houlette du docteur Roemer, l'expérimentation animale fut menée rondement. Il s'agissait d'un produit qui dans certains tests était beaucoup plus puissant que la morphine et dont la durée d'action était prolongée. De plus, il était efficace par voie intraveineuse et par voie orale. Les singes prenant cette substance ne présentaient pas de phénomène de dépendance. Sandoz obtint rapidement l'autorisation de procéder aux premiers essais cliniques chez l'homme, qui furent conduits au cours de l'année 1977 avec une grande rigueur. Les patients ne présentaient pas les effets secondaires de la morphine mais en revanche de très nombreux autres effets « inquiétants et troublants », ce qui explique peut-être pourquoi les singes n'étaient pas dépendants ! Très sportivement, Sandoz rapporta ces effets secondaires en 1978 dans un article de *Nature*, et le projet fut abandonné. Il faut donc en conclure que les tentatives pour manipuler chimiquement la structure de l'enképhaline se sont soldées par des échecs. La plupart des laboratoires ont abandonné cette voie de recherche.

Dès 1980, les équipes parisiennnes de Bernard Roques et de Jean-Charles Schwartz proposèrent une autre approche : leur stratégie de recherche est fondée sur la mise au point d'inhibiteurs des enzymes qui contribuent à la dégradation des enképhalines. Laissons la parole à Bernard Roques : « L'effet des enképhalines est interrompu par l'action des peptidases, les enzymes qui catabolisent la rupture par hydrolyse des liaisons peptidiques et donnent naissance à des fragments inactifs car ils ne peuvent plus se lier aux récepteurs opioïdes. Par conséquent, le raisonnement pharmacologique a été le suivant : l'organisme fabrique ses propres molécules anti-douleur mais dans les conditions normales, elles sont dégradées par les enzymes ; si l'on empêche ces enzymes d'agir, la concentration des opioïdes naturels augmentera et l'on devrait obtenir un effet analgésique comparable à celui que procure la morphine, sans en avoir les inconvénients [10]. » Pour expliquer l'absence d'effets secondaires indésirables (accoutumance et dépendance), il avance l'explication suivante : « Lorsque l'on administre de la morphine, cette substance inonde les récepteurs opioïdes du cerveau et les stimule même dans des synapses où les enképhalines n'agissent pas dans les conditions normales ; les récepteurs de ces synapses

---

10. B. Roques, in *Pour la Science*, 1989.

silencieuses qui contrôlent par exemple la respiration, sont alors saturés, ce qui peut entraîner un blocage fatal de la respiration ; de plus, la stimulation excessive des récepteurs est en grande partie responsable du syndrome de dépendance physique et psychique. En revanche, nous avons montré que chez l'animal non traité par la morphine, la concentration en peptides endogènes reste toujours inférieure à la concentration qui sature les récepteurs même quand on empêche leur dégradation dans les synapses (leur production semble insensible à l'inhibiteur de dégradation) [11]. » Cette explication confirme les interrogations de John Hughes et Hans Kosterlitz : après leur découverte, ils s'étaient immédiatement demandé pourquoi nous n'étions pas dépendants de nos propres endomorphines. Ils précisèrent que les enképhalines étaient rapidement détruites par les enzymes auxquels s'ajoutait le fait que la libération intermittente de neurotransmetteurs implique que les récepteurs opioïdes ne sont pas continuellement exposés à des fortes concentrations d'enképhalines. En revanche, Hughes et Kosterlitz avaient prédit que tout analogue de l'enképhaline qui ne serait pas métabolisé produirait de la dépendance.

On sait que les enképhalines naturelles sont dégradées par deux enzymes : l'aminopeptidase N et l'endopeptidase neutre. Cette dernière, couramment appelée enképhalinase, est une enzyme que l'on rencontre dans différentes régions du corps et qui a été purifiée au niveau du rein par des chercheurs anglais Michael Kerr et John Kenny de l'université de Leeds. Les équipes de Bernard Roques et Jean-Charles Schwartz l'ont mise en évidence dans le cerveau de souris dès 1980 et, dès 1981, ont synthétisé le premier inhibiteur de l'enképhalinase, le thiorphan, lequel possède des propriétés analgésiques modérées lorsqu'il est injecté par voie intra-cérébro-ventriculaire. Une nouvelle voie de recherche était ainsi ouverte, où plusieurs laboratoires pharmaceutiques s'engouffrèrent. Des brevets concernant des inhibiteurs d'enképhalinase actifs

---

11. *Ibid.*

par voie orale furent même déposés. Mais comme il y a deux enzymes intervenant dans la dégradation des enképhalines, on pouvait encore faire mieux. C'est la tâche à laquelle se sont attelés les chercheurs du laboratoire de Bernard Roques, notamment Marie-Claude Fournié Zaluski : ils cherchent à mettre au point une substance permettant l'inhibition totale de la dégradation des enképhalines, autrement dit à obtenir avec un seul composé le blocage de l'activité de l'endopeptidase neutre et de l'aminopeptidase. Ils sont ainsi arrivés à mettre au point le premier inhibiteur mixte, le kélatorphan. Injectée dans le cerveau, cette substance produit des effets analgésiques beaucoup plus puissants que les inhibiteurs sélectifs de l'enképhalinase neutre comme le thiorphan. De plus, certaines expériences indiquent qu'après traitement au kélatorphan, les enképhalines ne se fixent pas uniquement sur les récepteurs delta, qui est leur site préférentiel, mais aussi sur les récepteurs mu. Des effets particulièrement intéressants ont été obtenus dans notre laboratoire par Valérie Kayser et Gisèle Guilbaud après administration intraveineuse de kélatorphan chez les animaux présentant un syndrome arthritique. Depuis la mise au point du kélatorphan, l'équipe de Bernard Roques a synthétisé des inhibiteurs mixtes encore plus efficaces. Néanmoins, les données biochimiques obtenues dans un tube à essai ne sont pas toujours corroborées par les tests comportementaux. Certains doutent de l'avenir thérapeutique de ces molécules, notamment du fait de leur manque de spécificité vis-à-vis de l'enképhaline. Mais cette démarche laisse présager un effet antalgique certain sans apparition des nombreux phénomènes secondaires dus aux opioïdes. La pharmacologie est capricieuse. L'optimisme, malgré tout, est de mise.

CHAPITRE 4

L'évolution de la chirurgie

C'est une véritable philosophie de la médecine, qui nous ouvre des aperçus nouveaux et sur la méthode de cette science et sur ses perspectives d'avenir. On comprend que, maniée par vous, cette méthode ait donné de si bons résultats et l'on pressent que la voie où vous vous engagez conduira à de grandes choses.

Fragment d'une lettre de Henri Bergson à René Leriche, le 3 juillet 1939.

En fait, pour un grand nombre de neurochirurgiens, la chirurgie de la douleur consiste exclusivement à interrompre plus ou moins les voies de la sensibilité. On la voit comme un acte mécanique coupant en un point choisi le courant nerveux, de même qu'une ligature artérielle arrête le courant sanguin, mais dans la réalité celui qui a la patience de suivre longtemps ces malades, voit presque toutes les sections périphériques des nerfs échouer à longue échéance, et s'il réfléchit, il se dit qu'elles ne peuvent pas ne pas échouer.

René Leriche, *La Chirurgie de la douleur.*

Pendant de longues années, les neurochirurgiens ont été pratiquement les seuls à assumer la prise en charge des patients pour qui tous les autres traitements contre la douleur s'étaient révélés inefficaces et que l'on laissait mourir dans la détresse, la souffrance, la misère. Fort heureusement, les armes dont nous disposons aujourd'hui sont mieux adaptées qu'au début de ce siècle... mais il existe toujours des patients pour qui il faut recourir à la neurochirurgie.

Vers une neurochirurgie plus fonctionnelle

Pourtant, les choses ont bien changé depuis qu'en 1912, les Américains Spiller et Martin proposèrent la cordotomie antérolatérale : il s'agissait de pratiquer une lésion d'une partie de la substance blanche de la moelle épinière, celle-là même qui contient les fibres chargées de transmettre les informations nociceptives vers le cerveau. Par la suite, de nombreuses autres interventions ont été mises au point qui consistaient toutes plus ou moins à interrompre la circuiterie de la douleur en effectuant différents types de lésions de la périphérie jusqu'au cortex cérébral. Sans doute peut-on aujourd'hui ironiser sur ces interventions qui nous paraissent terriblement invasives et même violentes comparées à leurs effets souvent discutables. Il faut toutefois rapporter ces méthodes à leur contexte, à l'état des connaissances.

De nos jours, bon nombre de ces techniques ont été abandonnées ou sont devenues rares. On s'oriente de plus en plus vers une chirurgie de type fonctionnel qui tient compte de la recherche expérimentale. Bien souvent, les neurochirurgiens qui participent à la lutte contre la douleur sont au fait des recherches fondamentales les plus avancées ou très proches des physiologistes et des pharmacologues. De plus, contre les douleurs irréductibles à tout autre moyen thérapeutique, l'expérience acquise leur permet de proposer des interventions qui privilégient les techniques les moins invasives, qui ont une morbidité faible et présentent le meilleur confort pour les patients. L'âge, l'état général et l'espérance de vie de ces derniers sont également considérés avec la plus grande attention.

En 1989, Jan Gybels, professeur à l'université de Leuven,

et William Sweet, professeur émérite à Harvard et au Massachusetts General Hospital de Boston, ont publié un livre de plus de quatre cents pages consacré au traitement neurochirurgical des douleurs persistantes. Ils décrivent et analysent en détail plusieurs dizaines de types d'intervention. Et pourtant, ce volume tout à fait remarquable, qui va sans doute constituer dans les années à venir la référence dans le domaine, ne comporte pas de conclusion générale. J'ai un jour confié mon étonnement à l'un des auteurs. Il me rétorqua, très justement, qu'il est souvent impossible de donner un guide pratique quant au choix des interventions et d'en prévoir avec certitude les « bénéfices ». Bien que ces techniques opératoires aient atteint un haut degré de sophistication et de spécificité, notamment avec l'aide du microscope opératoire et d'enregistrements électrophysiologiques pratiqués durant l'intervention, le problème majeur réside dans la difficulté d'évaluation [1].

En premier lieu, la chirurgie peut agir comme un placebo extrêmement puissant : il arrive ainsi au cours de l'intervention que le patient cesse de souffrir avant même que la lésion envisagée n'ait été pratiquée... ce qui rend alors inutile l'acte chirurgical. Puisque les techniques chirurgicales sont invasives, l'idéal serait de pouvoir pratiquer des interventions contrôles sans lésion, mais évidemment cela n'est pas admissible du point de vue éthique.

Parfois anecdotiques, les évaluations ne sont pas toujours très rigoureuses. Par exemple, les critères permettant de juger les résultats de l'intervention ne sont pas toujours systématiquement indiqués. Certains auteurs suggèrent de faire évaluer les patients par des observateurs indépendants. Néanmoins, sous l'impulsion de diverses associations, depuis plusieurs années, on met en place des protocoles d'investigation clinique beaucoup plus adéquats. Enfin, le facteur

---

1. De plus, il est rare que l'on puisse effectuer une corrélation entre les observations cliniques et les résultats anatomo-pathologiques, car il n'est pas aisé de récupérer le système nerveux de ces patients après leur décès. Néanmoins, les techniques d'imagerie *in vivo* sont de plus en plus précises et pourraient être à l'origine d'investigations systématiques rigoureuses portant sur un nombre élevé de malades.

temps est souvent négligé, alors que ce dernier joue un rôle décisif. Les neurochirurgiens expérimentés savent très bien que souvent « la douleur fuit le bistouri » et que les résultats sont généralement excellents dans un premier temps. Puis, souvent, la souffrance ressurgit, parfois même exacerbée. Les voies médullaires ascendantes et les structures cérébrales participant au processus d'intégration sont en effet multiples. De plus, le système nerveux possède des facultés d'adaptation tout à fait remarquables. Cette plasticité pourrait expliquer certains réajustements observés après différents types de lésions : de nouveaux circuits, auparavant silencieux, entrent alors en fonction.

À quelques exceptions près, on pratique actuellement de moins en moins de lésions irréversibles du système nerveux. Diverses techniques de substitution existent. Elles consistent à administrer localement de la morphine ou à utiliser des méthodes de neurostimulation qui ont pour but de renforcer les systèmes de contrôle. La neurochirurgie moderne est donc beaucoup plus fonctionnelle. Le choix du chirurgien dépend essentiellement de la cause de la douleur et de l'état du système nerveux.

C'est lorsque celui-ci est intact et en cas de douleur due à l'activation prolongée des nocicepteurs que, depuis le début du siècle, le plus grand nombre d'interventions ont été effectuées. Elles avaient pour objectif d'interrompre le circuit de la douleur. En contrepartie, on détruisait de manière irréversible une partie du système nerveux. En fait, les résultats étaient souvent désastreux : le soulagement était rarement total et la douleur se déplaçait. La lésion des nerfs et des racines dorsales a donc été pratiquement abandonnée, tout comme celle de certains noyaux situés dans les profondeurs du cerveau, puisqu'on sait qu'il est illusoire de postuler l'existence d'un centre de la douleur. Un exemple montre bien le calvaire que devaient endurer certains patients ainsi traités.

« Un cultivateur de 45 ans, toujours bien portant jusqu'en 1919, ayant fait toute la guerre aux armées sans être blessé, est atteint, en mars 1919, d'un panaris de l'annulaire droit. Après une incision de la gaine, l'infection persistant, on enlève le doigt, et la guérison est rapide. Le malade reprend son travail, ne se ressentant plus de rien. Un mois plus tard, deux mois après la désarticulation, il commence à souffrir au niveau du quatrième espace interosseux, contre le quatrième métacarpien. On lui enlève alors la tête du quatrième métacarpien, ce qui le soulage quinze jours, puis la douleur reprend, avec adjonction de phénomènes vasomoteurs diffus. Bientôt, la douleur s'étend à l'avant-bras, au bras, au cou, à la racine du membre du côté opposé : elle est surtout une sensation de rétraction douloureuse du doigt de la paume de la main, de la main sur l'avant-bras, de l'avant-bras sur le bras, avec hyperesthésie cutanée diffuse.

En septembre 1919, le malade m'est adressé par un neurologiste, le docteur Gonnet, de Saint-Étienne, qui constate chez lui le développement rapide de phénomènes sympathiques et m'écrit : " Je ne crois pas qu'il s'agisse de névrite ascendante, puisqu'il n'y a aucun signe de névrite tels qu'atrophie notable, paralysie, troubles de la sensibilité objective. Je ne crois pas non plus que le cas soit de nature purement psychopathique, bien qu'il intervienne un élément de cet ordre. À mon avis, il s'agirait plutôt de névralgie réflexe, ayant son point de départ dans l'irritation des filets nerveux cantonnés dans la cicatrice. "

L'état du malade était alors typique : ses douleurs s'accompagnaient de crises de sudation et de cyanose de la main, avec quelquefois un mouvement de rétraction des muscles de l'avant-bras. Mais les phénomènes ne dépassaient pas le coude. Mon ami Santy lui fait, à ma demande, une sympathectomie périhumérale. Elle donne huit jours de sédation, puis les troubles reprennent et le malade quitte Lyon.

Et voici la suite de son odyssée : en octobre 1920, il est à Avignon, où l'on désarticule la main. Les douleurs redoublent, et l'on ampute l'avant-bras. Les douleurs reparaissent. Le malade s'en va, et, en novembre 1921, il est à Grenoble, où l'on ampute au-dessus du coude, puis, peu après, au milieu du bras. Et les douleurs restent les mêmes. En 1922, cette épave de la chirurgie vient me retrouver pour me demander de lui désarticuler l'épaule : il est maigre, il a le visage douloureux, lassé, la peau sèche, les yeux brillants qu'ont tous ces malheureux. Je ne sais que faire. Je refuse de le désarticuler. Je songe à une radicotomie postérieure n'ayant pas encore appris par expérience que cette opération est, elle aussi, inefficace dans ces cas. Mais instable, il me quitte, et je n'en ai plus entendu parler [2]. »

L'intervention la plus classique était la *cordotomie antérolatérale*. Elle consiste à sectionner une partie du quadrant antérolatéral de la moelle épinière, ce qui entraîne immédiatement une analgésie du côté opposé à la lésion. Cette obser-

---

2. R. Leriche, *La Chirurgie de la douleur.*

vation clinique reflète le fait qu'un grand nombre de neurones de la corne dorsale qui reçoivent des messages nociceptifs véhiculés par les fibres périphériques fines envoient leurs prolongements du côté opposé, pour ensuite gagner le cerveau. C'est également sur la base de ces données que reposent la *myélotomie commissurale* et la *myélotomie centrale.* Ces lésions, et surtout la cordotomie, interrompent les fibres du faisceau spinothalamique. Pour produire le même résultat, on a également élaboré la *mésencéphalotomie,* intervention fort délicate, qui se propose de détruire par voie stéréotaxique ce faisceau avant qu'il n'atteigne le thalamus.

L'efficacité de la cordotomie ne fait aucun doute puisque suivant les différents groupes, des résultats excellents ont été obtenus dans 70 à 85 % des cas. C'est sans doute ce qui explique que, jusqu'en 1975, on en pratiquait plus de deux mille par an aux États-Unis et au Canada. Elle est cependant difficile à réaliser à l'œil nu en chirurgie ouverte. Néanmoins, une technique percutanée a été mise au point en 1963 et l'on peut, sous contrôle radiologique, insérer une électrode de coagulation au niveau de la moelle cervicale. Un enregistrement électrophysiologique préalable améliore la précision. La majorité des neurochirurgiens reconnaissent qu'il s'agit d'une technique extrêmement délicate qui doit être utilisée par des praticiens expérimentés et familiers de cette méthode. Les résultats à long terme sont très diversement évalués. On a nettement l'impression que la durée de l'effet des cordotomies a été surestimée : la douleur réapparaît parfois au bout de quelques mois, ce qui n'est pas surprenant lorsque l'on tient compte des facultés de réorganisation du système nerveux et du nombre important de faisceaux ascendants.

La cordotomie antérolatérale est surtout pratiquée pour des douleurs bien localisées. Pour les douleurs diffuses, fréquentes en cas de cancer, on recourt parfois à la *cordotomie bilatérale.* Cette intervention, encore plus sévère, induit des troubles respiratoires et sphinctériens marqués. Son taux de mortalité oscille entre 3 et 13 %. C'est évidemment beaucoup... mais n'oublions pas que ces patients souffrent le martyre.

De nos jours, la cordotomie est rarement utilisée et le plus tard possible. On arrive en effet, dans bon nombre de cas, à contrôler les douleurs, notamment d'origine cancéreuse, en prescrivant correctement de la morphine par voie orale ou par injection locale. Néanmoins, lorsque les phénomènes d'accoutumance ne peuvent être corrigés par de plus fortes doses de morphine, on doit encore avoir recours à la cordotomie. Comme l'écrivait en 1988, le neurochirurgien Jean Siegfried : « Considérant les limites maintenant bien codifiées de la cordotomie et les méthodes alternatives qui sont apparues ces dernières années, la diminution massive de l'intérêt pour la cordotomie est bien compréhensible. La méthode n'est pas à rejeter, remise dans son contexte, elle trouvera quelques indications qui aujourd'hui peuvent être qualifiées d'exceptions. » On peut de nos jours éviter ou du moins limiter les interventions destructrices.

Ainsi la chirurgie a-t-elle considérablement modifié sa démarche et si certaines techniques invasives restent d'actualité elles n'ont eu de cesse de se perfectionner. Deux exemples le montrent, l'un concerne la radicellotomie postérieure sélective, l'autre le traitement des névralgies du trijumeau.

La *radicellotomie postérieure sélective* fut proposée en 1972 dans sa thèse de médecine par le chirurgien lyonnais Marc Sindou. À l'endroit où elles pénètrent dans la moelle épinière, les fibres fines nociceptives ont une position plus ventrale que les fibres myélinisées de gros diamètre activées par les stimulations tactiles légères. On peut donc par microdissection isoler les radicelles qui composent une racine et couper les fibres fines, d'où le nom de radicellotomie sélective. C'est une technique délicate que l'équipe lyonnaise maîtrise bien et qui a donné de bons résultats dans les douleurs du membre supérieur, le syndrome de Pancoast et certaines douleurs chroniques dues à des désafférentations. Elle supprime les fibres nociceptives en gardant intactes les fibres du tact, ce qui permet de préserver une certaine sensibilité cutanée. Cette intervention mériterait sans doute d'être utilisée beaucoup plus fréquemment.

La *névralgie du trijumeau*, encore appelée tic douloureux ou névralgie faciale essentielle, est une douleur fulgurante qui s'apparente à une décharge électrique, à un coup de couteau. Il existe en effet des zones dites gâchettes dont le simple attouchement provoque l'accès névralgique. Entre les crises, l'examen neurologique ne révèle aucun signe déficitaire [3]. Le traitement de ces névralgies est dans la plupart des cas pharmacologique : la prise de carbamazépine, substance anti-épileptiques, est remarquablement efficace. Parfois, les traitements pharmacologiques sont insuffisants ou mal supportés, de sorte que l'on doit s'orienter vers des techniques neurochirurgicales dont l'efficacité est aujourd'hui tout à fait remarquable. Le pourcentage de succès s'élève à 95 % pour certains groupes.

Trois interventions sont proposées. *La thermocoagulation par voie cutanée du ganglion de Gasser*, mise au point par les chirurgiens américains Sweet et Wepsic, consiste en une lésion locale. Cette technique relativement simple, pratiquement sans risque, est généralement sans effet secondaire. Elle est donc tout à fait indiquée pour les personnes âgées qui forment une bonne partie des patients atteints par cette affection. On peut également utiliser *l'injection locale de glycérol* ou une *décompression chirurgicale*, qui nécessite une intervention plus délicate. Quelle que soit la technique utilisée, les résultats obtenus pour des milliers d'interventions montrent qu'on peut aujourd'hui maîtriser ces douleurs qui sont extrêmement invalidantes et peuvent conduire au suicide.

Il existe bien d'autres types d'interventions neurochirurgicales utilisées pour lutter contre la douleur, mais depuis une

---

3. La ou les causes responsables de la névralgie du trijumeau restent controversées. S'agit-il d'une démyélinisation anormale des fibres sensorielles du système trigéminal ? S'agit-il d'une compression vasculaire sur ces fibres ? S'agit-il des deux ou d'une origine inconnue ?

vingtaine d'années, la stratégie a changé et l'on recourt de plus en plus à la neurostimulation. Il s'agit alors de renforcer artificiellement les différents systèmes de contrôle qui modulent la transmission des informations nociceptives vers le cerveau. La pharmacothérapie locale s'est également beaucoup développée : elle consiste à injecter directement dans le système nerveux central de la morphine ou d'autres substances à proximité de leurs récepteurs. L'effet analgésique est alors d'autant plus puissant. Ces nouvelles approches traduisent bien la collaboration accrue entre recherches fondamentales et études cliniques. Le transfert est désormais rapide du laboratoire vers les applications thérapeutiques, qui dérivent directement de données physiologiques et pharmacologiques fondamentales. C'est un indice de plus que la physiologie, en particulier celle des grandes fonctions, bien que malmenée aujourd'hui par des disciplines en plein essor, restera toujours essentielle pour la mise au point de nouveaux traitements. Plusieurs exemples privilégiés l'attestent.

Bloquer la douleur dès la moelle épinière

L'usage de l'électricité en médecine remonte à l'Antiquité : on utilisait alors les décharges électriques de certains poissons. Mais c'est évidemment surtout au cours du XIXe siècle, notamment sous l'impulsion de Duchenne, en France, que cette pratique s'est développée. À cette époque, la « faradisation localisée » (du nom de Michael Faraday, l'un des pionniers de la recherche sur l'électricité) était déjà employée pour traiter certaines douleurs, comme les sciatiques, les névralgies, les rhumatismes, etc. Aujourd'hui, on utilise fréquemment la neurostimulation pour bloquer certaines douleurs. Cette pratique a pris son essor à la fin des années soixante, après les premières observations de Sweet, Wall et Wepsic. Des dizaines de milliers de patients sont traités ainsi.

Cette technique consiste à activer les fibres nerveuses de gros calibre par des courants de fréquence élevée (50 à 120 Hertz par seconde) et d'intensité faible. Elle est non invasive, facile à mettre en œuvre. Sans danger, elle peut être utilisée de façon prolongée et est compatible avec des traitements médicamenteux. Ses principes sont relativement simples et bien établis.

Théorie du portillon postulait que la stimulation des grosses fibres nerveuses cutanées pouvait avoir un effet inhibiteur. De fait, de nombreuses études ont démontré que leur activation bloque, au niveau de la moelle épinière, les réponses des neurones de la corne dorsale à des stimulations nociceptives. Cependant, les observations cliniques ne correspondent pas strictement aux données expérimentales : alors que les patients

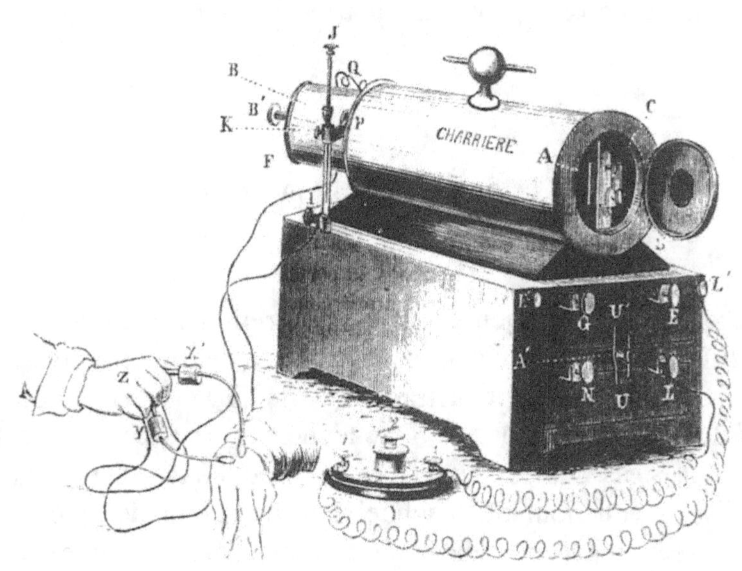

Figure 15
Appareil « volta-faradique »

(De l'électrisation localisée et de son application à la pathologie et à la thérapeutique, G. B. Duchenne (de Boulogne), Paris, J. B. Baillière et fils, 1861).

ainsi traités sont parfois soulagés pendant des heures, chez l'animal, cet effet dure seulement quelques minutes après l'arrêt de la stimulation. Cette discordance est difficile à expliquer. Elle pourrait résulter de la différence de réactivité des mécanismes neuronaux impliqués dans la nociception chez l'animal normal et dans les douleurs chroniques chez les patients.

Cette technique a d'abord connu un vif succès et son usage s'est vite répandu. Cependant, à mesure que les données cliniques se sont accumulées, on a affiné les critères d'utilisation et les indications. On sait aujourd'hui que la neurostimulation transcutanée n'est pas la panacée universelle, mais simplement une arme supplémentaire pour combattre la douleur.

L'appareillage comprend un générateur d'impulsions alimenté par une pile de neuf volts que l'on relie à deux électrodes auto-adhésives généralement appliquées au niveau des principaux points douloureux. Les générateurs ont été miniaturisés (environ cent grammes) et sont portables, ce qui permet de les utiliser de manière continue sans qu'ils gênent les activités quotidiennes. Notons que dans certains cas, on utilise la stimulation médullaire qui repose sur le même principe. Elle consiste à introduire par voie percutanée et sous anesthésie locale une électrode souple au niveau de l'espace épidural postérieur.

La fréquence et l'intensité de la stimulation peuvent être facilement réglées par le malade. En général, une séance test de vingt à trente minutes suffit à mettre en évidence un effet analgésique ou hypoalgésique. La durée de la stimulation ou le rythme des séances doivent être adaptés à chaque cas. Pour certains patients, on propose par exemple deux à trois séances quotidiennes de vingt minutes. Pour d'autres, une stimulation quasi permanente est parfois nécessaire. En fait, si la douleur cède ou diminue avec cette méthode, le patient devient rapidement indépendant et adapte très vite lui-même les différents paramètres de stimulation.

Du point de vue pratique, il est important de bien préciser au malade le principe de la technique, l'importance du siège des électrodes de stimulation et de le familiariser avec le maniement de l'appareil. Lorsque la neurostimulation ne paraît pas efficace, les échecs sont parfois liés à une utilisation incorrecte de la méthode. Toutes les équipes s'accordent à reconnaître que pour une fréquence de stimulation comprise entre cinquante et cent vingt Hertz, les électrodes sont bien positionnées lorsque la stimulation évoque pour une intensité faible des sensations de fourmillements ou des vibrations. Dans des cas beaucoup plus rares, on peut utiliser une fréquence basse (deux à quatre Hertz) et une intensité élevée. La sensation produite est à type de battements de forte intensité.

L'emplacement des électrodes varie suivant le type de douleur. Elles sont généralement placées au niveau du dermatome [4] où l'on cherche à stimuler le principal tronc nerveux innervant la zone douloureuse. Par exemple chez les amputés, les électrodes sont placées de part et d'autre du moignon. Pour des lésions des nerfs périphériques, les électrodes sont posées en regard du tronc du nerf et si possible près de la lésion. Pour les zonas, elles sont positionnées sur le dermatome atteint ou celui qui lui est adjacent.

Des centaines de publications scientifiques attestent de l'efficacité thérapeutique de la neurostimulation transcutanée. Les indications principales concernent les douleurs dues à des lésions des nerfs périphériques, à l'arrachement des racines dorsales (plexus brachial), les douleurs des amputés, les douleurs post-zostériennes. Dans tous les cas, la stimulation a pour but de pallier les déficits inhibiteurs dus à des lésions des grosses fibres d'origine cutanée. Le pourcentage de sédation de la douleur est de l'ordre de 50 à 60 %, il a cependant tendance à s'atténuer au bout de plusieurs mois, sauf dans le cas des douleurs des amputés ou de traumatismes périphé-

---

4. Un dermatome est un territoire cutané innervé par l'ensemble des fibres nerveuses composant une racine postérieure. Il y a autant de dermatomes que de segments médullaires.

riques. On peut alors observer des résultats positifs à long terme.

Même si on a obtenu des effets intéressants pour certaines douleurs rhumatologiques, des douleurs aiguës (posttraumatiques, postopératoires) et les douleurs de l'accouchement, la neurostimulation est beaucoup moins utilisée pour les douleurs d'origine nociceptive. De même, elle est rarement prescrite dans le cas de douleurs d'origine cancéreuse, qui sont souvent de type nociceptif. Cependant, chez certains patients, elle peut se révéler relativement efficace pour les douleurs post-chirurgicales et à la suite d'une radiothérapie, qui peuvent entraîner des lésions des nerfs périphériques.

La neurostimulation est donc une technique utile, simple, sans risque. Son effet analgésique n'est pas très puissant, mais elle peut soulager de nombreux patients. Pourtant son usage reste limité. Des catalogues de vente par correspondance proposent des stimulateurs conçus par des grandes firmes. Mais, la plupart du temps, leur utilisation est restreinte aux centres anti-douleur. Bien sûr, une mauvaise compréhension et une utilisation inappropriée de cette technique peuvent conduire à des échecs. Il faut que les soignants passent du temps avec leurs patients pour bien expliquer les principes de ce traitement. Mais il est regrettable que ces précautions confèrent un caractère marginal à ce procédé. Il serait au contraire souhaitable de mieux informer les médecins eux-mêmes, que le manque d'expérience rend méfiants.

De plus, les neurostimulateurs, dont le prix varie entre deux mille et trois mille cinq cents francs, ne sont pas remboursés par la Sécurité sociale. Pourtant, on peut fabriquer des stimulateurs moins sophistiqués et donc moins chers, mais tout aussi efficaces. La Sécurité sociale devrait changer d'attitude et se montrer plus souple et plus compréhensive vis-à-vis des patients douloureux chroniques. Aujourd'hui encore, pour prescrire des neurostimulateurs, beaucoup de médecins doivent se livrer à d'incroyables jongleries adminis-tratives. C'est dire le comportement absurde de l'administra-

tion : elle refuse de rembourser ou de payer un neurostimulateur, mais prend parfois en charge le transport en ambulance
d'un patient qui habite à trente kilomètres de l'hôpital où il
vient subir deux séances de neurostimulation par semaine !

La morphine agit dès les premiers relais
de la moelle épinière

Si l'on peut agir sur le système de modulation en activant
les fibres cutanées de grand diamètre, on peut également
intervenir sur un autre mécanisme de contrôle, situé lui aussi
au niveau de la moelle épinière. Dès le début des années
soixante-dix, mes collègues et moi-même avons montré à
l'Institut Marey que la morphine bloquait la transmission des
messages nociceptifs dès les premiers relais médullaires. Cette
observation a été immédiatement confirmée, puis les mécanismes d'action des substances opioïdes ont été précisés par
différentes approches neurobiologiques. Bien que d'autres sites
d'action de la morphine et de ses dérivés aient été décrits au
niveau du système nerveux central et que certains doutes
subsistent quant aux modalités intimes de l'action de ces
substances, cet enchaînement de découvertes a conduit à un
transfert rapide de la recherche fondamentale vers les applications cliniques.

Les premières descriptions précises des caractéristiques de
certains neurones de la corne dorsale activés par des stimulations nociceptives remontent aux années 1966-1968. Wall
et ses collaborateurs avaient étudié en détail les caractéristiques électrophysiologiques des fameuses cellules gâchettes
de la théorie du portillon. Nous connaissions déjà les propriétés de leurs champs récepteurs et leurs modalités de
réponse à différents types de stimulations périphériques.

À la même époque, avec plusieurs de mes collaborateurs,

nous nous étions familiarisés avec l'enregistrement de ces neurones. Une telle approche nous permettait de préciser certains sites d'action de la morphine, qui, ne l'oublions pas, était utilisée depuis environ quatre mille ans sans que l'on ait pu déterminer avec certitude ses modalités d'action. Nos recherches consistaient à capter l'activité électrique de ces neurones chez l'animal dont la moelle épinière était préalablement déconnectée du cerveau, puis à analyser les effets de diverses substances sur leurs réponses à différents types de stimulation appliqués au niveau de leurs champs récepteurs. Pour procéder à ces enregistrements, on utilise des micro-pipettes de verre (remplies d'un électrolyte) dont le diamètre à la pointe est de l'ordre du micromètre. Cette électrode, connectée à un système d'amplification et d'analyse du signal, est alors insérée pas à pas dans la moelle épinière à l'aide d'un micromanipulateur. Ce procédé, utilisé *in vivo*, présente certains aléas puisqu'il est nécessaire de maintenir l'enregistrement d'un même neurone pendant parfois plusieurs heures. Bien que ces techniques soient *a priori* extrêmement simples, la difficulté majeure consiste à maintenir l'enregistrement de la cellule.

Hélas, si après vingt années d'expériences dans ce domaine, nous sommes parvenus à certaines améliorations, nous restons incapables de maîtriser totalement le déroulement de nos expériences. Bien que la surveillance préopératoire de nos rats soit très comparable à celle qu'implique une intervention chirurgicale chez l'homme, nous sommes toujours à la merci de faibles modifications de la pression artérielle, de battements artériels et de certaines modifications ventilatoires. N'oublions pas la faible dimension de la micro-électrode qui enregistre à une distance variable des neurones qui mesurent environ vingt micromètres [5]. Il faut donc dans un premier temps

---

5. Rappelons que depuis une quinzaine d'années, les méthodes alternatives *in vitro* ont permis de réduire d'environ 50 % le nombre d'animaux de laboratoires utilisés en Europe. Ces techniques (cultures cellulaires, modélisation, etc.) sont précises, rapides et offrent la possibilité de tester un grand nombre de molécules. Néanmoins, si cette

sélectionner le neurone dont l'enregistrement pourrait être maintenu le plus longtemps possible. Une fois encore, il n'est pas de règle stricte. C'est essentiellement une question de flair de la part de l'expérimentateur. Si parfois l'enregistrement du même neurone peut être assuré pendant de nombreuses heures, dans d'autres cas les neurones sont perdus sans raison apparente quelques minutes après l'injection de la substance étudiée. Pour mener à bien ces recherches parfois frustrantes, il faut être extrêmement accrocheur et avoir un moral à toute épreuve.

Pour notre étude, nous devions choisir une substance morphinique facile à manier, qui devait avoir une courte durée d'action. Alors que la morphine est toujours extraite à partir du pavot, plusieurs laboratoires pharmaceutiques, notamment le laboratoire Janssen en Belgique, avaient dès cette époque synthétisé de nombreux dérivés morphiniques extrêmement puissants, dont l'usage est réservé aux anesthésistes. Par rapport à la morphine, ces substances présentent l'avantage d'avoir une durée d'action relativement brève. Pour cette raison et à la suggestion d'un des membres de notre équipe, Christian Conseiller, aujourd'hui professeur d'anesthésie à l'hôpital Cochin, notre choix se porta sur la phénopéridine, un morphinomimétique à courte durée d'action.

Nous sommes rapidement arrivés à démontrer, sur un grand nombre de neurones, que cette substance déprimait la transmission des messages nociceptifs dès les premiers relais médullaires. Pourtant, les pharmacologues classiques riaient sous cape, car tout le monde pensait alors que la morphine agissait seulement sur le cerveau. Quant aux physiologistes purs et durs, ils ignoraient superbement ces travaux.

Nous avons donc décidé de nous attaquer directement à la morphine. Celle-ci déprime en effet intensément la réactivité

---

approche permet de sélectionner les molécules les plus efficaces, celles-ci doivent être néanmoins soumises à l'expérience de l'organisme tout entier. Pour de multiples raisons, la recherche *in vivo* (essentiellement effectuée chez le rongeur) est donc incontournable avant de pouvoir procéder aux premiers essais cliniques chez l'homme.

des neurones de la corne dorsale à des stimulations mécaniques intenses. En revanche, l'injection de morphine ne modifie pas les réponses dues à des stimulations tactiles légères. Avec Daniel Le Bars, nous avons précisé que les effets de la morphine dépendaient de la dose administrée, de la configuration chimique de l'analogue utilisé et qu'ils étaient bloqués par la naloxone, c'est-à-dire une molécule antagoniste qui se fixe sur les mêmes récepteurs que la morphine et en annule l'effet. En utilisant la même stratégie, d'autres auteurs, notamment le groupe de J. Henry, de l'université McGill de Montréal, celui de L. Kitahata à Yale University et celui de W. Zieglgansberger au Max Planck Institut de Munich, arrivèrent à la même conclusion. En dépit de cette accumulation de preuves en faveur d'une action spinale directe de la morphine, beaucoup de nos collègues restaient sceptiques. La mayonnaise avait du mal à prendre, d'autant plus que certaines recherches tendaient à privilégier un autre site d'action de la morphine, localisé dans les profondeurs du cerveau. Néanmoins, des expériences électrophysiologiques additionnelles, la découverte des récepteurs opioïdes, des endomorphines, et les données comportementales utilisant des injections locales de morphine chez l'animal puis chez l'homme, allaient confirmer de façon éclatante nos observations et notre hypothèse initiale.

En enregistrant l'activité des neurones de la corne dorsale consécutive à la stimulation des trois principaux groupes de fibres cutanées (A α β, A δ et C), nous avons pu montrer que les effets de la morphine administrée par voie intraveineuse s'exerçaient de préférence sur les réponses dues à l'action des fibres fines (A δ et surtout C). À la même époque, à Canberra, l'équipe d'Art Duggan précisa le site d'action de la morphine par une méthode de « micro-iontophorèse ». Dans cette technique, on utilise plusieurs micropipettes de verre accolées : l'une enregistre l'activité électrique du neurone, les autres contiennent diverses solutions des substances que l'on applique localement ; on libère ces substances en faisant circuler un courant électrique de très faible intensité (quelques milliardièmes d'ampères). Nos collègues australiens ont ainsi observé que le site d'action de la morphine se trouvait dans les couches superficielles de la corne dorsale (notamment dans la substance gélatineuse) où ont lieu de nombreux contacts synaptiques entre les fibres fines venant de la périphérie et les neurones nociceptifs. Or c'est précisément dans cette région de la corne dorsale que l'on observe une forte densité de récepteurs opioïdes, des terminaisons et des corps cellulaires riches en substances opioïdes endogènes, notamment la met-enképhaline et la dynorphine, et des terminaisons contenant de la substance P.

La découverte des récepteurs opioïdes remonte à 1973, mais ces premières expériences biochimiques effectuées « dans des tubes à essai » ne permettaient pas de les localiser avec précision dans les différentes structures du système nerveux. Comme nous l'avons vu, il fallut encore attendre les années 1975-1976 pour que la technique autoradiographique utilisée par Kuhar, Pert et Snyder à l'université John Hopkins de Baltimore permette de visualiser les régions riches en récepteurs opioïdes. Ils injectèrent par voie intraveineuse des substances opioïdes radioactives qui allaient se fixer au niveau des récepteurs. Le rat étant ensuite sacrifié, le système nerveux était découpé en fines tranches et disposé sur des lames de verre enduites d'émulsions photographiques. Les émissions radioactives émises imprégnaient le film. Après une attente plus ou moins longue, celui-ci était révélé et l'on pouvait visualiser à différents niveaux de la moelle et du cerveau les zones riches en récepteurs opioïdes. Ces techniques autora-diographiques ont été considérablement améliorées et sont très largement utilisées dans les différents domaines de la pharmacologie.

En ce qui concerne les opioïdes, les résultats « ont dépassé nos espoirs les plus fous » [6]. Si l'on considère l'action spinale

---

6. S. Snyder, *Les Drogues et le cerveau*, 1987.

directe de la morphine, ces techniques autoradiographiques ont permis de révéler que les couches les plus superficielles de la moelle et en particulier la substance gélatineuse, sont extrêmement riches en récepteurs opioïdes, notamment en récepteurs mu sur lesquels se fixe préférentiellement la morphine. Une telle localisation est donc en accord avec les données électrophysiologiques. Il a été ensuite montré dans le même laboratoire par Carole Lamotte que ces récepteurs étaient localisés sur les fibres arrivant à la moelle : en effet, le nombre de sites de liaisons opioïdes diminuait considérablement après section des racines dorsales (70 % d'après une étude quantitative récente effectuée dans notre laboratoire). Comme la concentration en récepteurs opioïdes diminue également notablement après administration de capsaïcine qui détruit les fibres C chez le rat nouveau-né, on en déduit que les récepteurs sont principalement localisés sur ces fibres fines.

Durant la même période, le groupe de Thomas Hökfelt à l'Institut Karolinska de Stockholm, puis d'autres auteurs révélèrent que les couches superficielles de la corne dorsale étaient également riches en endomorphines, notamment en met-enképhaline. Ces substances sont contenues dans de petites cellules intrinsèques (interneurones) car les taux d'enképhaline ne diminuent pas après section des racines dorsales ou lorsque l'on déconnecte la moelle épinière du cerveau.

Il y avait en quelque sorte « tout pour plaire » au niveau des couches superficielles de la corne dorsale de la moelle ! Comme la répartition des récepteurs opioïdes et des terminaisons contenant de la met-enképhaline ressemble beaucoup à la répartition des terminaisons contenant de la substance P, on s'est alors demandé si la morphine modifiait la libération de substance P. À l'université de Cambridge, Thomas Jessell et Leslie Iversen ont ainsi montré *in vitro* que la libération de substance P était inhibée par la morphine et la met-enképhaline ; ils ont vérifié que cette inhibition dépendait de la dose administrée et de la configuration spatiale du produit morphinique utilisé, et qu'elle était bloquée par la naloxone. Si l'on rapproche cette étude des observations précédentes (la diminution des sites de liaison aux opioïdes après section des racines dorsales), on peut conclure que la morphine agit en bloquant la libération de substance P au niveau présynaptique. L'action de la morphine sur la libération de substance P a été également démontrée par des études *in vivo* effectuées à la Mayo Clinique de Rochester par le groupe de Tony Yasksh. En faisant circuler du liquide céphalo-rachidien artificiel à la surface de la moelle épinière, on a constaté que la stimulation électrique des fibres nociceptives A δ et C augmentait la libération de substance P, tandis que l'activation des fibres cutanées de gros diamètre, qui véhiculent les messages produisant des sensations tactiles légères, n'a aucun effet. Dans ces expériences *in vivo*, comme précédemment *in vitro*, la libération de substance P était bloquée par la morphine.

Ainsi la morphine semble agir au niveau présynaptique en se fixant sur les récepteurs opioïdes localisés sur les terminaisons des fibres fines. Les substances opioïdes endogènes contenues dans des interneurones locaux agiraient également au même niveau, ce qui indique l'existence dans la moelle d'un système opioïde endogène modulant la transmission des messages nociceptifs. La morphine pourrait donc agir en renforçant un mécanisme physiologique normalement dévolu aux substances opioïdes endogènes.

C'est en tenant compte de l'ensemble de ces données que Jessell et Iversen publièrent leur fameux schéma, qui devint très vite populaire et se répandit rapidement parmi les cliniciens. En fait, les données récentes montrent que les mécanismes pharmacologiques qui interviennent dans les processus nociceptifs, dès le ou les premiers relais médullaires, sont vraisemblablement bien plus complexes qu'on ne l'a longtemps pensé. On peut critiquer certains aspects du schéma proposé par Jessell et Iversen [7]. Mais, comme pour la théorie du portillon, son influence a été grande tant du point de vue fondamental que du point de vue clinique.

En dépit des doutes relatifs aux modalités intimes de l'action des substances opioïdes sur la transmission des messages nociceptifs dans la moelle épinière, ces mécanismes sont suffisamment connus pour justifier l'administration locale de morphine chez l'homme. D'autant plus que les données comportementales, préliminaires, obtenues chez l'animal, sont tout à fait probantes. Des études ont été effectuées en particulier par le groupe de Tony Yasksh, qui a mis au point un système d'implantation chronique d'un cathéter dans l'espace sous-dural. Il permet d'injecter dans la région lombaire de faibles doses de morphine (dix à vingt microgrammes) dans quelques microlitres. Chez les quatre espèces animales étudiées (rat, lapin, chat, singe), l'administration de morphine a des effets analgésiques puissants et de longue durée, objectivés par différents tests nociceptifs (étude des réflexes spinaux ou de réactions plus intégrées faisant intervenir les centres supérieurs du cerveau).

L'ensemble de ces travaux a débouché sur des applications cliniques importantes, pour des milliers de patients, et aujourd'hui, des centaines d'équipes médicales utilisent l'administration intrathécale, mais aussi péridurale de morphine pour le traitement des douleurs rebelles. Cette « morphinothérapie » locale sert surtout à soulager des cancéreux gravement atteints, chez lesquels l'utilisation de morphine ou de ses dérivés synthétiques est devenue inefficace par administration orale ou injection intramusculaire. Cette technique est particulièrement intéressante pour les douleurs dont l'origine se situe dans la partie inférieure du corps : les injections ont alors lieu au bas du dos par l'intermédiaire d'un cathéter alimenté

---

7. Pour ne citer que quelques aspects qui peuvent être critiqués, mentionnons simplement qu'actuellement, le rôle de la substance P est très controversé et que l'existence de synapses enképhalinergiques au niveau des terminaisons des fibres arrivant à la moelle épinière n'a pas encore été définitivement établie.

par un système d'administration de drogues glissé dans un décollement sous-cutané et implanté à demeure.

De nombreux systèmes sont aujourd'hui disponibles. Leur coût dépend naturellement de leur complexité : on trouve tous les intermédiaires, du simple réservoir permettant d'effectuer une ponction injection par voie sous-cutanée aux pompes implantables disposant d'une réserve suffisante pour procurer au patient une autonomie de plusieurs jours [8]. De nombreuses équipes ont montré l'efficacité, la spécificité, et la durée prolongée de la morphinothérapie intrathécale dans le traitement des douleurs chroniques associées à des cancers évolutifs. À l'hôpital de Rangueil, près de Toulouse, Yves Lazorthes et son équipe ont obtenu, pour 75 patients, 84 % de bons et excellents résultats en utilisant une dose moyenne de 2,5 milligrammes de morphine par jour. Ces auteurs ont rapporté que l'analgésie prédomine à l'extrémité inférieure du corps, qu'elle apparaît très rapidement (après cinq à dix minutes) et que sa durée d'action est comprise entre un et trois jours. Les malades ont été suivis pendant 115 jours en moyenne, certains ont utilisé ce système pendant plus d'un an et les phénomènes d'accoutumance ont été rares et faibles [9].

À partir d'études effectuées chez l'animal, on a observé que l'apparition des phénomènes d'accoutumance lors de l'administration intrathécale de morphine est beaucoup plus fréquente lors de l'injection du produit en continu ; chez l'animal comme chez l'homme, l'administration répétée de petites quantités de produit semble réduire l'apparition de phénomènes d'accoutumance. Cette observation n'est d'ailleurs pas surprenante car, par cette méthode, la concentration

---

8. Elles peuvent être à infusion continue ou programmable. Aujourd'hui les pompes implantables activées par une action mécanique transcutanée (le patient appuie à travers la peau sur un bouton qui commande la pompe), qui permettent une libération itérative de morphine, semblent être supérieures du point de vue de leur qualité, pour une bonne sécurité et un coût moindre.

9. Certains autres effets secondaires ont été également observés d'où la nécessité d'« équilibrer » la dose de morphine en milieu hospitalier avant le retour du malade dans sa famille.

de morphine dans le liquide céphalo-rachidien est plusieurs milliers de fois supérieure à celle atteinte par les injections systémiques. Certains effets secondaires ont parfois été observés (nausées, prurits ou vomissements), mais un suivi rigoureux du patient est nécessaire et l'on peut ainsi résoudre ces problèmes secondaires.

La place prise par la morphinothérapie est à l'origine de que l'on appelle désormais la neurochirurgie pharmacologique : cette méthode se substitue en effet de plus en plus à certaines techniques chirurgicales d'interruption des voies de la douleur utilisées depuis le début du siècle, comme la cordotomie. Les objectifs de cette thérapeutique séduisante par son efficacité, sa sélectivité et son caractère peu invasif et conservateur sont également d'ordre socio-économique : la médecine offre désormais un confort relatif au patient qu'elle ne peut sauver, le soulageant de ses douleurs irréductibles ; d'autre part, l'hospitalisation est réduite et les traitements ambulatoires deviennent possibles, de sorte que les malades peuvent regagner leur domicile et terminer leur vie le plus « confortablement » possible, entourés de leurs proches.

La morphinothérapie par voie intrathécale constitue l'un des exemples les plus frappants de transfert rapide et réussi de recherches fondamentales. Pourtant, ces techniques d'injection intrathécales ont mené à certains débordements puisque d'autres substances ont été administrées chez l'homme. Il s'agit de peptides (somastostatine, calcitonine), de kétamine, de benzodiazépines, d'agonistes sérotoninergiques et adrénergiques... et même d'aspirine. Même s'il s'agit de cancéreux en phase terminale, je crois qu'il est dangereux d'aller aussi vite avant que les résultats obtenus chez l'animal ne fassent l'unanimité en ce qui concerne l'obtention d'une analgésie sans effets secondaires et avant que l'on se soit assuré définitivement de l'inocuité de ces substances du point de vue anatomopathologique.

L'administration de morphine au niveau médullaire et la neurostimulation transcutanée reposent sur des mécanismes locaux. Une autre approche, toujours fondée sur la stimulation de mécanismes de contrôle, mobilise le cerveau lui-même.

CHAPITRE 5

La stimulation du cerveau

Dès les années cinquante, on a établi que la mise en jeu des voies descendantes en provenance de l'encéphale peut modifier l'activité sensori-motrice de la moelle épinière. Dans la seconde moitié des années soixante, on a montré que le cortex cérébral et le tronc cérébral peuvent inhiber les neurones nociceptifs de la corne dorsale. En utilisant divers artifices expérimentaux, différents groupes de recherche sont arrivés à la conclusion que les influences exercées par la partie postérieure du cerveau (mésencéphale et tronc cérébral) étaient particulièrement marquées. L'intérêt de ces travaux a pris une ampleur considérable lorsque l'on a découvert, chez l'animal entièrement libre de ses mouvements, que la stimulation de certaines régions profondes du cerveau peut déclencher des effets analgésiques extrêmement puissants, qui résultent, au moins en partie, de l'activation des systèmes descendants. L'intérêt pour ces recherches s'est encore amplifié lorsque certaines études ont révélé que les endomorphines et de nombreuses autres substances endogènes telles que la sérotonine ou la noradrénaline étaient impliquées dans ces phénomènes d'analgésie.

Notre laboratoire a très activement participé à ces recherches dès le début des années soixante-dix. C'est donc comme acteur que je peux raconter les premières années de recherche relatives à ce domaine si important pour tous ceux qui traitent des phénomènes d'analgésie.

Débuts prometteurs chez l'animal

En 1969, la revue américaine *Science* publia un article de D. V. Reynolds, dans lequel celui-ci mentionnait que la stimulation électrique d'une région profonde du cerveau, la substance grise périaqueducale qui entoure l'aqueduc de Sylvius, pouvait entraîner chez le rat des effets analgésiques considérables. Bien que ce travail n'ait porté que sur trois animaux, l'auteur précisait que durant l'application du courant électrique il était possible, en l'absence de toute anesthésie, de pratiquer une incision de la paroi abdominale. Dans un premier temps, cette publication passa relativement inaperçue. À cette époque, les études qui avaient trait à cette région du cerveau intéressaient essentiellement les spécialistes du comportement d'aversion et d'agressivité.

L'étude des effets de la stimulation de la substance grise périaqueducale fut reprise en détails par John Liebeskind et ses élèves, Huda Akil et Dave Mayer, de l'université de Californie à Los Angeles. En 1971, dans un nouvel article, très détaillé et précis, toujours publié par *Science*, ils confirmèrent et étendirent les observations initiales de Reynolds. C'est en 1972 que J. C. Liebeskind vint à Paris passer une année sabbatique. Nous étions amis de longue date, John ayant déjà effectué un stage post-doctoral à l'Institut Marey en 1965-1966. Il nous raconta son histoire et nous proposa de travailler sur cette question. À cette époque, d'ailleurs, nous analysions au niveau de la moelle épinière certains aspects physiopharmacologiques des neurones nociceptifs de la corne dorsale, en particulier l'action de la morphine et de certaines influences inhibitrices descendantes originaires du cerveau. John nous proposa donc d'étudier les effets de la stimulation de la substance grise périaqueducale sur l'activité des neurones nociceptifs, car le groupe de Los Angeles avait déjà démontré que la stimulation de cette région bloquait certains réflexes. Cependant, au premier abord, je restai un peu sceptique : par expérience, je savais qu'il est relativement facile chez l'animal anesthésié de bloquer l'activité des neurones de la corne dorsale. Il suffit d'y mettre le prix ! C'est-à-dire d'utiliser des courants d'intensité élevée. Je pensais également aux travaux d'Arthur Taub à l'université de Yale : il avait déjà signalé que la stimulation électrique de régions très étendues du tronc cérébral pouvait induire des inhibitions au niveau médullaire. Encore fallait-il obtenir des effets analgésiques nets chez l'animal non anesthésié et libre de ses mouvements, en l'occurrence le chat, espèce alors la plus utilisée en neurophysiologie.

Après de vives discussions, nous sommes parvenus à un compromis : si la démonstration comportementale se révélait positive, nous entreprendrions immédiatement des études électrophysiologiques. Cependant, ce n'était pas une petite affaire car, chez le chat, les interventions chirurgicales sont beaucoup plus longues et nécessitent une rigueur extrême pour faire face aux problèmes d'asepsie et aux soins post-opératoires. La première expérience fut pourtant un succès : pendant la stimulation cérébrale profonde, l'animal ne réagissait pas à diverses stimulations nociceptives. Nous avons alors immédiatement décidé de nous engager pleinement dans cette voie et de mener simultanément des expériences électrophysiologiques et comportementales, ces dernières étant placées sous la responsabilité de Jean-Louis Olivéras, qui se révéla un excellent expérimentateur, systématique, persévérant et doué d'un grand esprit d'observation. Comme le disait Pavlov, « de l'esprit d'observation, toujours de l'esprit d'observation ».

Ces travaux, auxquels se joignirent différents chercheurs du laboratoire, ainsi que les stagiaires et chercheurs en année sabbatique, allaient apporter des données essentielles quant au rôle de la partie postérieure du cerveau dans le transfert de l'information nociceptive au niveau spinal. Des cartographies systématiques chez le chat puis chez le rat, réalisées par Jean-Louis Olivéras et divers collaborateurs, notamment Véronique Fardin, précisèrent les régions du tronc cérébral à partir desquelles on peut déclencher par stimulation électrique des effets analgésiques purs, c'est-à-dire dépourvus d'effets secondaires. Les animaux étaient ensuite profondément anesthésiés et leur cerveau prélevé puis coupé très rapidement en tranches de quelques dizaines de micromètres d'épaisseur pour nous permettre, par des techniques histologiques simples, de repérer les régions actives. Cette tactique nous permit d'affiner nos visées stéréotaxiques lors des implantations neurochirurgicales et bien évidemment de réduire le nombre d'animaux utilisés. Nous avons ainsi délimité avec précision les zones efficaces : celles-ci sont localisées dans les parties ventrales et ventrolatérales de la substance grise périaqueducale. L'analgésie intéressait alors l'ensemble du corps, mais ses effets étaient spécifiques : ils ne traduisaient pas un déficit sensoriel généralisé. Les animaux ainsi traités étaient en effet alertes mais calmes, ils répondaient à des stimulations tactiles légères et à des stimulations visuelles et auditives. Leur insensibilité à la douleur ne tenait pas non plus à un blocage moteur, car durant la stimulation centrale, ils étaient tout à fait capables de se déplacer normalement.

Contrairement aux résultats des études réalisées par le groupe de Los Angeles, les régions à partir desquelles les effets analgésiques pouvaient être déclenchés n'incluaient pas toute la substance grise périaqueducale, mais seulement des zones bien déterminées, situées dans les parties ventrales et ventrolatérales. En revanche, la stimulation des régions dorsales et dorsolatérales provoquait l'apparition de comportements de types émotionnels et pseudo-affectifs (réactions de rage et d'attaque, fuite, mydriase intense, piloérection, vocalisation, félissement, etc.).

Nous n'avons pas étudié systématiquement ces réactions,

dont certaines avaient déjà été décrites chez l'homme et chez l'animal. Au cours d'un symposium organisé en 1990, j'ai pu constater que le sujet devenait de plus en plus complexe et que cette région était impliquée dans de multiples réactions comportementales. Chez le rat, la substance grise périaqueducale s'étend sur quelques millimètres de long dans l'axe rostro-caudal du cerveau ; sa largeur et sa hauteur sont d'environ trois millimètres. On comprend alors les difficultés rencontrées par les comportementalistes pour aborder ces problèmes et la peine qu'ils ont à attirer dans leurs laboratoires de jeunes chercheurs brillants. La plupart sont en effet plutôt rebutés par cette discipline ingrate.

Parallèlement à cette approche comportementale, nous avons entrepris des études électrophysiologiques et considéré les effets de la stimulation centrale sur l'activité des neurones de la corne dorsale de la moelle. Très rapidement, nous avons mis en évidence que les réponses de ces neurones, induites par des stimulations nociceptives variées, étaient très fortement déprimées par stimulation de la substance grise. Nous en avons déduit que la mise en jeu de ces systèmes descendants pouvait constituer, au moins en partie, le substrat neurophysiologique permettant d'expliquer certains phénomènes d'analgésie.

Un point était frappant : les régions dont la stimulation déclenchait des effets analgésiques correspondaient grossièrement à un ensemble de neurones contenant de la sérotonine, le noyau dorsal du raphé. C'était en fait en agissant sur cette structure que l'on obtenait les effets les plus puissants. Dès lors, nous pouvions envisager le rôle éventuel dans les phénomènes d'analgésie électrique d'autres noyaux du raphé, eux aussi riches en sérotonine : ils s'étendent de la région mésencéphalique jusqu'aux régions les plus postérieures du bulbe. C'est au niveau d'un noyau appelé raphé magnus que nous avons observé les effets analgésiques les plus remarquables. Dans certains cas, l'analgésie correspond à plusieurs dizaines de milligrammes/kg de morphine ! En fait, les effets obtenus à partir du noyau raphé magnus sont beaucoup plus prononcés que ceux induits à partir de la stimulation de la partie ventrale de la substance grise périaqueducale.

Notre approche systématique menée chez l'animal établissait donc l'importance des structures riches en sérotonine dans les phénomènes d'analgésie électrique. Le rôle de cette substance a été confirmé par une série d'expériences relatives au phénomène d'accoutumance à la stimulation centrale. En effet, chez le chat, la stimulation prolongée et répétée du noyau raphé magnus entraînait la disparition progressive des effets analgésiques. Ce phénomène est dû à un épuisement des taux de sérotonine libérée au niveau de la moelle épinière.

L'intérêt pour l'analgésie électrique s'accrut notablement lorsque l'on s'aperçut de ses analogies avec l'action de la morphine. La morphine agit entre autres au niveau de la moelle épinière, où elle se fixe sur des récepteurs spécifiques localisés principalement sur les fibres nerveuses fines qui se projettent sur les couches superficielles de la moelle. Elle agit également au niveau du tronc cérébral. En 1964, deux chercheurs chinois, Tsou et Yang, ont les premiers effectué des injections locales de faibles doses de morphine (quelques microgrammes) au niveau de diverses régions du cerveau par l'intermédiaire de fines canules implantées par voie stéréotaxique. Dès cette époque, ils ont décrit les effets analgésiques de micro-injections de morphine au niveau de la substance grise périaqueducale. Avec la découverte des récepteurs opioïdes, puis des endomorphines, on assista soudain à une explosion de travaux concernant les effets de l'administration locale de morphine au niveau de la substance grise périaqueducale. Tous confirmèrent que la micro-injection de quelques microgrammes, c'est-à-dire de doses mille fois inférieures à celles utilisées par voie systémique, étaient capables d'induire des effets analgésiques extrêmement puissants. Avec Anthony Dickenson, jeune chercheur anglais en année post-doctorale dans notre laboratoire, nous avons suivi la même stratégie pour le noyau raphé magnus et montré que quelques microgrammes de morphine injectés à ce niveau induisent également des effets analgésiques extrêmement marqués.

L'application prolongée de la stimulation électrique fait naître des phénomènes d'accoutumance. Il en est de même pour les micro-injections de morphine : l'effet analgésique de cette substance s'atténue progressivement lors de la répétition des injections. Mieux encore, il existe des phénomènes d'accoutumance croisée entre analgésie électrique et analgésie morphinique. C'est ainsi que Mayer et Hayes ont rapporté que la stimulation électrique de la substance grise périaqueducale était beaucoup moins efficace chez des rats préalablement accoutumés à la morphine. De la même façon, J.-L. Olivéras a établi que les effets de la morphine injectée par voie intraveineuse sont beaucoup moins marqués si au préalable, on pratique une stimulation électrique prolongée du noyau raphé magnus. L'étau se resserrait et les preuves s'accumulaient pour suggérer, qu'en partie, analgésie morphinique et analgésie électrique relevaient de mécanismes voisins.

De plus, chez l'animal, le groupe de Los Angeles et notre laboratoire ont démontré que l'analgésie induite par stimulation de la substance grise périaqueducale ou du noyau raphé magnus est bloquée ou diminuée par l'administration de naloxone, substance antagoniste de la morphine. Nous pouvions donc penser que la stimulation cérébrale serait capable de libérer certaines substances endogènes possédant les propriétés de la morphine, qui se fixe au niveau des récepteurs spécifiques présents à la surface des neurones. La découverte de récepteurs opioïdes permettait de supposer l'existence de ces substances et nous avons vu précédemment que plusieurs équipes essayaient de les isoler. Les résultats obtenus avec la stimulation cérébrale profonde suggéraient que la naloxone produisait son effet antagoniste en bloquant l'action de ces substances endomorphiniques au niveau des récepteurs. La mise en évidence des effets de la naloxone sur l'analgésie électrique constituait donc déjà un argument indirect en faveur de leur existence et de leur signification fonctionnelle. Du point de vue pharmacologique, la naloxone est un antagoniste remarquable, le morphinomane ou l'héroïnomane victime d'une overdose et se trouvant proche de l'arrêt respiratoire est « récupéré » quelques secondes après son administration intraveineuse. De même, à tous les étages du système nerveux central, un « neurone nociceptif » mis sous silence ou plus ou moins « assommé » par la morphine retrouve son activité initiale sous la seringue lors de l'injection de cet antagoniste.

Nos premières recherches relatives à la stimulation du noyau raphé magnus chez le chat ont montré que la naloxone bloquait presque totalement les puissants effets analgésiques de la stimulation centrale chez trois quarts des animaux. Le cas échéant, l'action de la naloxone, immédiate et très nette, durait environ trente à quarante-cinq minutes.

Ces travaux ont contribué à mettre en évidence que les effets analgésiques induits par stimulation cérébrale profonde sont en partie sous-tendus par des mécanismes qui mettent en jeu les substances opioïdes endogènes. D'ailleurs, ces dernières ne sont pas seules en jeu et la liste des divers neuro-transmetteurs impliqués dans les systèmes de contrôle descendants ne fait que s'allonger. En particulier, le rôle des systèmes mono-aminergiques impliquant la sérotonine et la noradrénaline est aujourd'hui bien établi. Par ailleurs, étant donné la multiplicité des substances intervenant dans ces phénomènes, le rôle des endomorphines n'est pas toujours aisé à révéler, ce qui explique que les effets de la naloxone peuvent varier en fonction des conditions expérimentales.

À ce stade, il restait à démontrer que la mise en jeu des systèmes descendants par stimulation centrale entraînait une libération d'endomorphines au niveau de la moelle. C'est ce que laissaient également supposer des études neuro-anatomiques et pharmacologiques menées par les équipes d'Allan Basbaum et d'Howard Fields à San Francisco. L'étape suivante était biochimique. Certaines techniques relativement grossières permettaient une telle approche chez l'animal. À ce jour, aucune preuve convaincante n'existe. Nous avons tenté d'aborder ce problème à la fin des années soixante-dix avec l'équipe de Michel Hamon, notamment François Cesselin qui est spécialisé dans le dosage des endomorphines. Nous n'avons pu établir une corrélation stricte entre le taux d'endomorphines libérées au niveau médullaire et le niveau d'analgésie. Chez l'animal anesthésié, on peut parfois induire une certaine libération d'enképhalines, mais à des intensités de stimulations cérébrales profondes connues pour induire certaines réactions aversives chez l'animal non anesthésié libre de ses mouvements.

Pourtant, il y a fort à parier que la stimulation centrale libère bel et bien des endomorphines. C'est d'ailleurs ce qu'indiquent indirectement des études biochimiques et certaines études électrophysiologiques. Par exemple avec J.-P. Rivot et Athman Chaouch, nous avons montré que l'administration intraveineuse de naloxone diminuait l'effet inhibiteur induit par stimulation du noyau raphé magnus sur les activités des neurones nociceptifs de la corne dorsale de la moelle. Ces résultats ont été confirmés notamment par l'équipe de Fields à San Francisco. Malgré la complexité pharmacologique des systèmes de contrôle descendants et les nombreux obstacles rencontrés pour maîtriser totalement les conditions expérimentales inhérentes à ce type d'étude, des progrès importants ont été réalisés depuis quinze ans et de très nombreux chercheurs talentueux ont été attirés par cette question.

Beaucoup en effet reste à faire et les progrès futurs nécessiteront un degré d'analyse beaucoup plus sophistiqué et des investigations beaucoup plus systématiques. Il s'agira en premier lieu de décrypter le véritable puzzle pharmacologique que constitue l'axe substance grise périaqueducale – noyau raphé magnus – moelle épinière, sur lequel se greffent de multiples connexions avec de nombreuses structures du système nerveux central. Défricher un tel enchevêtrement sera d'autant plus difficile que l'on sait qu'un même neurone peut contenir à la fois un neurotransmetteur de type classique, par exemple une monoamine (sérotonine, noradrénaline), mais également plusieurs peptides et divers acides aminés. Nous sommes encore très loin de comprendre les mécanismes intimes intervenant dans les processus de mise en jeu de ces systèmes descendants. Néanmoins, les données relatives à l'analgésie électrique chez l'animal et chez l'homme et toutes les études pharmacologiques qu'elles ont entraînées ont souligné l'influence de ces systèmes modulateurs dont le rôle avait été pressenti par l'équipe d'Anders Lundberg à Göteborg et de Patrick Wall à Londres.

C'est en tenant compte de l'ensemble de ces données que plusieurs auteurs notamment Liebeskind, Mayer, Price, notre groupe, puis Basbaum et Fields ont postulé l'existence d'un *système analgésique endogène*. Ces derniers ont proposé un modèle malheureusement accessible seulement aux spécialistes. On peut toutefois en donner une version abrégée, plus simple. La substance grise périaqueducale et le noyau raphé magnus feraient partie d'une boucle de rétroaction négative mise en jeu par les stimulations intenses. En retour, elle modulerait la transmission des messages nociceptifs au niveau de la moelle épinière. Le noyau raphé magnus, qui projette massivement au niveau médullaire, constitue vraisemblablement la plaque tournante d'un tel système : les effets analgésiques induits à partir de la substance grise s'exercent par son intermédiaire.

Dans quelles conditions ces systèmes de contrôle sont-ils activés ? Les travaux menés dans notre laboratoire par l'équipe de D. Le Bars sur les contrôles inhibiteurs diffus induits par des stimulations nociceptives indiquent que ces systèmes sont activés par des stimulations nociceptives qui empruntent la voie médullaire contralatérale au site de stimulation périphérique. Du point de vue clinique, l'activation d'un tel système pourrait représenter le substrat fonctionnel permettant d'expliquer certaines observations paradoxales telles que le masquage d'une douleur par une douleur d'origine différente. Il s'agit du phénomène de « contre-irritation », lequel peut expliquer certaines formes d'analgésie obtenues par hyperstimulation (stimulation transcutanée intense) ou par acupuncture... Des études comportementales suggèrent également que ce système intervient lors de certaines situations stressantes et qu'il est influencé par l'état de vigilance des animaux. Cet aspect du problème n'est pas surprenant. En effet, on sait que la substance grise et le noyau raphé magnus sont connectés à de très nombreuses structures du système nerveux central, y compris le cortex cérébral. On peut donc supposer que, lors d'agressions nociceptives ou de douleurs chroniques, la mise en jeu de ce système de rétroaction négative a pour but d'annihiler ou de freiner le transfert de l'information nociceptive au niveau médullaire. Cette modalité d'action n'est d'ailleurs pas exclusive car des influences ascendantes à partir de la substance grise et du noyau raphé magnus ont été décrites. Beaucoup de points restent pourtant obscurs. Par exemple, on peut se demander si un dysfonctionnement de ces systèmes de contrôle n'est pas à l'origine de certains syndromes douloureux ou encore s'ils n'exacerbent pas une douleur d'origine connue.

Espoirs déçus chez l'homme

Les neurochirurgiens étaient passionnés par les découvertes fondamentales relatives à l'analgésie par stimulation électrique et impatients d'utiliser ce type de stimulation chez l'homme. Le transfert de la recherche fondamentale vers la clinique fut immédiat. Les premières observations rapportées chez l'homme par Richardson et Akil datent de 1974-1975, ils furent bientôt suivis par le groupe d'Hosobuchi à San Francisco et par bien d'autres. Au cours des années 1977 et

1978, trois articles d'équipes neurochirurgicales américaines publiés dans la revue *Science* eurent un retentissement considérable. Ils indiquaient que les effets analgésiques induits par la stimulation de la substance grise chez l'homme entraînaient une libération d'endomorphines dans le liquide céphalo-rachidien au niveau médullaire. L'impact médiatique fut énorme et de nombreux articles parurent dans la presse internationale. L'histoire paraissait simple à l'extrême : la stimulation du cerveau chez l'homme libérerait des morphines endogènes et entraînerait un effet analgésique capable d'annihiler les douleurs particulièrement atroces.

Je restai relativement réservé devant la rapidité de ces découvertes car l'on pouvait se demander si toutes les précautions méthodologiques avaient été prises. J'exprimai ma position en 1982 dans le *Journal de Physiologie* : « Étant donné les problèmes d'éthique posés chez l'homme, ces études (il s'agissait de celles relatives à la libération d'endomorphines après stimulation cérébrale profonde) devraient être poursuivies de façon systématique chez l'animal [...] où ces substances éventuellement libérées devaient être clairement identifiées ; il serait de plus nécessaire de montrer une corrélation entre les effets analgésiques et la libération de ces substances ; d'autre part, la signification fonctionnelle de ces peptides dans le liquide céphalo-rachidien devra bien entendu être envisagée. » Le message que je voulais simplement faire passer signifiait en quelque sorte : après la précipitation initiale et l'excès de passion pour les endomorphines, reprenons notre souffle pour reconsidérer avec calme et sans fébrilité l'étude de leur implication dans l'analgésie induite par stimulation cérébrale profonde. Trois études cliniques réalisées chez l'homme et publiées en 1984 dans *Science* et dans *Pain* apportèrent des arguments nouveaux démontrant que l'augmentation du taux d'endomorphines après stimulation cérébrale profonde était d'origine artefactuelle puisqu'elle semblait due à l'injection du liquide de contraste injecté au niveau des ventricules cérébraux pour visualiser les électrodes de stimulation par rapport au système ventriculaire ! Cette anecdote illustre parfaitement le fait que l'on est allé un peu vite ; cependant, malgré cette fausse note, je reste convaincu que la stimulation centrale libère des endomorphines.

Néanmoins, l'exemple que nous venons de prendre en considération pose la question du sensationnalisme scientifique. Fréquemment, les chercheurs fondamentaux et les cliniciens reprochent aux médias leur précipitation, leur recherche du scoop. C'est en partie vrai, mais on ne peut, d'un point de vue général, totalement reprocher aux journalistes d'essayer de discerner ou d'extrapoler une application clinique éventuelle, pour que le message puisse être mieux perçu par le lecteur, l'auditeur ou le téléspectateur. Par ailleurs, on ne peut nier totalement l'attirance de certains chercheurs vis-à-vis des médias et la tendance de certaines universités ou associations à publier des communiqués de presse exagérément optimistes. Je crois qu'il n'y a pas de solution miracle mais qu'il faut respecter une certaine déontologie. Pour ma part, elle consiste après discussion avec un journaliste, à lui demander de me relire son article par téléphone et de lui suggérer éventuellement des remarques tout en lui laissant son entière liberté pour la version finale de son article. Beaucoup d'entre eux acceptent, ce qui favorise les contacts futurs... mais il existe de véritables professionnels de l'information et des amateurs qui recherchent à tout prix l'article à sensation. Notre métier exige patience, prudence et humilité, et il nous faut avant tout penser aux patients et à leurs familles et ne pas leur laisser de faux espoirs ou des espoirs immédiats. C'est vrai pour la douleur, mais aussi pour nombre d'autres maladies fort invalidantes. Par exemple, on envisage un peu trop facilement aujourd'hui d'utiliser certaines greffes de cellules nerveuses dans le cerveau ou la moelle épinière.

Bien qu'elle ne soit pas totalement dépourvue de risques ou de complications, la stimulation cérébrale profonde constitue une technique relativement satisfaisante pour tenter de contrôler les douleurs chez des patients réfractaires à tout traitement. Ces techniques sont pratiquées par quelques dizaines d'équipes neurochirurgicales expérimentées qui savent placer les électrodes au bon endroit. Les constructeurs livrent désormais du matériel non traumatisant et extrêmement flexible : les électrodes bougent avec le cerveau et non plus dans le cerveau, et ce pendant plusieurs années.

Ces techniques, qui dérivent des *pacemakers* cardiaques, sont bien au point. Il existe ainsi des stimulateurs totalement implantables dont la source d'énergie du générateur d'impulsions est représentée par une pile au lithium dont la durée de vie est de l'ordre de cinq ans. Ces systèmes confortables pour le patient peuvent être déclenchés à l'aide d'un aimant, sont programmables par le médecin en fonction de l'évolution du syndrome douloureux.

Il ne fait aucun doute qu'au milieu des années soixante-dix, chercheurs et cliniciens partageaient le même optimisme et participaient à l'euphorie générale. Néanmoins, en tant qu'acteur, j'ai toujours gardé une certaine réserve. Dès cette

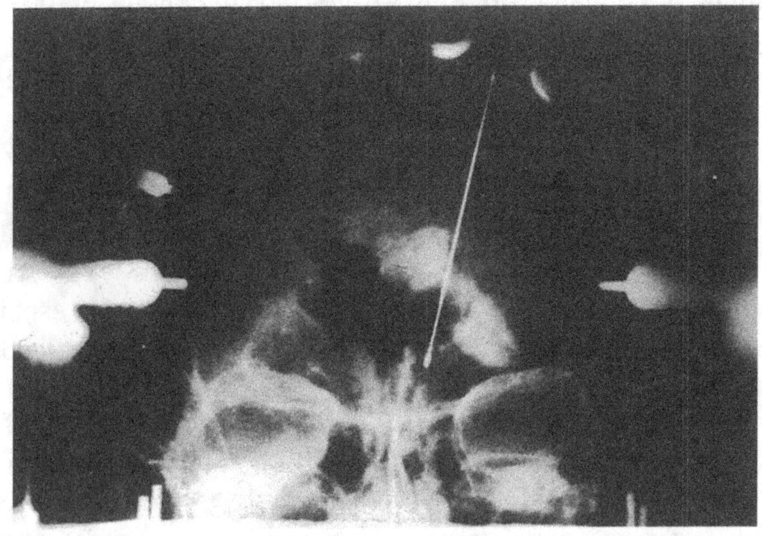

Figure 16
Exemple d'une électrode implantée dans le cerveau humain

époque, tout me semblait un peu trop beau : le transfert des données fondamentales vers la clinique s'était effectué avec une facilité un peu désarmante. En 1975, j'écrivais ainsi dans *La Recherche* : « Les informations provenant de ces travaux ont déjà reçu quelques applications en clinique humaine. C'est ainsi que plusieurs neurochirurgiens américains utilisent déjà la stimulation centrale pour essayer de supprimer certaines douleurs intolérables. Les premiers résultats semblent prometteurs, mais sont encore insuffisants pour juger de la valeur thérapeutique de ce type d'intervention. »

Après ce début en fanfare aux États-Unis, les principales équipes européennes dont le savoir-faire dans ce domaine était bien établi passèrent à l'action. Il va de soi que le principe de l'intervention est expliqué aux patients ainsi qu'à leur famille et que l'opération n'est pratiquée qu'après leur consentement. Plusieurs centaines de patients ont aujourd'hui bénéficié de ce traitement de par le monde. Suivant régulièrement ce problème en tant qu'observateur neutre, je pense pouvoir objectivement résumer l'évolution de son utilisation de la façon suivante : après un départ très prometteur, jusqu'au début des années quatre-vingt, la stimulation de la substance grise périaqueducale ou des structures avoisinantes est aujourd'hui relativement peu utilisée en Europe (de nombreux groupes l'ont totalement abandonnée) alors que quelques équipes américaines (californiennes) l'emploient toujours très largement.

Considérant l'ensemble des cas publiés, on constate immédiatement que les résultats varient considérablement d'une équipe à l'autre. Comme toujours, ces divergences peuvent avoir pour origine des facteurs multiples tels que l'évaluation des patients, la cible stimulée, les paramètres de stimulation électrique, le type de douleur, etc. Il semble relativement bien acquis que la stimulation de la substance grise et des zones ventriculaires n'ait pas d'effet sur les douleurs neurogènes. Si l'on exclut ces dernières, une statistique publiée par Barbaro en 1990 stipule que sur 291 patients stimulés, on constate

60 % de succès. Avec un suivi post-opératoire compris entre 2 et 14 ans chez des patients souffrant de douleurs du dos, Hosobuchi rapporte 80 % de succès pour 49 patients. Cela veut également dire que bon nombre de ces patients, en utilisant ce type de stimulation (dont la fréquence et la durée sont très variables d'un sujet à l'autre) ont pu reprendre une activité professionnelle normale. Il sera encore nécessaire d'étudier un plus grand nombre de patients pour préciser l'indication thérapeutique de la stimulation centrale, car il ne fait aucun doute que les résultats sont beaucoup moins convaincants en Europe : on n'est pas encore prêts à utiliser très couramment ce type de stimulation pour les maux de dos comme le font certains chirurgiens américains. Par ailleurs, il n'est pas invraisemblable que le recrutement des patients et leur demande soient plus forts aux États-Unis. Enfin, le *low back pain* (mal de dos), terme paraît-il intraduisible en français, n'est pas une entité, mais un syndrome hétérogène qui peut avoir pour origine des arachnoïdites, des lésions des racines ou des disques vertébraux, de l'arthrose, des spasmes musculaires.

Du point de vue pharmacologique, on a estimé que, les douleurs chroniques réagissant bien à la morphine, étaient de bonnes candidates pour la stimulation de la substance grise périaqueducale, bien qu'il soit parfois difficile de différencier l'effet analgésique vrai de la sédation. Les données que nous avons exposées chez l'animal nous ont permis d'insister sur le puzzle pharmacologique des systèmes descendants. De même, chez l'homme, de nombreux points restent controversés et il est évident que les effets de la stimulation centrale ne résultent pas exclusivement de mécanismes opioïdes. Toutefois, puisque cette intervention est relativement sûre, on se doit d'augmenter le nombre de cas et, avec un recul suffisant, d'essayer de mieux définir ses applications. Quant à l'utilisation thérapeutique de la stimulation de la substance grise périaqueducale, il ne fait aucun doute que les immenses espoirs soulevés à la fin des années soixante-dix sont aujour-d'hui retombés.

En théorie, à partir des données obtenues chez l'animal, la cible idéale qui pratiquement à coup sûr produirait des effets analgésiques chez l'homme serait le noyau raphé magnus. Malheureusement, cette région est située dans des zones plus postérieures du cerveau et, pour différentes raisons (notamment la proximité des centres cardiovasculaires), il est impossible de la stimuler sans risques chez l'homme. En ce qui concerne la substance grise périaqueducale, les divergences entre les différentes équipes neurochirurgicales ne sont pas surprenantes car chez les deux espèces animales que nous avons étudiées, la région à partir de laquelle l'on pouvait déclencher des effets analgésiques « purs », c'est-à-dire sans effet secondaire, est très limitée. D'où, vraisemblablement, la difficulté de l'atteindre par voie stéréotaxique chez l'homme. À cet effet, le nombre de contrôles histologiques post mortem est, ce qui est compréhensible, très faible. Ici encore, l'utilisation des nouvelles techniques d'imagerie pourrait sans doute nous donner des informations indispensables quant à la localisation des sites de stimulation et pourrait ainsi accroître l'efficacité de la technique.

Il faut aussi insister sur le fait que les effets antinociceptifs observés chez l'animal l'ont été en considérant des réponses à des stimulations « aiguës ». Chez l'homme, au contraire, les études cliniques ont montré que certaines douleurs chroniques sont apaisées lors de la stimulation de la substance grise périaqueducale sans que le seuil d'une réponse à une stimulation aiguë soit influencé. Il faudrait donc pouvoir évaluer chez l'animal les effets de la stimulation centrale sur des modèles expérimentaux de douleur. Mais pratiquement aucune étude n'est réalisée chez le singe, alors que des investigations menées chez cette espèce pourraient servir de guide pour des applications éventuelles chez l'homme.

Il reste que l'utilisation de ce type de stimulation cérébrale profonde est exceptionnelle : depuis une quinzaine d'années, seules quelques centaines de patients ont bénéficié de l'implantation d'électrodes. Pourtant, certains d'entre eux se stimulent depuis des années ! L'affaire reste donc à suivre.

Une autre cible : le thalamus

Les douleurs dues à des lésions du système nerveux périphérique ou central sont mieux à même de bénéficier de traitements utilisant les techniques de neurostimulation. Ces syndromes appelés aussi douleurs de désafférentation se caractérisent généralement par une douleur à type de brûlure, localisée dans un territoire présentant des troubles de la sensibilité. Leur substrat a pour origine une lésion des voies sensitives. Deux hypothèses, qui ne s'excluent d'ailleurs pas, ont été avancées pour expliquer l'apparition de ces douleurs. Les lésions entraîneraient une diminution de l'activité des systèmes inhibiteurs due à la désafférentation ou provoqueraient une sensibilisation au niveau central induisant une hyperactivité des neurones au niveau du système nerveux. De toutes les douleurs, la douleur neurogène est la plus difficile à contrôler, surtout lorsque la lésion nerveuse est centrale (cerveau, moelle épinière).

Les techniques de neurostimulation dans ces douleurs de désafférentation suivent une progression graduelle : stimulation transcutanée, stimulation médullaire, stimulation cérébrale profonde (noyau sensitif du thalamus). Ces mécanismes ne relèvent pas de la mise en jeu des systèmes à endomorphines. La stimulation transcutanée est anodine alors que la stimulation médullaire est plus délicate et nécessite une sélection rigoureuse des patients. Toutes deux s'adressent plus particulièrement à des patients souffrant de douleurs par lésions de nerfs périphériques, notamment après traumatisme et amputation. Lorsque au contraire, les lésions intéressent les racines postérieures, la moelle épinière et certains noyaux profonds du cerveau, on a recours à la stimulation cérébrale profonde par visée stéréotaxique.

C'est le chirurgien français G. Mazars de l'hôpital Sainte-Anne à Paris, qui a proposé de stimuler les noyaux sensitifs du thalamus dès le début des années soixante. Cette cible est essentiellement utilisée pour les douleurs neurogènes puisque sur la base de statistiques récentes, Gybels rapporte que, sur 1 534 interventions sur des patients chez qui l'on a stimulé ces régions, seulement 101 étaient destinées à maîtriser une douleur d'origine cancéreuse. Les techniques d'implantation comme pour la stimulation de la substance périaqueducale s'effectuent chez des patients éveillés et surtout « coopératifs ». Chaque patient subit un test de stimulation intermittente de deux à sept jours. Si ce test se révèle positif, on procède à l'implantation définitive de l'électrode avec mise en place d'un *pacemaker* neurologique programmable. La visée stéréotaxique est évidemment primordiale et la stimulation cérébrale profonde doit se situer dans la région du cerveau dont la stimulation est capable d'évoquer des paresthésies (sensations anormales non désagréables) dans la zone douloureuse.

Les mécanismes grâce auxquels ce type de stimulation est en mesure de contrôler la douleur sont complexes et résultent vraisemblablement de l'activation de plusieurs systèmes de contrôle. Ici encore, les critères d'évaluation de la douleur ne sont pas toujours assez rigoureux pour conduire à des conclusions définitives. Cependant, des stimulations de courte durée, répétées de quelques secondes à quelques minutes d'intervalle, semblent donner les meilleurs résultats.

Jean Siegfried, par exemple, a suivi quatre-vingts patients pendant des périodes de quatre à dix-huit ans. Les meilleurs résultats ont été obtenus dans l'anesthésie douloureuse de la face et la névralgie postherpétique du nerf trijumeau. Un remarquable contrôle de la douleur a pu être obtenu les quatre premiers mois, puis un résultat un peu moins marqué par la suite qui s'est stabilisé à long terme. Conscient cepen-

dant des limites de cette technique, J. Siegfried remarquait :
« Même si ces stimulations à visée antalgique ne suppriment
pas à long terme la douleur complètement, elles méritent
qu'on s'y attache étant donné le peu d'alternatives convaincantes que l'arsenal thérapeutique met à notre disposition. »
Par ailleurs, les résultats sont modestes dans le groupe des
douleurs dues à un arrachement du plexus brachial qui
surviennent fréquemment après les accidents de motocyclette.
Dans ce cas, une technique de lésions des couches superficielles
de la corne dorsale de la moelle a été proposée par B.
Nashold : elle semble donner de bons résultats, mais devra
se soumettre à l'épreuve du temps.

On le voit, le choix de la méthode thérapeutique dépend
avant tout de l'origine de la douleur. Ensuite, pour un même
cas, il convient de choisir parmi les différentes techniques la
plus adéquate et la moins traumatisante. Le problème est
extrêmement complexe et il n'existe pas de guide des recettes
à appliquer. Cependant, il est réconfortant de constater que
les techniques dites destructives sont de moins en moins
utilisées ou s'améliorent.

Nous avons plus particulièrement mis l'accent sur la possibilité d'utiliser la stimulation cérébrale profonde au niveau
de la substance grise périaqueducale, des régions périventri-
culaires avoisinantes et de certains noyaux du thalamus. Ces
techniques en sont toujours à une phase « expérimentale »,
mais elles ne cessent de progresser, de sorte qu'elles représentent, lorsque la thérapeutique médicamenteuse est inefficace, une partie des techniques d'avenir pour lutter contre les
douleurs rebelles. Intermédiaire entre les approches non invasives et les méthodes destructrices, ces procédés montrent à
l'évidence le retentissement des recherches fondamentales sur
la neurochirurgie de la douleur.

CHAPITRE 6

Peut-on mesurer la douleur ?

> *Quand on peut mesurer ce dont on parle et l'exprimer en nombres, on sait quelque chose ; quand on ne peut le mesurer, quand on ne peut l'exprimer en nombres, ce que l'on sait est bien peu. Ce peut être un début, mais, quel que soit le sujet abordé, on ne s'est nullement élevé à un mode scientifique de pensée.*
>
> Lord Kelvin
>
> *D'abord, à quoi ça sert, les mots pour tout ce qu'il y a de vraiment senti en douleur. Ils arrivent quand c'est fini, apaisé. Ils parlent de souvenirs, impuissants ou menteurs.*
>
> Alphonse Daudet, *La Doulou.*

Évaluer la douleur n'est pas chose facile : il faudrait en effet disposer de méthodes pleinement objectives pour mesurer un phénomène qui est éminemment subjectif, complexe, multidimensionnel. C'est vrai principalement de la douleur chronique qui perdure depuis plusieurs mois, mais aussi des douleurs aiguës, post-traumatiques, post-opératoires, qui sont encore souvent insuffisamment traitées, sans oublier les douleurs des jeunes enfants auxquels on administre des doses d'analgésiques bien inférieures à ce que l'on prescrit aux adultes.

Pourtant, il est nécessaire d'estimer quantitativement et précisément la douleur. C'est indispensable pour permettre aux médecins de poser leur diagnostic ou tout au moins de suspecter un syndrome. Lorsqu'elles sont bien adaptées, les méthodes d'évaluation facilitent ensuite le suivi thérapeutique. Elles sont essentielles également pour l'appréciation de l'activité des molécules supposées analgésiques, dans le cadre des études cliniques, irremplaçable moyen de tester en situation ce qui a été mis au point par la neuropharmacologie et la toxicologie.

Enfin, l'évaluation de la douleur permet de juger le désagrément et l'incapacité que des douleurs chroniques entraînent chez les patients, afin qu'une pension leur soit éventuellement accordée. La jurisprudence distingue le préjudice économique et le préjudice non économique. Si ce dernier est relativement facile à apprécier, on imagine l'embarras des experts chargés d'évaluer le préjudice personnel. Comment exiger réparation intégrale de la douleur ? Comment chiffrer la nuisance qu'elle représente ? Il n'est donc pas surprenant que le « prix de la douleur » varie avec la situation géographique, la sensibilité des juges et la force de conviction des avocats. Certains cabinets juridiques américains l'ont bien compris, qui envoient des émissaires écumer cliniques et hôpitaux à la recherche de cas pour lesquels ils pourraient obtenir de confortables compensations financières. C'est la raison pour laquelle il a fallu codifier et le degré de douleur et le niveau d'indemnisation. Une résolution du Comité des ministres du Conseil de l'Europe a ainsi précisé en 1975 que l'évaluation des souffrances endurées devait prendre en compte les douleurs physiques et les souffrances psychiques (malaises, insomnies, sentiments d'infériorité et diminution du plaisir de la vie causée par l'impossibilité de se livrer à certaines activités). Les souffrances endurées sont évaluées sur une échelle de 0 à 7, les demis étant autorisés. D'autres facteurs sont pris en compte, tels que la durée des lésions, de l'hospitalisation, de l'arrêt de travail, etc. Le coût de la douleur oscille entre 500 francs et 200 000 francs (niveau 7 de l'échelle). Des différences notoires subsistent cependant d'un tribunal à l'autre, d'une ville à une autre. Cela ne me surprend pas, étant donné la subjectivité du phénomène, le niveau de compétence des experts et les difficultés d'appréciation des juges. Mais surtout évaluer à 200 000 francs ce qui semble correspondre à une douleur particulièrement importante paraît dérisoire, quand on sait le handicap que représentent certaines douleurs chroniques.

Quelles sont les méthodes utilisées pour mesurer la douleur ? En 1960, Henry K. Beecher, dans *The Measurement of Pain*, faisait remarquer qu'évaluer la douleur est bien illusoire. Il dénombrait en effet vingt-sept facteurs susceptibles de modifier le seuil à partir duquel la douleur est perçue : la race, le sexe, l'âge, l'anxiété, la crainte, la suggestion, l'émotion, la distraction, l'inattention, la température de la peau, la transpiration, les modifications circulatoires, l'élévation du taux de gaz carbonique, les variations des rythmes circadiens et ainsi de suite. Comment les prendre tous en compte ? Comment les évaluer quantitativement ? Comment mesurer leur impact précis ?

Depuis, certaines études ont conduit à éliminer quelques paramètres. D'autres prêtent toujours à discussion. Mais à mesure que tels ou tels facteurs se sont révélés non pertinents, d'autres ont été incriminés. De sorte que la liste, déjà considérable, s'est plutôt allongée. Le problème est encore compliqué par le fait qu'il faut prendre en compte aussi bien des données d'ordre somatique que des déterminants psychologiques, comportementaux, culturels... C'est précisément pour pallier cette difficulté que se sont mises en place des cliniques de la douleur. À l'initiative de John Bonica, qui a fondé la première à Seattle, elles regroupent en effet des spécialistes venus de différentes disciplines et loin de prôner une méthode d'évaluation rigide et des remèdes miracles appliqués sans discrimination, elles s'efforcent précisément de moduler leur action et d'adapter leurs stratégies à la malléabilité, au polymorphisme des phénomènes douloureux et à la spécificité des cas traités.

Malgré tout, la douleur étant avant tout une expérience subjective, vécue en propre, les différentes techniques d'évaluation restent le plus souvent approximatives. Nous ne disposons pas d'*un* marqueur biologique de la douleur : chacun des syndromes rassemblés sous le terme générique de douleur se traduit en fait par une multitude de signes biologiques, variables suivant les individus. Quant à la mesure des paramètres physiologiques classiques tels que la pression artérielle ou la fréquence cardiaque, elle est rarement employée, même si elle peut être utile pour évaluer les effets potentiels de certaines substances. De même, si différents paramètres neurophysiologiques sont excellents pour mettre en évidence les seuils de la douleur, il n'en demeure pas moins qu'ils restent confinés aux études psycho-physiologiques. La vie courante, l'infinie diversité des cas cliniques sont bien différentes du laboratoire.

Les principales techniques dont disposent à l'heure actuelle les cliniciens pour évaluer la sévérité d'une douleur peuvent être subdivisées en trois catégories :

– des échelles unidimensionnelles qui permettent une appréciation globale,

– des échelles verbales multidimensionnelles où l'on admet que certains qualificatifs peuvent conduire au diagnostic et à une appréciation quantitative de certains aspects de la douleur,

– des échelles comportementales où l'on essaie de quantifier la douleur par des modifications observables.

Je suggère aux lecteurs de se laisser prendre au jeu et, pour ceux d'entre eux qui présentent de façon continue ou de temps à autre certains syndromes douloureux, je leur propose d'essayer de juger si ces techniques de mesure sont appropriées à leur propre cas. Ce n'est possible que pour les échelles unidimensionnelles et verbales multidimensionnelles. Pour l'analyse du comportement, ils peuvent faire appel à leur entourage, bien que l'intervention de tiers puisse souvent influencer dans un sens ou dans l'autre le comportement des patients douloureux.

L'échelle visuelle analogique est une sorte de « thermomètre » de la douleur : on présente au sujet une ligne horizontale de 100 millimètres de long ; 0 correspond à l'absence de douleur, 100 à la douleur maximale imaginable. Le patient doit indiquer sur la ligne la graduation qu'il juge correspondre à ce qu'il ressent.

Dans le cas de l'échelle verbale simple, on présente au sujet dans un ordre croissant un certain nombre de termes descriptifs (au minimum quatre à cinq). Le patient doit en retenir un seul.

Pour l'échelle numérique, on demande simplement au patient de donner une note à son niveau de douleur, par exemple de 0 à 10 ou de 0 à 100.

C'est d'une simplicité désarmante, me direz-vous... Sachez cependant que, selon les études, 7 à 27 % des patients sont incapables de répondre à l'échelle visuelle analogique ! Les avantages et les inconvénients de ces différentes échelles, leur facilité, leur sensibilité et leur fidélité ont fait l'objet de nombreuses discussions. Elles sont rapides et permettent des mesures répétées : elles sont donc particulièrement utiles lorsque l'on étudie l'effet d'une substance analgésique au cours du temps ou lorsque l'on veut connaître le niveau d'analgésie post-opératoire. D'après les experts, la technique de l'échelle visuelle analogique semble la plus appropriée. Néanmoins, ces techniques sont limitées car elles ne fournissent que des indications sur l'intensité de la douleur et ne tiennent pas compte des autres aspects.

C'est pourquoi, en 1975, Ron Melzack a mis au point une échelle verbale multidimensionnelle. Professeur de psychologie de l'université McGill de Montréal, Ron Melzack est l'un des auteurs de la théorie du portillon. C'est en se fondant sur une étude critique très poussée du vocabulaire utilisé par les patients présentant différents types de douleur, qu'il a créé le *McGill Pain Questionnaire* (MPQ). Le langage, en effet,

« exprime la menace ressentie ; il définit la sensation dans l'espace et le temps, formule une interprétation de cette sensation et développe la dimension relationnelle de la douleur exprimée : par lui, l'individu signale à l'autre le dommage ressenti et, en même temps, la douleur exprimée est un appel au secours, une imploration, voire une revendication. Enfin, en se définissant dans le code de la langue, la douleur accède à la représentation symbolique : elle s'autonomise comme événement signifiant dans la représentation que le sujet se fait de sa propre histoire ; elle est analysée, critiquée et, finalement, admise ou rejetée, et donc consciemment vécue en fonction des normes culturelles. [Dès lors,] s'intéresser au langage de la douleur, ce n'est pas seulement tenter une analyse du discours douloureux, c'est aussi aborder les aspects psychologiques et sociaux par lesquels la douleur de l'homme échappe à toute interprétation purement physiologique [1] ».

Le *McGill Pain Questionnaire* permet une évaluation pluridimensionnelle, quantitative et qualitative de la douleur. Il regroupe 102 mots permettant de décrire l'expérience douloureuse. Ceux-ci peuvent être groupés en quatre classes et vingt sous-classes :

— les sous-classes de 1 à 10 permettent de discriminer l'expérience sensorielle ;

— de 11 à 15, il s'agit d'appréhender les facteurs affectifs liés à l'expérience douloureuse ;

— la sous-classe 16 apprécie l'intensité de la douleur ;

— de 17 à 20, on évalue globalement différents aspects de l'intensité subjective de l'expérience globale de la douleur.

La valeur du mot correspond à son rang dans la liste et le total des points correspond à un index de l'évaluation de la douleur (IUD). L'intensité actuelle de la douleur est calculée sur une échelle de 0 à 100. L'une des originalités de ce questionnaire réside dans le fait que chaque type de douleur peut être défini par une constellation spécifique de mots. C'est

---

1. Cambier et Amsallen.

n du malade ________________________ Date __________ Heure ______

lgésique(s) ______________ Posologie ____________ Heure de la prise ______

________________ Posologie ____________ Heure de la prise ______

nps d'administration de l'analgésique (en heures) : + 4 + 1 + 2 + 3

S ________ A ________ E ________ D(S) ________ D(AE) ________ (D(T)________ IED(T) ________
   (1-10)   (11-15)   (16)   (17-19)   (20)   (17-20)   (1-20)

frémissement —
 frisson —
 pulsation —
 battement —
 martèlement —
	12. à soulever
	     le cœur —
	     suffocante —

secousse —
 clignotement —
 éclair —
	13. affreuse —
	     effroyable —
	     terrifiante —

piqûre —
 vrille —
 transperçante —
 poignard —
	14. épuisante —
	     éreintante —
	     harassante —
	     vicieuse —
	     à mourir —

coupante — tranchante — lacérante —	15. déprimante — aveuglante —

pincement —
 pesanteur —
 tiraillement —
 crampe —
 broiement —
	16. agaçante —
	     exaspérante —
	     intense —
	     horrible —
	     intolérable —

tiraillement —
 arrachement —
 torsion —
	17. envahissante —
	     rayonnante —
	     pénétrante —
	     transperçante —

chaude —
 brûlante —
 bouillante —
 comme marqué
 au fer rouge —
	18. raide —
	     engourdie —
	     tendue —
	     qui serre —
	     qui arrache —

fourmillement —
 démangeaison —
 picotement —
 piqûre d'abeille —
	19. fraîche —
	     froide —
	     glacée —

sourde —
 diffuse —
 douloureuse —
 pénible —
 écrasante —
	20. tenace —
	     nauséeuse —
	     épouvantable —
	     atroce —
	     à souffrir —
	     le martyre —

endolorie — crispée — écorchée — fendue —	
fatigante — épuisante —	

INTENSITÉ ACTUELLE DE LA DOULEUR (IAD)

0   pas de douleur —
1   légère —
2   inconfortable —
3   forte —
4   horrible —
5   insupportable —

IAD______   Commentaires :

LOCALISATION

DURÉE
constante —
périodique —
brève —

Symptômes associés
nausée —
céphalées —
étourdissements —
vertiges —
constipation —

Notes :

Sommeil
bon —
irrégulier —
peut pas dormir —

Notes :

Activités
régulières —
partielles —
minimes —
aucune —

Apports alimentaires
complets —
partiels —
insuffisants —
aucun —

Notes :

Notes :

aptation française de Suzanne Veilleux, Didier Sicard & André Bohuon.

nots utilisés se regroupent en quatre secteurs : 1 à 10 = sensoriel ; 11 à 15 = affectif ; évaluation = 16 ; divers = 17 à 20. La
r du mot correspond à son rang dans la liste et le total des points est l'Index d'évaluation de la douleur (IED). L'intensité actuelle
douleur (IAD) est calculée sur une échelle de 0 à 5. © R. Melzack, 1970.

Figure 17
Une version française du *McGill Pain Questionnaire*

(D'après Melzack et Wall, *Le Défi de la douleur*, Vigot, 1989.)

ainsi que le terme « pulsatile » évoque une migraine, « sourd » une céphalée par contraction musculaire, « brûlure » une causalgie, « décharges électriques » une névralgie du trijumeau ou la composante fulgurante d'une douleur de désafférentation.

Le MPQ a été validé pour un certain nombre de syndromes douloureux et, contrairement aux échelles unidimensionnelles, il présente l'avantage d'une évaluation à la fois quantitative et qualitative. C'est pourquoi il a été traduit et/ou adapté dans de nombreux pays : par exemple, en France, le questionnaire douleur de Saint-Antoine (QDSA). Cependant, ces instruments ne sont pas toujours faciles à manier. On manque de temps, le patient est trop mal en point ou bien il ne saisit pas toutes les nuances de la langue. Des versions abrégées ont donc été élaborées. Surtout, ces questionnaires se prêtent mal aux mesures répétées nécessaires pour des essais cliniques ou pour juger par exemple le niveau d'analgésie post-opératoire. Néanmoins, ils peuvent servir à une meilleure sélection des patients à inclure dans un essai clinique, ce qui permettrait peut-être d'affiner les facteurs prédictifs d'une thérapeutique donnée.

La douleur chronique induit des manifestations comportementales qui peuvent être observées. Pour cette raison, elles peuvent conduire à des mesures objectives du comportement douloureux. Cette approche « behavioriste » [2] a été prônée par W. Fordyce. Les comportements correspondant à la douleur incluent l'expression verbale, le degré d'immobilisme, la demande de substance analgésique, les différentes postures corporelles, mais aussi le niveau d'activité professionnelle et domestique, les activités récréatives et sociales, etc. Dans cette perspective, de nombreuses échelles comportementales ou questionnaire ont été proposées. En ce qui concerne notre

---

2. Le behaviorisme, à la suite de J. B. Watson et plus récemment de B. F. Skinner, présuppose que les phénomènes psychologiques peuvent se prêter à une étude véritablement scientifique pour autant que l'on néglige les états internes pour ne considérer que les manifestations extérieures, les comportements. Ceux-ci peuvent s'analyser en termes de stimulus et de réponses, observables et mesurables.

pays, celles qui ont été élaborées par Bourhis sont plutôt adaptées aux patients hospitalisés ; elles apprécient l'envahissement du langage par la plainte douloureuse, le retentissement sur l'activité et la demande d'analgésiques. Pour des patients relevant de consultations externes, d'autres questionnaires sont utilisés, tels celui de Boureau et ses collaborateurs à l'hôpital Saint-Antoine. Ce dernier questionnaire sera plus apte à faire apprécier le degré du handicap du patient et le degré de sévérité de la douleur.

Les corrélations entre les informations obtenues grâce à cette approche comportementale et les échelles uni- ou multidimensionnelles sont en général assez bonnes. Cependant, les évaluations dérivant des modifications comportementales doivent être considérées avec prudence car les termes de douleur et de comportement douloureux ne sont pas synonymes. Pour Fordyce, en effet, la « nociception » se définit par une réponse neurophysiologique à une stimulation intense, tandis que la « douleur » correspond à la perception consciente de la nociception. Le terme « souffrance », quant à lui, se réfère à la composante affective négative générée par la douleur, et le « comportement douloureux » résulte de l'intervention de nombreux autres facteurs. Il n'est donc pas surprenant que dans certains cas, la relation entre douleur et comportement douloureux ne soit pas toujours rencontrée. Certains patients, par exemple, ne se plaignent pas alors qu'ils présentent des lésions évidentes : c'est que, pour des raisons culturelles ou personnelles, ils sont capables de contrôler l'expression de leur douleur. En revanche, d'autres ont un comportement douloureux manifeste en l'absence de tout signe pathologique. Parmi eux, certains sont évidemment des simulateurs, mais nombre d'autres rencontrent effectivement des difficultés d'ordre social, psychologique ou comportemental qui peuvent expliquer ces « douleurs ».

La souffrance ou la douleur, comme l'on voudra, relève en effet bien souvent plus de perturbations mentales que de lésions somatiques. Des processus émotionnels très variés accroissent la susceptibilité ou diminuent la tolérance à la douleur ; il en est parfois ainsi lors de la dépression majeure, la névrose hystérique, la névrose anxieuse de type hypocondriaque et parfois lors de la phase initiale de la schizophrénie. Lors de la dépression majeure masquée, la douleur physique s'accompagne de signes classiques du syndrome dépressif tels que des troubles du sommeil, de l'appétit, de la libido, de l'anxiété, de l'irritabilité et d'un manque d'intérêt pour un certain nombre d'activités. À l'inverse, de nombreux douloureux chroniques finissent par devenir dépressifs, ce qui augmente encore leur anxiété et exacerbe leur douleur, pourtant d'origine somatique. Dans les cas de névrose hystérique, l'angoisse a pour origine un conflit psychologique précis qui se traduit par diverses manifestations physiques notamment algiques, sans qu'aucun support organique ne puisse être identifié. La littérature clinique foisonne d'exemples comme celui-ci :

« Il s'agit d'une femme de trente-six ans présentant diverses manifestations hystériques et se plaignant de plusieurs épisodes de douleurs et de brûlures à la fin des mictions. L'examen des urines a toujours été négatif mais elle parle de ces épisodes comme faisant partie de " ma cystite ". Un épisode est apparu pendant la première année de mariage. Son mari avait moins de capacités sexuelles qu'elle ne l'espérait et elle se sentait à la fois frustrée et en colère. Dans l'enfance, elle avait des fantasmes de masturbation dans les toilettes, elle s'enfonçait des objets dans ou autour de l'urètre. Les douleurs ont récidivé brièvement pendant une psychanalyse quand son mari a présenté une grippe sévère et est resté sexuellement inactif pendant plusieurs semaines. Elle a développé des fantasmes sexuels fugaces sur l'analyste et sa cystite a récidivé. Ses désirs douloureux ont disparu rapidement quand les sentiments sexuels ont été exprimés pendant l'analyse et rattachés aux fantasmes de l'enfance et aux activités masturbatoires [3]. »

Dans certains états hypocondriaques, l'anxiété constitutionnelle du sujet tend à se fixer sur un plan somatique sans qu'aucun facteur déclenchant ne puisse être démasqué. La somatisation est extrême et toute l'attention est focalisée sur le corps.

---

3. Engel (1959), cité *in* Fields.

À ces facteurs psychologiques viennent s'ajouter d'autres influences en provenance de ce que l'on peut appeler l'environnement. Il est en effet évident que le comportement des patients dépend de l'attitude plus ou moins hostile, plus ou moins indifférente, plus ou moins attentive, de leur époux, de leurs proches parents, du corps médical ou paramédical. Selon les circonstances, ces interactions peuvent conduire à un renforcement négatif ou positif du comportement douloureux. Suivant le regard de l'autre, tout se passe comme si l'on sentait différemment « la même » douleur. De même, la nature du travail, le salaire ou le niveau de responsabilité exercée jouent un rôle crucial. Le « statut » de douloureux chronique permet ainsi parfois de pallier certaines difficultés, d'excuser certains manques.

Dans quelques cas limites, l'espérance de compensations financières (pension d'invalidité, retraite anticipée) favorise le comportement douloureux. Les indemnisations attribuées par les tribunaux français sont, on le sait, relativement faibles. Tel n'est pas le cas aux États-Unis où elles peuvent atteindre des chiffres astronomiques. On voit le problème, en particulier pour des affections comme le mal de dos, qui afflige des millions de personnes, mais dont les causes n'apparaissent pas toujours clairement après examen clinique et radiologique. Un doute peut donc s'installer. Heureusement, il semblerait que les simulateurs ne représentent que 5 % des patients qui se plaignent de maux de dos.

Quoi qu'il en soit, comme l'écrivait Thomas Szasz, dans *Douleur et plaisir*[4] : « Les observateurs attentifs de malades souffrant de douleurs chroniques, en particulier dans le cas où il n'existe aucune maladie organique, ont remarqué une chose : ces malades ont fait de leur souffrance une véritable profession [...], mais le jour où leur carrière s'écroule ou ne suffit plus à les faire vivre, ils deviennent des souffrants ou pour reprendre le terme français, ils sont affligés de tics

---

4. T. Szasz, *Douleur et plaisir*, Paris, Payot, 1986.

douloureux ; ce sont des hommes douloureux ou, comme l'on dirait en latin, des *homini dolorosi.* [...] Jouer le rôle de malade peut, pour certaines personnes, pendant un certain temps, être le seul moyen satisfaisant de vivre. » Les études de Freud sur l'hystérie l'ont bien montré.

À l'inverse, la « réussite » de certains traitements dont les principes sont fantaisistes atteste de l'importance des facteurs psychiques et de la conviction du malade. Ce qui nous amène à considérer ce que les pharmacologistes appellent « l'effet placebo ».

CHAPITRE 7

L'importance de l'effet placebo

> *[Le placebo], ce pseudomédicament s'est révélé redoutablement efficace dans de nombreuses circonstances pathologiques. Ce sosie du médicament est très utilisé soit en toute connaissance de cause – il est alors le constat de l'échec du savoir médical –, soit beaucoup plus souvent par ignorance. En 1986, le marché français du médicament comportait 4 300 produits, 860 présentations ; on peut légitimement se demander quelle est la place réelle du placebo dans cet arsenal thérapeutique.*
>
> H. Dehen, *Neuropharmacologie clinique : le médicament en neurologie.*

Syndrome neuropsychologique complexe, la douleur est éminemment sensible aux placebos. C'est d'ailleurs à son propos que cet effet a pu être analysé avec précision. Des travaux classiques ont en effet montré que sur plus de mille patients souffrant d'une douleur sévère, des placebos pouvaient soulager au moins 50 % de la souffrance ressentie par 35 % des sujets [1]. Mieux encore, dans certaines études cliniques récentes, l'effet placebo a été parfois observé chez 50 % des sujets.

Le terme placebo signifie « je plairai » en latin et « courtisan » en français. Il désigne une substance dépourvue d'activité

---

1. Beecher et Shapiro.

spécifique. On distingue les placebos purs qui contiennent une substance inerte (lactose, amidon) et les placebos impurs. Ceux-ci recèlent un corps actif mais sans effet sur l'affection que l'on veut traiter. En théorie, n'importe quel médicament peut, dans certaines conditions, jouer le rôle de placebo : il agit, mais sans que son action résulte effectivement de sa composition chimique. C'est pourquoi on distingue le placebo de l'effet qui peut survenir dans un sens favorable ou défavorable (effet placebo ou nocebo). Des bonnes paroles ont parfois un effet placebo...

Les travaux relatifs à l'effet placebo sont parfois difficiles à appréhender : pour être certain que l'analgésie est induite par le placebo, il faut disposer d'un groupe de patients non traités. Dans le cas contraire, on n'est nullement assuré que les modifications observées ne sont pas spontanées. Néanmoins, pour les douleurs de l'accouchement et les douleurs post-opératoires, il a été clairement établi que les patients recevant un placebo rapportaient moins de douleur que les sujets non traités.

Devant l'ampleur du phénomène, on s'est demandé si, du fait de leur personnalité, certains patients ne pourraient pas être plus sensibles que d'autres aux placebos. Peut-on définir un profil de ce que l'on appelle le « placebo-répondeur » ? En fait, il n'existe pas de candidat idéal : chacun d'entre nous peut être un jour ou l'autre un placebo-répondeur. Dès 1954, le groupe de Lasagna a montré que seulement 14 % des sujets sont des répondeurs constants, 31 % des non-répondeurs constants et 55 % des répondeurs intermittents. Dix ans après, une étude particulièrement astucieuse a été menée par Liberman, dans un service d'obstétrique : sur 52 femmes, il a comparé l'efficacité du placebo sur la douleur de l'accouchement à son efficacité sur la douleur *post partum* et la douleur ischémique expérimentale. Il a ainsi pu établir que, si une femme répond positivement au placebo dans une situation, la probabilité pour elle de répondre positivement à une seconde situation est uniquement due au hasard. En clair, cela indique qu'une réponse positive préalable au placebo ne permet pas de prédire statistiquement une réponse positive à une seconde situation expérimentale. Dans un autre ordre d'idées, Houde indique que 90 % des cancéreux qui ont reçu plusieurs fois un placebo rapportent au moins une fois une diminution significative de la douleur. On pourrait ainsi multiplier les exemples. Tous indiquent que la plupart d'entre nous peuvent répondre à un placebo.

Quels sont les facteurs qui favorisent la sensibilité aux placebos ? Beecher a remarqué que l'effet placebo est beaucoup moins fréquent dans les cas de douleurs expérimentales qu'en présence de douleurs cliniques. Un certain nombre d'auteurs ont donc cherché des explications psychologiques à ce phénomène, notamment la suggestibilité du sujet et son degré d'anxiété. En fait, il n'existe pas de relation significative entre la suggestibilité et la réponse au placebo, non plus qu'entre cette dernière et le degré de susceptibilité à l'hypnose.

C'est à Evans que revient le mérite d'avoir étudié avec force détails l'influence de l'anxiété. Dans une élégante série d'expériences, il a analysé ce facteur sur une douleur de type ischémique en considérant le seuil de la douleur, c'est-à-dire l'apparition d'une sensation déplaisante, et la tolérance à la douleur, c'est-à-dire le moment où celle-ci devient insupportable. Il a démontré que le seuil de tolérance chez des patients anxieux était nettement accru lors de l'administration d'un placebo, alors qu'il n'était pratiquement pas modifié chez des patients non anxieux. Ces observations ont été confirmées par des travaux plus récents de Lévine et Fields : ils ont étudié l'effet placebo sur 107 patients après extraction d'une dent. Il apparaît clairement que l'effet analgésique du placebo est d'autant plus marqué que la sévérité de la douleur, évaluée par les patients sur une échelle visuelle analogique, est grande. Ces auteurs en ont conclu que la sévérité de la douleur et l'anxiété des sujets sont plus importantes que la personnalité du sujet pour déterminer la réponse au placebo ; ils vont même plus loin, puisqu'ils suggèrent que l'on pourrait créer un environnement permettant de faciliter cette réponse.

La question est ainsi posée des interactions entre le personnel soignant et le malade, entre ce que le médecin exprime et ce que le patient espère. Ici encore, les exemples sont nombreux. Ils intéressent aussi bien les traitements médicamenteux que les techniques non pharmacologiques. Au tout début des années soixante-dix, les techniques de neurostimulation étaient présentées comme pratiquement miraculeuses. Nous avons vu qu'elles ne se révèlent aujourd'hui efficaces que dans des types bien particuliers de douleur. De même, au fil des années, les effets de certaines opérations de la moelle épinière, en particulier la fameuse cordotomie antérolatérale, semblent s'amenuiser. En ce qui concerne les traitements médicamenteux, l'attitude du médecin joue un rôle plus important encore, en particulier sa conviction, voire son enthousiasme vis-à-vis de l'efficacité du produit, son pouvoir de suggestion. De plus, ses réactions lors de l'évaluation de l'effet sont communiquées au patient. Il s'agit ici encore de mécanismes si complexes et si ténus qu'il est bien difficile de faire la part des choses. Quelques exemples significatifs le démontrent.

L'efficacité de la même substance, un anti-angineux, a été étudiée sur la douleur d'origine coronaire par la méthode du simple aveugle [2]. Le malade ignore le produit qu'il reçoit ; seul le médecin est informé. Dans le cas où il s'agit d'un

---

2. Les trois types de protocoles les plus utilisés dans les études cliniques sont les suivants. Dans l'essai simple, on évalue l'effet placebo contre le produit à étudier. Cependant, l'absence de différence significative entre le produit supposé pharmacologiquement actif et le placebo ne permet pas de conclure obligatoirement à l'inefficacité de la substance testée. On doit en effet se méfier des différents critères précédemment exposés, notamment ceux relatifs à l'évaluation et au nombre de sujets. Pour remédier à ce problème, on peut effectuer un essai triangulaire où l'on considère les effets du produit à étudier contre un produit connu et contre un placebo. Dans le cas où il n'est pas possible de réaliser le même aspect pour deux médicaments (A et B), on utilise le *double placebo*. Dans ce cas, on peut associer A à un placebo de B, et à B un placebo de A. Cette méthode peut également être utilisée si les médicaments ne s'administrent pas par la même voie. De même, lorsqu'on désire comparer les effets d'une association médicamenteuse (A + B) à ceux de chacun de ses composants administré seul, on peut donner au malade recevant A un placebo de même aspect que B et au malade recevant B un placebo de même aspect que A. Cela permet de rester en double aveugle.

médecin optimiste, il obtient 79 % de bons résultats, dans le cas contraire, seulement 35 % de réponses positives apparaissent. Heureusement, ces expertises en simple aveugle ne doivent plus être retenues pour les essais thérapeutiques.

Un autre exemple classique, dû à Dimerstein et Holm, concerne l'influence de la suggestion. On indique à un groupe de volontaires qu'ils reçoivent un stimulant et à un autre groupe un tranquillisant. En fait, les deux groupes reçoivent un placebo : les effets obtenus correspondent parfaitement aux instructions données aux patients. Cet exemple montre la nécessité d'études aléatoires réalisées en double aveugle : ni les médecins ni les patients ne doivent pouvoir distinguer le placebo d'un produit soi-disant actif. Cependant, divers travaux cliniques ont montré que, malgré cela, les attentes des chercheurs et des médecins pouvaient être communiquées au patient. Inconsciemment, l'équipe soignante ou la famille peuvent influencer la réponse du patient. Il apparaît ainsi que de bonnes relations entre médecins et malades augmentent la confiance de ces derniers vis-à-vis d'un nouveau traitement. Il a d'ailleurs été prouvé que l'effet analgésique du placebo était plus marqué pour des patients chez qui un traitement préalable s'était révélé inefficace.

Parmi les autres facteurs susceptibles d'intervenir dans l'effet placebo, les modalités thérapeutiques sont importantes : c'est ainsi que l'administration par injection (intraveineuse ou intramusculaire) est plus efficace que la voie orale. Deux comprimés paraissent exercer un effet plus puissant qu'un seul. On a également évoqué l'influence de la taille et de la couleur des médicaments, la présentation et le nom commercial. Mais il s'agit de données plus anecdotiques que réellement scientifiques. Il est certain également que les prescripteurs eux-mêmes sont influencés par l'importance et la notoriété du laboratoire pharmaceutique. De fait, il existe, sur le marché des analgésiques, de nombreuses spécialités contenant la même ou les mêmes substances actives : le médecin sera plus porté à prescrire celle qui provient d'un laboratoire réputé, dont la promotion est astucieuse.

Peu de travaux de physiologie ou de pharmacologie ont tenté de préciser les mécanismes de l'effet placebo, qui a surtout fait l'objet d'études psychologiques. Pourtant, à la suite de la découverte des endomorphines et des systèmes analgésiques endogènes, Lévine et Fields ont formé l'hypothèse que ceux-ci pourraient jouer un rôle dans l'effet placebo. En effet, les systèmes analgésiques intrinsèques peuvent être mis en jeu par des situations expérimentales telles que le stress ou par différents types de stimulation nociceptive. De plus, chez l'homme, la naloxone, antagoniste de la morphine, peut bloquer l'analgésie induite par stimulation cérébrale profonde et l'analgésie ou l'hypoalgésie induites par l'acupuncture.

Ce genre d'étude est difficile à réaliser : chez le même individu, l'effet placebo peut varier dans la même situation expérimentale ou d'une situation expérimentale à l'autre. De plus, le pourcentage de patients placebo-répondeurs se situe autour de 35 %, ceux qui répondent de façon consistante ne sont plus que 10 à 20 %, l'effet tendant à diminuer lors de l'administration répétée.

Pour évaluer le rôle des substances opioïdes endogènes, Lévine et Fields ont choisi de considérer la douleur de patients qui venaient de subir une extraction dentaire. Cette étude a été réalisée en double aveugle : ni les médecins ni les patients ne pouvaient identifier les substances administrées, en l'occurrence le placebo et la naloxone. Ces substances ont été administrées deux fois. Dans un premier temps, les sujets recevant de la naloxone faisaient état d'une plus grande douleur que ceux recevant le placebo. Ces derniers ont été classés en placebo-répondeurs et placebo non répondeurs. Dans un deuxième temps, Lévine et Fields ont constaté que l'administration de naloxone augmentait le niveau de douleur chez les patients répondeurs, mais pas chez les non répondeurs. Ils en ont conclu que l'effet placebo était dû à la libération d'endomorphines. Une fois encore, celles-ci expliquaient tout ! La nouvelle se répandit comme une traînée de poudre.

Cependant, l'expérience de Lévine et Fields pose un certain nombre de problèmes, de sorte qu'il faut se garder de toute interprétation trop hâtive. En particulier, la classification des sujets en placebo-répondeurs et non répondeurs est quelque peu arbitraire. Surtout, Lévine et Fields n'ont pas étudié le comportement de sujets témoins non traités. Or les effets de la naloxone peuvent être tout à fait indépendants de la réponse au placebo, puisque cette substance augmente la sensation douloureuse. Ils peuvent résulter d'un antagonisme biologique non spécifique plutôt que d'un véritable antagonisme pharmacologique. En effet, un antagoniste biologique non spécifique apparaît lorsque deux substances provoquent des effets opposés par des mécanismes différents qui tendent à s'annuler l'un et l'autre. C'est précisément le cas ici : un agent pharmacologique, la naloxone, accroît la douleur, alors qu'une autre procédure, le placebo, la réduit. On doit donc s'attendre à observer un degré intermédiaire de douleur, de sorte que la réduction de l'effet analgésique du placebo par la naloxone n'indique pas nécessairement qu'il intervienne par le biais des récepteurs opioïdes.

Pour tenter de mieux cerner cette question, Gracely et Dubner, du National Institute of Dental Research de Bethesda, ont repris l'étude de Lévine et Fields, mais cette fois en étudiant un groupe témoin. Dans un article publié par *Nature* en 1983, ils ont conclu qu'on peut toujours obtenir un effet analgésique significatif du placebo après blocage des récepteurs opioïdes par la naloxone et que la naloxone peut produire une hyperalgésie (accroissement de la douleur) indépendamment de l'effet placebo. Le rôle des endomorphines était donc remis en question ! Cependant, Grevert et ses collaborateurs, à Stanford, sont arrivés la même année à des conclusions plus nuancées. Cette fois, ils ont travaillé sur une douleur expérimentale d'origine ischémique induite chez des volontaires sains. La naloxone n'avait pas d'effet propre sur ce type de douleur, mais elle diminuait l'efficacité analgésique du placebo : une libération d'endomorphine pouvait expliquer au moins en partie cet effet. Cependant, ces auteurs restent prudents : la naloxone n'empêche pas le développement significatif de l'analgésie due au placebo.

On pourrait débattre interminablement des problèmes méthodologiques relatifs à ces trois expériences. L'impression générale qui s'en dégage est qu'il est difficile de piéger les mécanismes physiopharmacologiques sur lesquels repose l'effet placebo, car ils dépendent de multiples facteurs. L'enquête sera longue et il n'est nullement sûr que l'on parviendra bel et bien à une conclusion claire. Et pourtant, l'effet placebo joue un rôle crucial dans la douleur. La pratique clinique doit donc en tenir compte.

Néanmoins, sa signification reste souvent mal perçue par les médecins : dans une large proportion, ceux-ci voient dans la caractérisation de l'effet placebo une solution pour détecter les simulateurs. Ils répugnent donc à l'utiliser de manière positive, alors que l'on sait aujourd'hui que, contrairement aux idées reçues, l'effet placebo augmente avec l'intensité de la douleur. De même, il est faux de considérer que les douleurs d'origine neurogène répondraient mieux aux placebos que celles qui sont d'origine psychogène. Tous les types de douleur, y compris les douleurs sévères d'origine cancéreuse, peuvent être influencés par cet effet. Et chacun de nous, un jour ou l'autre, peut être placebo-répondeur.

Une fois pour toutes, il faut donc admettre qu'un sujet sensible au placebo n'est pas, par définition, un simulateur. Cela ne signifie pas pour autant qu'il faille systématiquement prescrire des placebos et lutter contre la douleur en leurrant les patients. Bien au contraire. Il existe aujourd'hui des médicaments et des techniques dont on sait qu'ils sont biologiquement efficaces. Mais, quelle que soit la méthode choisie, il est certain que l'attitude du personnel médical, par exemple, permettra, par l'intermédiaire de l'effet placebo, d'améliorer l'action d'une thérapeutique spécifique. La relation médecin-malade est évidemment essentielle.

Il n'est évidemment pas possible de réaliser des interventions chirurgicales placebos. Pourtant, certaines observations cliniques laissent rêveur, telles celles présentées en 1985 dans *Pain* par le grand neurologue anglais Peter Nathan. Il s'agissait d'un patient qui souffrait atrocement depuis au moins cinq ans. Il avait déjà subi deux interventions et, après la seconde, souffrait toujours au niveau de la poitrine d'une douleur sourde, écrasante ou agaçante, encore aggravée lorsqu'il serrait le poing ou remuait l'épaule. À l'occasion, il avait de violents accès de douleur aiguë, de type coups de couteau. Bien qu'aucun diagnostic n'ait pu être établi quant à la cause de la douleur, celle-ci devint si sévère, diffusant au niveau du cou, qu'une intervention neurochirurgicale fut décidée. Il s'agissait d'interrompre, c'est-à-dire de sectionner au niveau du tronc cérébral les fibres issues d'un des principaux faisceaux de la douleur, le faisceau spinothalamique. C'est une intervention techniquement délicate. D'ailleurs, elle fut perturbée par une hémorragie, de sorte que le chirurgien dut l'interrompre. En fait, aucune lésion chirurgicale ne fut pratiquée. Une semaine après l'intervention, le patient n'avait plus de douleur, il était capable de remuer son bras sans difficulté et ne prenait plus de morphine. Peter Nathan le revit cinq à quinze ans après l'opération : il ne souffrait plus !

Pour des traitements beaucoup plus populaires, l'acupuncture, l'auriculothérapie et bien d'autres, il n'existe pas de placebo parfait. Ces techniques sont innombrables. Certains praticiens manipulent des aiguilles, d'autres utilisent des stimulations électriques. Que dire encore de la magnétothérapie, où paraît-il le pôle nord des aimants aurait un effet décontracturant alors que le pôle sud aurait un effet antalgique et anti-inflammatoire ? Il n'existe pas à cet égard d'étude clinique sérieuse contre placebo. Non plus que pour l'homéopathie, la phytothérapie, la vitaminothérapie... la liste est longue. Il n'est donc pas étonnant que rebouteux, guérisseurs, magnétiseurs fassent fortune...

Dans les cas de douleur chronique, on comprend le désarroi des malades. Il ne rend que plus nécessaire encore la protection contre l'escroquerie ou le charlatanisme, et la pratique raisonnable de l'effet placebo.

CHAPITRE 8

L'acupuncture traditionnelle démystifiée

> *À l'âge antique, les hommes vivaient suivant le Tao, le « principe ». Ils observaient la loi du Yin et du Yang, étaient sobres, vivaient une vie régulière et simple. Pour cette raison, sains de corps et d'esprit, ils pouvaient vivre jusqu'à cent ans. À notre époque, les hommes boivent des liquides alcoolisés comme on boit de l'eau, recherchent tous les plaisirs et s'adonnent à l'intempérance, aussi ne vivent-ils pas au-delà de cinquante ans. Les Sages enseignent qu'il faut mener une vie simple et paisible. Gardant ainsi en réserve son énergie, le corps ne pourra être attaqué par les maladies. Le Sage doit se garder des désirs, ainsi son cœur sera en paix, son corps pourra se fatiguer, mais non son esprit. C'est en vivant dans cette simplicité que l'homme peut encore, de nos jours, vivre jusqu'à l'âge de cent ans.*
>
> Khi Pa, médecin chinois, 2500 ans av. J.-C.

« C'est seulement après avoir considéré sérieusement la validité de ce que j'ai appris que j'ai découvert que tout était fantaisie... Les points d'acupuncture n'existaient pas, les méridiens d'acupuncture n'existaient pas et la plupart des lois de l'acupuncture reposent sur des entités qui n'existaient pas. » Cette attaque en règle n'est pas le fait d'un « scientifique pur et dur », d'un farouche ennemi des « médecines parallèles ». Elle est extraite du *Traité d'acupuncture* publié à Londres, en 1987, par Felix Mann. Cet ancien président de la Medical

Acupuncture Society pratique quotidiennement cette technique et fait autorité dans son domaine. Dès 1958, il a étudié l'acupuncture, il a cherché à comprendre en profondeur la médecine chinoise traditionnelle, appris la langue et dévoré les textes anciens. Il admet que ces ouvrages contiennent des données cliniques et des observations pratiques de premier ordre. N'oublions pas en effet que les Chinois ont découvert la circulation sanguine il y a près de deux mille ans. Néanmoins, en toute connaissance de cause, Felix Mann refuse la théorie officielle qui fait appel à des concepts mystérieux comme le Yin et le Yang. Imaginons ce qui se passerait si le pape rejetait le dogme de l'Immaculée Conception...

Pour contrer les sceptiques, de nombreux acupuncteurs avancent souvent que les Occidentaux sont mal placés pour aborder l'étude des effets de l'acupuncture. Il faut d'après eux s'imprégner de la culture dont elle provient, s'initier aux principes philosophiques sur lesquels elle repose et hors desquels elle perd toute signification. Sans doute. Mais si l'acupuncture avait bien un effet physiologique, celui-ci devrait pouvoir être analysé rationnellement. Ce n'est pas parce qu'une pratique s'inspire d'une philosophie déterminée que ses conséquences doivent nécessairement échapper à une évaluation rigoureuse. Sauf si l'on cherche à cacher une absence d'efficacité derrière des concepts flous... Soyons honnête pourtant : l'évaluation est difficile, car l'acupuncture est surtout utilisée pour le traitement de certaines affections douloureuses chroniques et l'on sait que la douleur est un phénomène subjectif, difficile à quantifier. Les placebos présentent souvent une efficacité non négligeable et les guérisons spontanées sont fréquentes.

Du Yin et du Yang

Les films présentés à la télévision dans les années soixante et soixante-dix ont frappé l'imagination du public et l'ont conduit à attribuer à l'acupuncture des vertus quasi magiques. Par la suite, l'engouement a décru. En Chine même, en 1968, environ 60 % des interventions étaient réalisées sous acupuncture. Le pourcentage est tombé à 4 % en 1974. Au cours de deux voyages en République populaire, après 1980, j'ai pu constater que cette technique n'était plus que très rarement utilisée et seulement lorsqu'une analgésie profonde n'était pas nécessaire.

Nous sommes donc loin des années soixante-dix où le groupe de coordination pour l'analgésie par acupuncture de Pékin écrivait : « Les travailleurs médicaux et scientifiques de Chine, suivant la ligne révolutionnaire établie par le président Mao Tsé Toung dans le secteur sanitaire, répondent avec enthousiasme à son grand appel : la médecine et la pharmacologie chinoises sont un grand trésor qu'il faut s'efforcer d'exploiter et d'enrichir. Associant le zèle révolutionnaire à l'esprit scientifique qui fait appliquer les méthodes et les connaissances scientifiques modernes, les travailleurs ont collecté et amélioré les expériences de la vénérable médecine traditionnelle chinoise sur la suppression de la douleur et la guérison des maladies au moyen des aiguilles. Après de longues années d'études approfondies, ils ont réussi à créer l'exceptionnelle technique d'anesthésie due à la Chine : l'anesthésie par acupuncture. »

Pour bien comprendre la médecine chinoise, il faut la référer aux principes sur lesquels elle repose. L'acupuncture traditionnelle postule l'existence d'énergies, le Yin et le Yang, dont l'harmonie assure l'équilibre naturel. À l'inverse, une maladie résulte d'un déséquilibre entre eux. « Une fois Yin, une fois Yang, voilà le Tao », c'est-à-dire le principe, la règle de vie. Pour s'assurer une bonne santé, il faut donc favoriser la circulation harmonieuse du Yin et du Yang en conformant sa vie aux lois du Tao.

Ces notions sont tout à fait relatives. Par exemple, un homme est dit Yang si on le compare à une femme qui, elle, est Yin ; mais comparé à un autre homme, il peut être Yin ou Yang, suivant le cas. En outre, cet homme est lui-même constitué d'éléments Yin et Yang : les organes à leur tour sont relativement Yin ou Yang. Cette relativité du Yin et du Yang est capitale, surtout dans la pratique.

L'énergie vitale circule dans les méridiens (dirigés verticalement) et leurs collatérales (orientées dans le sens horizontal). Un véritable réseau établit des relations entre les différents éléments externes et internes du corps, qui se trouvent ainsi dépendants les uns des autres. Au cours d'une journée, cette énergie circule de façon continue, suivant un horaire bien défini. Le maximum d'énergie pour un organe coïncide avec·le minimum pour un autre. À cette variation quotidienne viennent s'ajouter des variations saisonnières ainsi qu'une localisation préférentielle des énergies suivant l'âge de l'individu en particulier. Les douze premiers méridiens, appelés aussi ordinaires ou réguliers, sont ceux des poumons, du gros intestin, de l'estomac, de la rate, du cœur, de l'intestin grêle, de la vessie, des reins, du péricarde, des trois réchauffeurs, de la vésicule biliaire, du foie. À ces douze méridiens, il faut ajouter les huit méridiens particuliers, encore appelés extraordinaires, curieux, étranges, et encore douze autres.

La peau, barrière tangible séparant le microcosme humain du macrocosme universel, est le lieu de la réconciliation des rythmes externes et internes qui sont en anachronisme lors des maladies. Certains points situés sur les méridiens jouent un rôle essentiel. Leur nombre varie avec les auteurs et suivant les méridiens. Par exemple, certains en comptent 134 pour le méridien de la vessie, 88 pour celui de la vésicule biliaire, alors que le méridien du cœur n'en comprend que 18. C'est en agissant sur ces points que l'on est censé rétablir l'équilibre compromis par la maladie : on calme le principe en excès (il s'agit alors de disperser l'énergie) ou on stimule le principe en défaut (il s'agit de tonifier). On disperse un organe à l'heure où son énergie est maximum alors que l'on tonifie celui qui est à son minimum d'énergie.

Tout le problème consiste évidemment à déterminer si ces postulats correspondent à des réalités tangibles ou si le succès de l'acupuncture est seulement dû à la fascination qu'elle exerce sur un public friand de mystères, d'irrationnel et de miraculeux. En un mot, l'acupuncture agit-elle et si oui, pourquoi ? Son efficacité supposée correspond-elle à des phénomènes objectifs ou bien tient-elle à la crédulité des patients et à leur désir de guérir ?

Science ou savoir-faire ?

En 1985, l'Académie de médecine a publié un article intitulé « Étude des méridiens d'acupuncture par les traceurs radioactifs ». D'après ses auteurs, l'injection d'un traceur radioactif au niveau d'un point d'acupuncture permettait de visualiser, à l'aide d'une caméra à scintillation, des trajets qui se superposaient aux méridiens de la théorie traditionnelle. Ils déclaraient n'avoir observé aucune migration lorsque le traceur était injecté en dehors des points d'acupuncture. Une telle « découverte » fit l'objet de « démonstrations » dans les journaux télévisés. L'acupuncture semblait confirmée par l'expérimentation scientifique. En fait, la question de savoir s'il existait des structures anatomiques correspondant aux trajets radioactifs fut laissée dans l'ombre, alors qu'on aurait pu rapidement démontrer que ce n'est pas le cas en examinant les animaux dont nous possédons la carte des méridiens. De

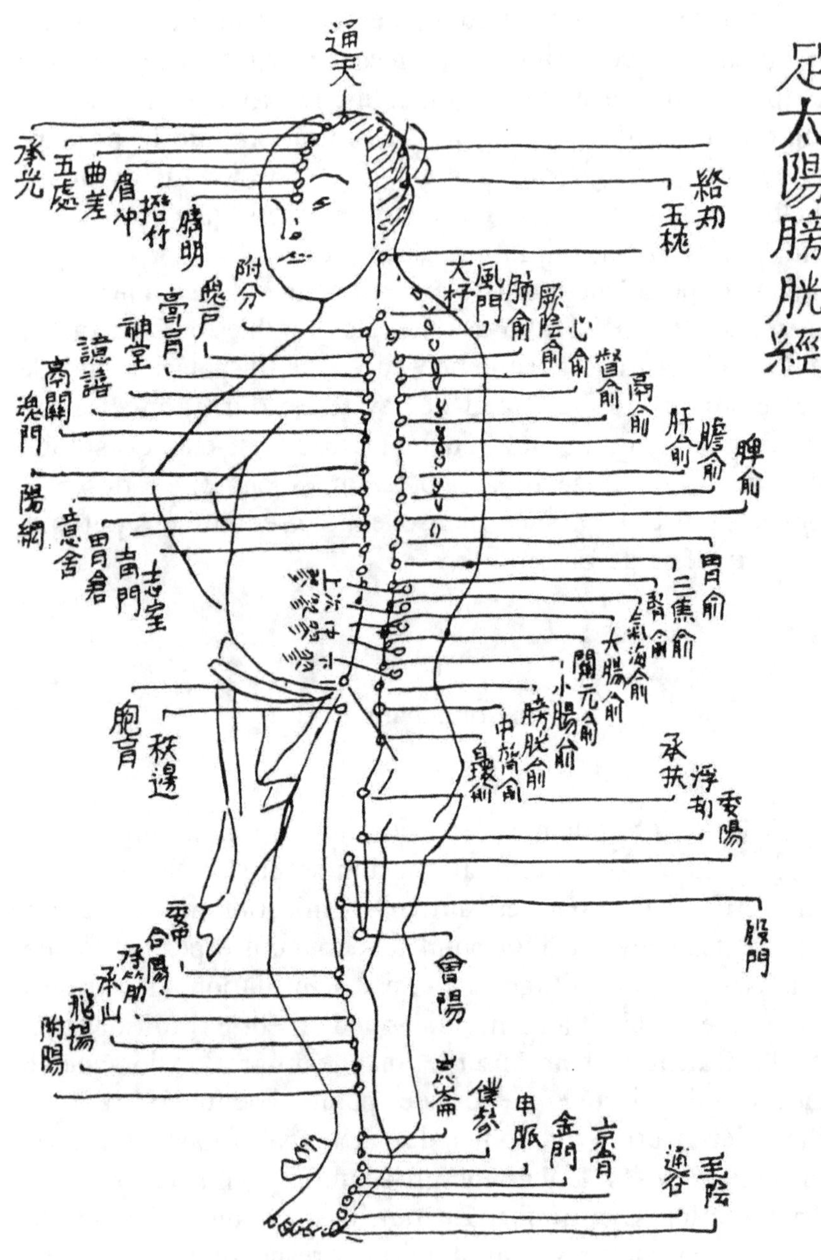

Figure 18
Méridien de la vessie (Chine, 1679)

même, si les auteurs de cette étude avaient éliminé la possibilité d'artefacts par diffusion du traceur vers les vaisseaux sanguins et lymphatiques, on pouvait également se demander comment les trajets des méridiens avaient été précisément délimités, d'autant plus qu'il existe des variations suivant les différentes écoles. Il n'en demeure pas moins que pour des dizaines de milliers de téléspectateurs, l'acupuncture avait désormais un statut scientifique officiel.

En revanche, une seconde étude publiée en 1988 par l'équipe d'Yves Lazorthes à Toulouse n'eut aucun écho auprès du grand public. En reprenant les travaux précédents, ils démontrèrent que la migration du radiotraceur était la même, selon que l'injection était réalisée au niveau d'un point d'acupuncture ou au niveau d'un point témoin. En réalité, l'utilisation d'un radiotraceur permettait de visualiser des trajets veineux ce qui ne justifiait en rien l'existence des méridiens de l'acupuncture. Du reste, de nombreux travaux chinois avaient, dès les années soixante-dix, cessé de prendre en compte les méridiens pour expliquer les effets de l'acupuncture. Il est toujours difficile d'être affirmatif et définitif, mais je crois qu'il faut suivre Felix Mann et avoir le courage de dire que les méridiens d'acupuncture n'existent pas.

On admet aujourd'hui que les effets de l'acupuncture s'exercent par l'intermédiaire des nerfs périphériques seulement. Trois exemples, évoqués par plusieurs écoles chinoises, le montrent. Rien ne se passe dans les régions intactes du corps lorsque l'on stimule des patients paraplégiques aux endroits insensibles de leur corps. Le blocage de la circulation sanguine au niveau d'un bras ne modifie pas les effets produits par l'acupuncture dans ce même bras. Enfin, l'injection de procaïne, c'est-à-dire d'un anesthésique local, à l'emplacement d'un point d'acupuncture bloque les effets analgésiques de cette dernière. Les méridiens sont donc purement imaginaires.

De même les points au sens de la médecine traditionnelle. Aucune évidence morphologique ne plaide en faveur de leur existence. En revanche, lorsque l'on place des aiguilles sur des cadavres, on constate une assez bonne corrélation entre ces points et les terminaisons nerveuses. En 1986, deux chercheurs chinois ont implanté des aiguilles d'acupuncture sur une jambe qui devait être amputée. Après l'intervention, ils ont procédé à un examen microscopique du membre sectionné. Les points d'acupuncture se situaient à une profondeur de 0,4 à 3,2 cm, ils étaient localisés au niveau des tissus souscutanés, des muscles, des tendons et du périoste. Tous correspondaient à des terminaisons nerveuses.

Phénomène curieux, le nombre de points d'acupuncture n'a fait que s'accroître au cours des deux derniers millénaires. De 160, deux à trois siècles avant J.-C., on passe aux 361 points classiques au IIIe siècle de notre ère, puis, selon l'Institut des médecines traditionnelles de Shanghai, à 747 en 1981. Combien de points « découvrira »-t-on d'ici un ou deux millénaires ? Leur profondeur varie également : selon les écoles (Pékin, Nankin, Shanghai), à cinq ans d'intervalle, 74 % des premiers 31 points décrits ont des profondeurs différentes. Voilà bien trop de variations pour une doctrine qui se veut cohérente. N'est-ce pas le signe que c'est la pratique, l'expérience, les tâtonnements empiriques qui décident ?

Nombre d'auteurs classiques et modernes s'accordent à reconnaître que l'insertion ou les mouvements de l'aiguille au niveau d'un point d'acupuncture induisent une sensation décrite sous le terme de *techi*. Elle est désagréable et s'apparente à une meurtrissure, une pression locale, un engourdissement. Douleur, picotements et chaleur peuvent également être ressentis. Le problème se pose évidemment de savoir si ces phénomènes sont spécifiques des points d'acupuncture et, plus généralement, pourquoi il faut stimuler tel point plutôt que tel autre.

Certains acupuncteurs prétendent que la résistance électrique de la peau diminue au niveau des points d'acupuncture, ce qui a immédiatement donné naissance à la fabrication et à la commercialisation d'appareils de détection que l'on peut promener à la surface du corps. En fait, il existe des milliers

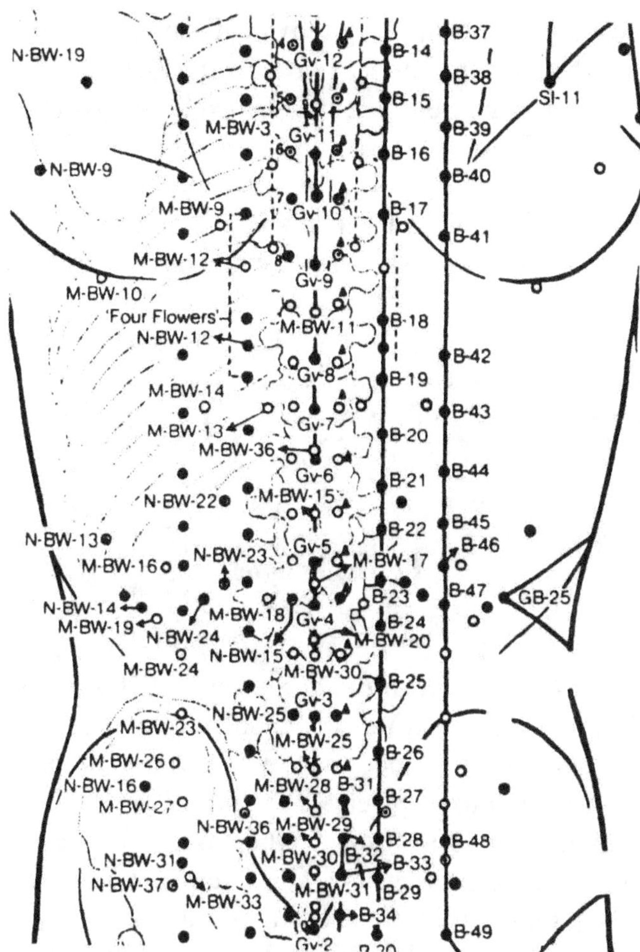

Figure 19
Anciens (●) et nouveaux (○) ou (◉) points d'acupuncture dans le dos (Collège de médecine traditionnelle de Shanghai, 1981).

de points de moindre résistance et même des zones plus larges. Bien évidemment, certains correspondent aux points d'acupuncture, d'autres non.

De même, pour certains auteurs, plus la sensation produite par l'aiguille est intense, plus ensuite le seuil de stimulation nécessaire pour évoquer une douleur augmente. Selon eux, ce phénomène d'hypoalgésie serait caractéristique des points d'acupuncture et démontrerait leur spécificité. En fait, cette corrélation n'est en rien une preuve : d'innombrables travaux ont mis en évidence qu'on peut obtenir des résultats similaires en plaçant les aiguilles ailleurs. Dans la majorité des cas, celles-ci sont plantées au voisinage de la zone douloureuse, mais parfois aussi à des distances considérables. Le tout serait donc de « stimuler au bon endroit »... mais ce « bon endroit » ne correspond pas nécessairement à un point d'acupuncture.

Les méridiens ? Une justification *a posteriori,* une construction de l'imaginaire. Les points ? Des choix arbitraires parmi un ensemble bien plus large de zones sensibles. Science ou savoir-faire ? Inutile d'insister.

Les techniques

L'*acupuncture traditionnelle* repose sur des stimulations manuelles. En fait, chaque praticien utilise sa propre technique, qui est souvent fonction de son expérience personnelle ou de recettes acquises çà et là. La manière de piquer varie (piqûre double, puncturation à cinq pouls, piqûre en étoile, piqûre profonde, piqûre en pic, etc.), tout comme la façon de manipuler l'aiguille (la tourner dans ou contre le sens des aiguilles d'une montre, la diriger dans ou contre la direction du flux de l'énergie). Il existe une cinquantaine de techniques et différents modèles d'aiguilles, en acier inoxydable, en or, en argent... mais on n'a pas prouvé qu'un modèle ou un matériau était supérieur à un autre. D'ailleurs, comme le remarque un expert de la théorie traditionnelle, il est à peu près certain que ce n'est pas pour leur pouvoir thérapeutique que les aiguilles d'or ont été utilisées, mais bien parce que dans une civilisation où l'on n'admettait pas que l'homme du commun et le prince puissent être constitués de la même sorte, il apparaissait normal que l'or, signe de richesse, fût employé pour soigner les hautes classes de la société.

Pour obtenir un effet analgésique ou hypoalgésique, la stimulation est appliquée de façon continue et l'effet s'installe environ en vingt minutes. En revanche, pour le traitement des troubles fonctionnels, le temps d'application des aiguilles varie suivant les auteurs de quelques secondes à plusieurs minutes. Certains acupuncteurs se contentent simplement d'insérer les aiguilles sans stimuler. Il semble qu'il soit courant de pratiquer quatre ou huit piqûres par séance pour un total de cinq à huit séances, mais certains, paraît-il, vont jusqu'à cinquante aiguilles. Quand on sait que les anciens maîtres mesuraient la valeur des acupuncteurs au nombre de piqûres pratiquées... Pour un intégriste de l'acupuncture, ce qui compte avant tout, c'est en effet la technique : « Piquer au point précis ne suffit pas, la façon d'enfoncer les aiguilles fera toute la différence entre un acupuncteur médiocre et un maître. L'aiguille peut être enfoncée rapidement ou lentement, perpendiculairement, inclinée dans le sens du méridien ou en sens contraire ; on peut lui imprimer une amorce de mouvement de va-et-vient, de rotation, un balancement, etc. La connaissance de toutes ces subtilités ainsi que des diverses profondeurs auxquelles on doit piquer suivant l'endroit considéré sont absolument indispensables au professionnel. » Pour le profane, il est clair que l'acupuncture traditionnelle reste fort empirique.

L'*électro-acupuncture* présente l'avantage d'une grande facilité d'utilisation pour de longues périodes et un meilleur contrôle du niveau de la stimulation électrique. Celle-ci est délivrée au travers des aiguilles d'acupuncture implantées au niveau des points chinois. Dans ce cas, les paramètres de la stimulation électrique sont choisis de manière à reproduire les effets de l'excitation manuelle. On utilise une fréquence de stimulation basse (2 à 4 cycles/seconde) et une intensité souvent élevée. Ce type de stimulation, initialement utilisé pour les interventions chirurgicales, s'est étendu au traitement symptomatique de la douleur.

La *neurostimulation transcutanée* utilise des électrodes

collées à la surface de la peau. Les paramètres diffèrent notablement de ceux choisis pour les techniques courantes de neurostimulation. Dans ce dernier cas, la fréquence est élevée (50 à 100 cycles/seconde) et l'intensité faible, alors que dans le cas de l'électroacupuncture, pour se rapprocher des méthodes traditionnelles, on utilise une fréquence de 2 à 4 cycles/ seconde avec une intensité élevée qui est à la limite du supportable pour le sujet. C'est ce que l'on appelle l'*acupuncture par hyperstimulation*. Le patient ressent généralement une sensation de battements, parfois associée à des secousses musculaires.

En fait, il semble que la localisation des stimulations compte moins que leur intensité. Des stimulations de basse fréquence et d'intensité élevée qui, répétons-le, sont à la limite du supportable pour le sujet, sont en général les plus efficaces. Ce n'est pas sans rappeler le vieil adage populaire selon lequel on combat la douleur par la douleur, lequel a inspiré une foule de techniques parmi lesquelles on peut citer la scarification, l'utilisation de la décharge des poissons électriques, les pointes de feu, la cautérisation, la moxibustion.

Toujours largement utilisée en Chine, cette dernière paraît d'ailleurs être apparue avant l'acupuncture. Elle consiste à remplacer comme stimulus la piqûre par la brûlure. Le moxa est une poudre de feuilles d'armoise pilée et façonnée en forme de cône, que l'on pose par la base et dont on allume la pointe. L'application est faite sur les points d'acupuncture après interposition d'une tranche d'ail ou de gingembre pour éviter l'apparition d'une cicatrice. Les moxas remplaçaient les aiguilles lorsque l'usage de celles-ci était contre-indiqué. Ils avaient aussi la réputation de prolonger la vie et d'être de puissants aphrodisiaques.

Dans la *Physiologie du mariage*, Balzac évoque à plusieurs reprises les moxas. « Enfin, en médecine, lorsqu'une inflammation se déclare sur un point capital de l'organisation, on opère une petite contre-révolution sur un autre point, par des moxas, des scarifications, des acupunctures », écrit-il. Et il n'hésite pas à appliquer ces techniques traditionnelles au bonheur conjugal : « Un autre moyen consiste donc à poser à votre femme un moxa ou à lui fourrer dans l'esprit quelque aiguille qui la pique fortement et fasse diversion en votre faveur [...] Les voyages en Italie, en Suisse, en Grèce, les maladies subites qui exigent les eaux, et les eaux les plus éloignées, sont d'assez bons moxas. Enfin un homme d'esprit doit savoir en trouver mille pour un. » On attend toujours des études statistiques probantes...

De même, pour traiter certaines sciatiques, les médecins arabes cautérisaient une partie de l'oreille avec une tige de métal chauffée au rouge. Dans d'autres cas, on cautérisait directement à l'endroit douloureux, par exemple le pied pour la goutte.

Ces méthodes qui consistent à masquer ou calmer une douleur, généralement de longue durée, par une autre douleur intense et brève sont regroupées sous le terme de *contre-irritations*. Ces techniques sont encore en vigueur en médecine vétérinaire, où le tord-nez chez le cheval et les pinces nasales chez les bovins sont utilisés pour des interventions aussi douloureuses que la caudectomie et la castration.

L'analgésie par hyperstimulation peut être également rapprochée d'un autre phénomène qui consiste à soulager la douleur par la stimulation de « points gâchettes ». Ces points gâchettes sont situés aux mêmes endroits chez la plupart des patients. Ils semblent plus particulièrement impliqués dans les douleurs musculaires faciales et peuvent être reliés à des activités viscérales pathologiques. Une simple pression peut entraîner une douleur intense de durée variable. La mise en place d'une aiguille ou l'injection d'une solution saline physiologique au niveau de ces zones peut susciter un soulagement important des douleurs musculo-squelettiques de l'épaule et du cou. Notons que la disposition de ces gâchettes correspond assez bien à la localisation des points chinois. À deux mille ans d'intervalle, la médecine occidentale a ainsi retrouvé des zones sensibles que l'observation empirique avait déjà révélées.

On le voit, s'il faut rejeter les principes de l'acupuncture traditionnelle et surtout son caractère dogmatique et systématique, il est clair pourtant que la stimulation par l'acupuncture peut avoir un effet. La théorie est fausse, mais la pratique empirique tombe parfois juste. Il reste à savoir pourquoi. Certaines données physiopharmacologiques, obtenues chez l'homme et chez l'animal, permettent d'avancer des hypothèses, en particulier quant à l'action hypoalgésique de l'acupuncture.

L'acupuncture expliquée ?

Les mouvements de l'aiguille (stimulation manuelle ou électro acupuncture) déclenchent l'activation de fibres nerveuses musculaires de fin diamètre activées de préférence par des stimulations intenses. Il s'agit essentiellement de fibres peu myélinisées (A δ) et peut-être, à un degré moindre, des fibres C, qui sont dépourvues de gaine de myéline. Pour les techniques d'analgésie par hyperstimulation (électrodes de surface), il est vraisemblable que ce sont les fibres cutanées fines A δ qui sont activées.

Rappelons que les messages véhiculés par ces deux types de fibres activent les seconds neurones du circuit de la douleur, qui sont situés dans la corne dorsale de la moelle épinière. Leurs prolongements se dirigent du côté opposé au stimulus, dans la substance blanche de la moelle épinière, transmettant ainsi l'information à différentes régions du cerveau. Surtout, le transfert de l'information est constamment modulé par différents systèmes de contrôle, segmentaires, c'est-à-dire indépendants du cerveau, ou descendants, autrement dit originaires de certaines structures cérébrales profondes. C'est vraisemblablement en renforçant ces mécanismes de contrôle que les différents types de stimulations périphériques, dont l'acupuncture, peuvent induire des effets analgésiques ou hypoalgésiques.

Chez le singe, en particulier, il ne fait aucun doute que les mécanismes de contrôle segmentaire sont activés par les stimulations de basse fréquence et d'intensité élevée. D'innombrables données obtenues tant chez l'homme que chez l'animal laissent à penser que les systèmes de contrôle descendants jouent également un rôle essentiel. La stimulation du mésencéphale ou de régions plus profondes du cerveau provoque des effets analgésiques extrêmement puissants qui pourraient s'expliquer en partie par la mise en jeu des divers systèmes bloquant la transmission des messages nociceptifs au niveau médullaire. Une fois stimulés de manière intense, la substance grise périaqueducale et le noyau raphé magnus entraîneraient en retour l'inhibition de la transmission des messages au niveau spinal. La section de certains faisceaux responsables de cet effet et la destruction du noyau raphé magnus atténuent en effet l'analgésie induite par acupuncture. Dans la mesure où le noyau raphé magnus contient des neurones riches en sérotonine, ce neuromédiateur pourrait expliquer l'efficacité relative de l'acupuncture : des stimulations relativement intenses activent le noyau raphé magnus, ce qui, au niveau médullaire, se traduit par une libération de sérotonine, laquelle bloque la transmission des messages nociceptifs.

L'analgésie par acupuncture dépend également des substances opioïdes endogènes. On sait depuis les années soixante-dix que les effets analgésiques induits par les stimulations cérébrales profondes diminuent ou disparaissent après administration d'un antagoniste (naloxone) des substances opioïdes endogènes : de telles stimulations déclencheraient donc la libération de substances opioïdes endogènes. En 1977, Mayer et ses collaborateurs arrivèrent à la même conclusion pour l'acupuncture : l'augmentation du seuil de douleur à la stimulation dentaire induite chez l'homme par acupuncture est très fortement diminuée après administration de naloxone.

En revanche, la naloxone n'abaisse pas le seuil de douleur de sujets dont l'état d'hypnose a augmenté la résistance. À de rares exceptions près, les effets de la naloxone ont été largement confirmés chez l'animal, y compris chez la souris, et chez l'homme. Chez ce dernier, on arrive même à distinguer clairement les effets de la naloxone suivant le type de stimulation utilisé. Les hypoalgésies dues à l'application de courants de fréquence élevée (80 à 100/seconde) et d'intensité faible ne sont pas modifiées par la naloxone. En revanche, de très nombreux travaux ont confirmé que les hypoalgésies déclenchées par l'acupuncture traditionnelle, l'électroacupuncture ou par hyperstimulation de surface sont diminuées ou totalement supprimées après administration de naloxone. Dans ce cas, on délivre des fréquences de stimulation basses (1 à 4 cycles/seconde) et d'intensité élevée, les électrodes de stimulation peuvent être placées à distance du métamère où siège la douleur. L'hypoalgésie s'installe progressivement et se prolonge après l'arrêt de la stimulation. Mais les effets de la naloxone peuvent se faire sentir même si l'on stimule d'autres points que ceux que prend en compte la théorie traditionnelle. L'hypoalgésie déclenchée par ce type de stimulation résulte de la mise en jeu des systèmes de contrôle descendants.

Des travaux récents menés chez le rat dans notre laboratoire par l'équipe de D. Le Bars, sur les contrôles inhibiteurs diffus induits par des stimulations nociceptives indiquent que toute stimulation périphérique intense appliquée à n'importe quel endroit du corps peut déclencher en retour l'activation des systèmes descendants qui vont bloquer la transmission de l'information au niveau des différents endroits du corps localisés en dehors du site de stimulation. Cette fois encore, les substances opioïdes endogènes et la sérotonine sont impliquées. Du point de vue clinique, ces contrôles pourraient représenter le substrat fonctionnel permettant d'expliquer certaines observations paradoxales telles que le masquage d'une douleur par une autre douleur d'origine différente (contre-irritation). Il en va vraisemblablement de même pour certaines formes d'analgésie obtenues par hyperstimulation ou par acupuncture, puisque les effets de ces stimulations sont d'autant plus efficaces qu'elles sont plus intenses, voire à la limite du supportable.

Bien que l'on doive garder beaucoup d'humilité face à un phénomène aussi déroutant et complexe que l'acupuncture, il est vraisemblable que toutes ces données constituent une base relativement solide pour expliquer les effets de l'acupuncture. Pourtant, il ne faut pas oublier que ceux-ci restent modestes. C'est pourquoi on parle plutôt d'hypoalgésie que d'analgésie. C'est aussi la raison pour laquelle des interventions chirurgicales sous acupuncture ne peuvent être envisagées.

Qu'en est-il lorsque l'acupuncture est utilisée pour le traitement des troubles fonctionnels ? À l'heure actuelle, les tentatives d'explication sont tout à fait dérisoires. La principale difficulté réside dans le facteur temps : les effets hypoalgésiques sont en effet de courte durée, alors que les effets observés sur des troubles fonctionnels (maux de dos, migraines, etc.) peuvent après une séance durer des jours, des semaines, voire des mois et même cesser définitivement. À ce stade, on tombe malheureusement trop souvent dans l'anecdote et tous les acupuncteurs ont bien sûr des guérisons spectaculaires à vous raconter... C'est alors qu'il faut se rappeler qu'il existe des guérisons spontanées et que l'effet placebo intervient, quel que soit le type de douleur, chez 36 % des patients, y compris chez les patients souffrant de douleurs d'origine cancéreuse.

Les effets de l'électro-acupuncture sont bien différents selon qu'on cherche à agir sur une douleur expérimentale ou sur une douleur chronique. Price et ses collaborateurs ont pratiqué pendant vingt-cinq à trente minutes une séance d'électro-acupuncture (basse fréquence, intensité très élevée) chez des patients souffrant du dos. Ils ont évalué les effets de la stimulation sur les signes cliniques de cette douleur chronique et sur les réponses à la douleur expérimentale. Celles-ci consistaient en des stimulations thermiques (43 à 50°) délivrées au niveau du dos et dans une région éloignée située au niveau de l'avant-bras. Chez 60 % des patients, l'électro-acupuncture accroît l'accoutumance à la stimulation thermique (dos et avant-bras) pendant une heure trente. 58 % des patients sont soulagés de leur douleur chronique, mais, dans ce cas, l'effet maximum apparaît entre deux et vingt-quatre heures pour persister pendant plusieurs jours. Il semble donc que l'électro-acupuncture induise une hypoalgésie précoce, de durée limitée, qui s'exerce aussi bien au niveau local qu'à distance. Elle repose sur l'action des mécanismes de contrôles propres au système nerveux central, mais aussi par des phénomènes périphériques. La stimulation intense des zones gâchettes pourrait entraîner une relaxation musculaire avec des retentissements locaux affectant la température et la micro-circulation locales pendant plusieurs jours.

Il faut bien reconnaître que ces hypothèses restent spéculatives : nous sommes encore loin de comprendre les vrais mécanismes qui fondent cette technique millénaire et empirique qu'est l'acupuncture. Rejeter ses principes suscitera sans doute une levée de boucliers de la part des traditionalistes. Encore une fois, on accusera un représentant de « la science officielle » de mépriser des méthodes « douces » qui ont fait leurs preuves et de vouloir imposer à tout prix le point de vue rationaliste pur et dur. Or il est clair que l'acupuncture agit bel et bien. Nombre de patients en tirent un apaisement. Pour certains types de douleurs et après divers échecs thérapeutiques, j'accepterais moi-même de me tourner vers ce recours. Pour autant, je refuse de me laisser entraîner dans le mystère, l'irrationnel, le sensationnel. Constater que l'acupuncture est parfois efficace ne doit pas inviter à croire à la philosophie dont les praticiens habillent leur savoir-faire. Les effets analgésiques de l'acupuncture sont peu puissants et tiennent plus aux tâtonnements d'une longue pratique qu'à la justesse de leurs principes philosophiques. Il est bien évident également que l'effet placebo, couramment observé chez nombre de patients douloureux, même cancéreux, joue également un rôle non négligeable. Peu importe alors les principes et la technique, pourvu qu'on y croie ! C'est là une réalité psychologique qu'on ne peut nier.

CHAPITRE 9

Les médicaments de la douleur

Les analgésiques sont sans aucun doute les médicaments les plus vendus dans les pharmacies. Ils font l'objet de nombreuses prescriptions de la part du corps médical et, en ce domaine, l'automédication est très courante. Des dizaines de millions de boîtes d'analgésiques sont ainsi consommées chaque année et de très nombreuses spécialités pharmaceutiques existent sur le marché, ce qui est un peu surprenant car trois substances se détachent nettement des autres. D'une part, la bonne vieille *aspirine* et le *paracétamol*, qui sont consommés annuellement par dizaines de milliers de tonnes, et d'autre part, la *morphine* et ses *dérivés*, que l'on utilise dans des cas bien précis.

Les premiers sont en général regroupés sous le terme générique d'*analgésiques périphériques*, car ils agissent principalement au niveau de la lésion qui entraîne la douleur, c'est-à-dire là où se situent les terminaisons des fibres nerveuses situées dans la peau, les muscles, les viscères, les articulations et les vaisseaux. En revanche, la morphine et ses dérivés sont des *analgésiques centraux*, car ils affectent à différents niveaux du système nerveux central le transfert de l'information nociceptive et modifient la réaction psychique du malade à la douleur. Bien qu'un peu schématique, cette classification clinique est justifiée par les données physio-pharmacologiques dont nous disposons à l'heure actuelle pour expliquer les mécanismes d'action de ces deux grandes classes de médicaments. Cependant, pour les spécialistes, le problème est plus complexe, car certains travaux récents, à mon sens insuffisamment convaincants, suggèrent que les analgésiques dits périphériques auraient aussi une action centrale, alors que les morphiniques auraient également un site d'action périphérique. À ces deux grandes classes d'analgésiques il faut ajouter différentes substances anti-inflammatoires qui, bien entendu, agissent à la périphérie, les antidépresseurs et des substances possédant des propriétés anticonvulsivantes. Ces dernières sont essentiellement utilisées pour traiter les douleurs qui présentent souvent des manifestations paroxystiques, telles que la névralgie du trijumeau.

Aspirine : la course en tête

L'aspirine, ou acide acétylsalicylique, est le médicament le plus populaire au monde. Mise sur le marché dès 1899 par la firme allemande Bayer, elle a très rapidement connu un succès foudroyant et sa consommation mondiale s'élève aujourd'hui à plusieurs dizaines de milliers de tonnes par an. Elle possède des propriétés multiples : antipyrétique, analgésique, anti-inflammatoire et anti-agrégante, c'est-à-dire qu'elle retarde la coagulation sanguine. Cependant, elle est loin d'être inoffensive, notamment au niveau de la muqueuse de l'estomac. Mais ses propriétés anticoagulantes viennent de la remettre spectaculairement en course, ce qui a conduit le pharmacologue Harry Collier à déclarer : « L'avenir de l'aspirine s'annonce encore plus prometteur que son passé. »

Le terme aspirine, déposé par Bayer, se décompose ainsi : A pour acétylation, spir pour spirée, qui est le nom scientifique de la reine-des-prés, et ine, suffixe classiquement utilisé par les chimistes et que l'on retrouve fréquemment en pharmacologie, quinine, cocaïne, morphine, héroïne, codéine, acétyl-choline, sérotonine, noradrénaline, digitaline, etc. Les pré-parations d'écorce, de feuilles et de chatons de saule ainsi que de reine-des-prés, grande herbe dont les feuilles res-semblent à celles du framboisier, étaient utilisées empirique-ment dès le IVᵉ siècle avant J.-C. pour combattre la fièvre et la douleur. Plusieurs auteurs firent ensuite la relation entre les endroits marécageux et humides qui favorisent l'apparition des rhumatismes et la flore qui y pousse et soigne ces maux. C'est la théorie dite « des signatures » selon laquelle « de nombreuses maladies naturelles ont un remède qui leur est associé, ou qui existe non loin de leurs causes ».

Les techniques d'extraction chimique ont permis successi-vement l'identification de la saliciline, puis de l'acide salicy-lique et enfin de l'aspirine. La première publication relative à l'écorce de saule a été présentée en 1763 à la Royal Society de Londres par le révérend Edmund Stone. Ce dernier avait établi une relation d'amertume entre l'écorce de quinquina et l'écorce de saule, d'où l'utilisation de cette dernière contre les fièvres intermittentes. Du point de vue clinique, l'Écossais Mac Lagan (1876) et le Berlinois Stricker (1867) prescri-vaient systématiquement l'acide salicylique dans le cas de rhumatismes articulaires aigus ou de polyarthrite rhumatis-male. Cependant, on s'est rapidement aperçu des effets indé-sirables de l'acide salicylique qui irrite très fortement la muqueuse de l'estomac et provoque brûlures, saignements, etc. On a donc essayé de pallier ces inconvénients en utilisant son sel de sodium, introduit par Germain Sée, en 1877, et utilisé pour traiter la goutte et les polyarthrites chroniques[1]. Malheureusement, de nouvelles difficultés surgirent car, du fait de son amertume, le salicylate de soude était très mal accepté par les patients qui devaient en prendre plusieurs

---

1. Parmi celles-ci, mentionnons plus particulièrement la polyarthrite rhumatismale, qui se caractérise par une atteinte des articulations souvent très invalidante. Elle atteint trois fois plus les femmes que les hommes ; quant à l'ostéoarthrite dégénérative qui est fort douloureuse, elle atteint les articulations des sportifs (genoux des footballeurs ou des rugbymen, orteils des danseurs) et les personnes âgées de plus de soixante ans.

grammes par jour. Tel était le cas du père de Félix Hoffmann, chimiste chez Bayer, qui souffrait d'arthrite chronique. C'est, dit-on, par amour filial que Hoffmann réalisa la synthèse industrielle de l'acide acétylsalicylique ou aspirine, en 1897. Néanmoins, de multiples controverses subsistent entre historiens allemands et français quant à la paternité de la découverte de l'aspirine. Il semble que l'acide acétylsalycilique ait été préparé pour la première fois en 1853 par le chimiste strasbourgeois Charles Frédéric Gerhardt, qui réussit l'acétylation de l'acide salycilique... c'est-à-dire la synthèse de l'aspirine.

En fait, tout se passe comme si Gerhardt avait bien obtenu de l'acide acétylsalicylique, mais croyait avoir préparé de l'anhydride. Il avait découvert l'aspirine sans le savoir et sans le vouloir... D'ailleurs, ses travaux restèrent sans suite thérapeutique, puisqu'il restait à découvrir les propriétés des substances synthétisées. C'est donc celui qui a mis en évidence les propriétés thérapeutiques de l'aspirine qui mérite d'être considéré comme son inventeur. L'article 10 de la loi du 2 janvier 1968 sur le régime des brevets d'invention stipule en effet qu'une invention portant sur un médicament ne peut être valablement brevetée que si elle a pour objet un produit, une substance ou une composition présentée pour la première fois comme constituant un médicament. C'est pour cette raison que l'on attribue généralement à Félix Hoffmann la découverte de l'aspirine, puisqu'il avait bel et bien cherché à mettre au point un médicament antirhumatismal mieux toléré que l'acide salicylique et que le salicylate de soude. Il faut lui associer Dreser et d'autres cliniciens allemands qui réalisèrent des études de pharmacologie clinique tout à fait originales pour l'époque. Dès 1899, Kurt Witthauer concluait ainsi un article consacré à l'aspirine : « En tenant compte de mes résultats favorables et après une longue hésitation, la firme Bayer prit la décision de commercialiser l'aspirine. Je peux seulement espérer que les difficultés de production n'entraîneront pas un prix élevé, de sorte que comme je le crois, cette précieuse substance puisse être largement utilisée. » Rendons hommage à l'école pharmacologique allemande qui était de loin la meilleure au cours du premier tiers du XXᵉ siècle, avant que nombre de ses brillants chercheurs ne soient obligés de s'exiler, notamment vers l'Angleterre, dès la montée du nazisme.

En 1899, Bayer déposait la marque « Aspirine », le 1ᵉʳ février en Allemagne, le 8 avril en France et le 12 mai au Bureau international de Berne. Cette société possédait donc théoriquement la propriété exclusive de la marque qui reste d'ailleurs privilégiée dans divers pays, mais qui devint un nom commun en France, en Angleterre et aux États-Unis. La dépossession de Bayer pourrait être une conséquence du Traité de Versailles, en vertu duquel de nombreux brevets et marques allemandes furent l'objet d'une expropriation et tombèrent dans le domaine public. Néanmoins, il semble que dès avant la Première Guerre mondiale, le mot aspirine ait déjà été considéré en France comme un terme générique désignant l'acide acétylsalicylique. Du reste, Bayer n'a jamais déposé de réclamation contre l'usage du mot en France, pas même durant l'Occupation. Dès 1900, l'aspirine Vicario était vendue en France et dès 1915, Rhône Poulenc déposa la marque aspirine Usines du Rhône. Dès septembre 1914, un mois après la déclaration de guerre, un pharmacien de Paris répondant au nom de Bayard, n'hésitait pas à vanter les mérites de ce remède avec le slogan « l'aspirine Bayard, l'aspirine sans peur ni reproche ».

Le succès de l'aspirine fut d'emblée extraordinaire : elle se révéla efficace pour combattre la fièvre, mais aussi contre un nombre impressionnant de syndromes douloureux tels que les céphalées, les différentes formes de rhumatismes, l'arthrose, les sciatiques, les maux de dos, les douleurs dentaires et les douleurs d'origine cancéreuse, etc. Mais pendant près de soixante-dix ans, on a consommé des tonnes d'aspirine sans connaître ses mécanismes.

Ce sont Lim et ses collaborateurs, grâce à des expériences

particulièrement élégantes, qui ont précisé que l'aspirine agit au niveau des terminaisons des fibres nociceptives qui innervent la peau, les muscles, les articulations et les viscères. Du point de vue biochimique, Vane et ses collaborateurs Ferreira et Moncada ont démontré que l'aspirine inactive une enzyme, la cyclo-oxygénase et bloque ainsi la formation de prostaglandines [2]. Contrairement aux substances algogènes classiques (bradykinine, histamine, sérotonine), les prostaglandines n'exercent pas d'action excitatrice directe sur les fibres nociceptives. Elles agissent en provoquant des phénomènes de sensibilisation, c'est-à-dire en potentialisant les effets de ces substances. Mais il se pourrait aussi que l'aspirine ait une action centrale.

Quelles que soient ses modalités d'action, nous nous trouvons en présence d'un médicament millénaire qui représente aujourd'hui plus de 51 % de la consommation mondiale d'analgésiques. Pourtant, il n'est pas exempt d'effets indésirables. On relève en premier lieu la toxicité sur la muqueuse de l'estomac entraînant des microsaignements et des hémorragies (en particulier chez les patients qui ont eu un ulcère) [3], des atteintes neurologiques (vertiges, bourdonnements d'oreilles, surdité), des effets toxiques au niveau du rein et du foie. Ces troubles hépatiques sont associés à des atteintes neurologiques (syndrome de Reye) survenant chez des enfants ayant absorbé de l'aspirine lors d'un épisode infectieux ou lors d'une atteinte virale (varicelle ou grippe) [4]. Notons cepen-

---

2. De très nombreuses recherches actuelles tendent en fait à démontrer que l'action périphérique de l'aspirine est beaucoup plus complexe et ne se limite pas à ses effets sur la synthèse des prostaglandines. De plus, certains médicaments de la famille de l'aspirine diminuent la douleur et la fièvre sans inhiber la synthèse des prostaglandines alors que d'autres possèdent des propriétés analgésiques à des concentrations inférieures à celles produisant l'effet inhibiteur.

3. Ces effets s'expliquent encore en tenant compte des effets de l'aspirine sur la synthèse des prostaglandines. Celles-ci diminuent la production d'acide par la muqueuse gastrique et stimulent la production du mucus qui protège les somas. Il en résulte que lorsque la synthèse des prostaglandines est bloquée, l'estomac est attaqué.

4. Comme le soulignent O. Robert et B. Vargaftig, « la relation de cause à effet n'est pas encore démontrée. Les soupçons sont suffisamment importants pour que, suivant l'avis du comité du ministère de la Santé, les industriels américains aient décidé de mettre en garde les consommateurs et les autorités sanitaires de lancer un avertissement auprès des parents. Le 10 juin 1986, après une étude similaire menée en Grande-Bretagne sous la direction du docteur Acheson et aboutissant à la même conclusion, ce

dant que la fréquence du syndrome de Reye, principalement décrit dans les pays anglo-saxons, est extrêmement faible (inférieure à 1 pour 100 000 enfants). La tendance actuelle dans le domaine de la pédiatrie est d'utiliser de préférence le paracétamol. L'aspirine peut également provoquer des accidents cutanés (urticaire associé à un œdème), une toxicité respiratoire chez des patients asthmatiques, enfin, pour différentes raisons, elle est déconseillée au cours de la gestation et de l'accouchement.

Devant ce triste bilan, on se demande comment cette substance figure encore dans l'arsenal thérapeutique puisqu'elle apparaît seule ou en association dans environ soixante spécialités pharmaceutiques. Pour pallier ces inconvénients, il faut bien évidemment éviter les surdosages qui peuvent être fréquents, notamment dans les cas d'automédication. La posologie analgésique est raisonnable puisqu'elle se situe aux alentours de 1 à 2 grammes par jour alors que la posologie anti-inflammatoire nécessite des doses plus élevées, de l'ordre de 3 à 6 grammes par jour. Surtout, des efforts importants ont été accomplis pour diminuer la toxicité de l'aspirine sur la muqueuse gastrique. De nouvelles présentations sont apparues, qui prennent le plus souvent la forme de sels solubles dans l'eau, ce qui permet une absorption rapide par le sang et limite le contact avec la muqueuse stomacale. Tel est le cas des aspirines dites tamponnées et des comprimés effervescents. Il existe également des aspirines entériques qui sont enrobées d'une pellicule (acétylphtalate de cellulose ou éthylcellulose) résistant à l'acide gastrique, de sorte que le principe

---

pays retirait de la vente certains médicaments pédiatriques contenant de l'aspirine. Aucun membre de la Communauté économique européenne ne suivait cet exemple. D'ailleurs, d'après certains observateurs, cette affaire n'aurait pas qu'un aspect scientifique. Elle serait le reflet de la guerre économique impitoyable que se livreraient les fabricants d'aspirine et les producteurs d'autres anti-inflammatoires non stéroïdiens. En effet, pour une action thérapeutique équivalente, le coût d'un traitement par les nouveaux anti-inflammatoires est en moyenne cinq fois supérieur à celui de l'aspirine et des autres salicylés. » Il faut bien reconnaître que la guerre économique n'intéresse pas uniquement les téléviseurs et les magnétoscopes. D'autre part, il faut souligner que les effets toxiques d'une substance donnée seront d'autant plus facilement révélés que cette substance est présente sur le marché depuis de nombreuses années... ce qui est le cas de l'aspirine.

actif ne s'exprime qu'au niveau de l'intestin grêle. Évidemment, la libération retardée de ce type d'aspirine limite son emploi au traitement continu des douleurs chroniques. On peut également modifier la voie d'administration. C'est ainsi que les solutions d'aspirine injectable (par voie intramusculaire ou intraveineuse) préparées au moment de l'emploi semblent ne pas présenter d'inconvénient majeur pour la muqueuse gastrique et ont bien entendu un effet analgésique plus précoce et plus marqué.

Les effets anticoagulants de l'aspirine suscitent aujourd'hui de grands espoirs pour le traitement des maladies cardio-vasculaires. De faibles doses d'aspirine inhibent la cyclo-oxygénase et donc bloquent la production de thromboxane A2, puissant agent agrégant produit par les plaquettes sanguines. C'est d'ailleurs l'explication des prétendus pouvoirs que le célèbre Raspoutine aurait exercés sur le fils de Nicolas II, dernier Tsar de Russie. Le Tsarévitch était atteint d'hémophilie et souffrait de douleurs articulaires dues à des saignements. Ses médecins lui prescrivaient de l'aspirine, mais le remède était pire que le mal, car il aggravait encore l'hémophilie. Raspoutine réussit à convaincre le couple impérial de la nécessité de renoncer à cette drogue moderne et de s'en remettre à la foi. Sans aspirine, la santé du garçon s'améliora et tout le mérite en rejaillit sur le moine...

Cet effet anticoagulant explique que l'aspirine soit utilisée pour prévenir les infarctus du myocarde et les accidents vasculaires cérébraux. Une étude américaine publiée en 1989 par le *New England Journal of Medicine* et portant sur 22 071 médecins américains indique que les risques d'infarctus du myocarde sont diminués de 44 % chez les médecins ayant pris 0,3 gramme d'aspirine tous les deux jours (la durée moyenne de l'étude était de cinq ans). Des travaux encore plus récents indiquent que l'on peut observer le même effet en diminuant les doses d'aspirine à quelques dizaines de milligrammes. Pour cette raison, des centaines de milliers de patients prennent aujourd'hui de l'aspirine à titre préventif pour diminuer les risques d'infarctus et d'accidents vasculaires cérébraux. Il s'agit donc d'un nouveau départ pour cette molécule aux propriétés pharmacologiques multiples.

En dépit de ses effets secondaires indésirables, il ne fait aucun doute que l'aspirine reste un analgésique de choix non seulement pour le traitement des douleurs modérées, mais également pour combattre la douleur d'origine cancéreuse. Les effets analgésiques sont obtenus avec des doses de l'ordre du gramme qui peuvent être renouvelées plusieurs fois par jour. En général, il faut des doses plus élevées pour obtenir l'effet anti-inflammatoire, ce qui accroît le risque d'effets secondaires.

La famille des anti-inflammatoires non stéroïdiens comprend de très nombreuses autres substances. La liste ne fait que s'allonger. Bien qu'elles possèdent des structures chimiques très différentes, ces molécules ont le même mécanisme d'action que l'aspirine (effets périphériques et inhibition de la synthèse des prostaglandines). Du point de vue clinique, il est difficile de révéler une différence notable dans leur efficacité thérapeutique. En d'autres termes, les différences rapportées dans quelques études sont moins importantes que les variations individuelles. Il en résulte que le choix du médicament est principalement orienté par des critères d'exclusion, fondés sur la toxicité aiguë ou chronique, la possibilité d'interaction médicamenteuse et la pathologie des patients. Ces molécules ont des propriétés adverses non négligeables, certaines d'entre elles ayant été retirées du marché après de nombreuses années de prescription. On comprend alors pourquoi parmi les nombreux anti-inflammatoires non stéroïdiens, l'aspirine est toujours très largement utilisée.

Un redoutable concurrent : le paracétamol

Depuis 1950, l'aspirine et les anti-inflammatoires non stéroïdiens sont concurrencés par un autre analgésique dont le site d'action semble également périphérique. Il s'agit du paracétamol, molécule relativement simple dérivée du para-aminophénol. Elle a une activité analgésique et antipyrétique d'intensité comparable à celle de l'aspirine. En revanche, elle n'a pratiquement pas d'effet sur l'inflammation. Le paracétamol est très largement utilisé aux États-Unis et de plus en plus en Europe. Il représente près de 42 % de la consommation mondiale d'analgésiques. Son ou ses mécanisme(s) d'action reste(nt) pourtant à élucider : il n'inhibe ni la synthèse de prostaglandines à la périphérie, ni la coagulation sanguine. Quoi qu'il en soit, son activité analgésique est comparable à celle de l'aspirine mais contrairement aux anti-inflammatoires non stéroïdiens, il n'entraîne pas d'effet indésirable à posologie thérapeutique, c'est-à-dire qu'il ne provoque pas de lésion de la muqueuse gastrique et n'interfère pas avec l'agrégation plaquettaire. Le seul danger du paracétamol résulte de l'ingestion accidentelle ou volontaire de doses massives. Dans ces conditions, il entraîne des troubles hépatiques irréversibles si un traitement spécifique n'est pas instauré précocement. Cependant, ces cas sont exceptionnels et le paracétamol est une substance beaucoup plus maniable que les anti-inflammoires non stéroïdiens, ce qui explique son succès croissant.

D'après une étude effectuée par la mission Bureautique et Informatique de la Direction de la pharmacie et du médicament, il apparaît que le nombre de spécialités pharmaceutiques contenant de l'aspirine ou ses sels a nettement diminué, alors que la vente de spécialités contenant du paracétamol a fortement augmenté. Par ailleurs, de 1983 à 1985, la quantité d'aspirine utilisée par l'industrie pharmaceutique française a régressé de plus de 22 %, alors que celle du paracétamol a augmenté de près de 42 %. En fait, la consommation mondiale d'acide acétylsalicylique et celle de paracétamol tendent à s'égaliser. Les pays anglo-saxons préfèrent le paracétamol tandis qu'en Allemagne et dans les pays latins, l'aspirine conserve sa faveur. À titre d'exemple, en 1989, les produits à base de paracétamol représentaient 56 % des ventes d'analgésiques en Grande-Bretagne et 44 % aux États-Unis contre 35 % en France, 10 % au Mexique et 9 % au Brésil.

D'un point de vue plus général, mentionnons que si l'on ne tient pas compte de quelques molécules dont certaines ont parfois des effets indésirables, les analgésiques dits périphériques se résument aux anti-inflammatoires non stéroïdiens (dont l'aspirine) et au paracétamol, auxquels il faut cependant ajouter la noramidopyrine, qui entre dans la composition d'une dizaine de spécialités pharmaceutiques.

Les associations d'analgésiques

Pour augmenter l'efficacité des analgésiques dits périphériques et éventuellement diminuer leurs effets secondaires, la stratégie la plus courante consiste à les associer à d'autres substances. Des règles bien précises doivent être observées. Le bénéfice potentiel résultant de l'utilisation de deux substances ayant les mêmes mécanismes d'action (par exemple deux analgésiques périphériques) n'est en général pas supérieur à celui que l'on obtient lorsque l'on administre une dose plus élevée de l'une ou l'autre de ces substances. En d'autres termes, l'administration de paracétamol n'entraîne aucun accroissement de l'effet analgésique si au préalable une dose adéquate d'aspirine a été prescrite et vice versa. En revanche, depuis plusieurs années, l'association des analgésiques périphériques à des morphiniques ayant une action centrale mineure s'est révélée très efficace. Ces associations concernent d'une part, aspirine ou paracétamol et, d'autre part, codéine et dextropropoxyphène. Cette stratégie s'est révélée efficace et différentes études cliniques irréprochables ont clairement mis en évidence une synergie d'action entre ces deux types de substances qui ont des modalités d'action différentes. Aujourd'hui, de très nombreuses spécialités pharmaceutiques fondées sur ce principe sont disponibles sur le marché. En plus d'une efficacité plus marquée, elles ont l'avantage de pouvoir aisément être prescrites par le médecin car elles contiennent un morphinique peu puissant et ne sont donc pas soumises à la législation relative aux stupéfiants ce qui est le cas de la morphine.

On le voit, l'arsenal médicamenteux destiné à combattre la douleur est relativement restreint, puisque, très schématiquement, il se limite aux analgésiques périphériques et aux morphiniques. De très nombreuses recherches originales ont été menées au cours de ces quinze dernières années. Mais elles n'ont encore débouché sur aucune substance miracle. Leurs résultats sont plutôt décevants. C'est d'ailleurs un sentiment de déception qu'exprimait Humphrey Rang, le directeur du Sandoz Medical Research Institute de Londres, qui s'est beaucoup investi dans ces recherches : « L'industrie pharmaceutique n'a pas de raison d'être fière, puisque à l'exception de quelques variantes des anti-inflammatoires non stéroïdiens et des morphiniques, aucune nouvelle substance réellement originale n'a été développée depuis fort longtemps. Les nouvelles classes de substances, antidépresseurs et certains anti-épileptiques, employées dans le traitement de la douleur ont été en fait introduites en clinique par des cliniciens. » L'utilisation de ces substances ne résulte pas d'une recherche rationnelle, mais simplement des observations fortuites de certains cliniciens particulièrement attentifs.

En ce qui concerne les substances psychotropes, ce sont les antidépresseurs qui occupent une place de choix dans le traitement des douleurs chroniques. Quant aux données relatives aux benzodiazépines, aux neuroleptiques et au lithium, elles sont parcellaires et peu convaincantes. Ce sont les douleurs d'origine neurogène qui bénéficient le plus d'un traitement par les antidépresseurs : douleur de désafférentation d'origine traumatique, métabolique, infectieuse, toxique ou invasive. Mentionnons plus particulièrement les douleurs survenant après section des nerfs périphériques, la neuropathie douloureuse des diabétiques, la neuropathie consécutive à un zona et les douleurs des membres fantômes. D'autres investigations cliniques rapportent également certains succès pour le traitement des céphalées, des douleurs d'origine rhumatologique ou cancéreuse. Actuellement, les antidépresseurs sont très largement prescrits ; ils semblent indiscutablement apporter un plus dans le traitement des douleurs chroniques qui sont souvent difficiles à maîtriser. Cependant, les études cliniques doivent être affinées car nombre d'entre elles manquent de rigueur.

Le mécanisme d'action des antidépresseurs fait l'objet de nombreuses discussions et controverses. Agissent-ils en tant qu'antidépresseurs et/ou possèdent-ils un effet analgésique propre ? On sait que de nombreux patients douloureux chroniques présentent un syndrome dépressif. Comme le note Alain Eschalier, ces patients présentant des syndromes douloureux chroniques et des syndromes dépressifs partagent des symptômes communs. « Pour certains auteurs, ils posséderaient un même mécanisme pathogénique alors que pour d'autres, la douleur chronique serait un équivalent dépressif où la dépression apparaîtrait comme une complication évolutive du syndrome douloureux. » Pour tenter d'expliquer les effets des substances psychotropes, il est évident que l'on ne peut exclure totalement l'effet antidépresseur, bien qu'un certain nombre d'observations cliniques et des données obtenues chez l'animal tendent à indiquer que certains antidépresseurs posséderaient un effet analgésique propre. C'est ainsi qu'ils peuvent être efficaces chez des patients non déprimés ou dans d'autres cas améliorer la composante douloureuse sans entraîner un changement de l'humeur.

Les mécanismes qui sous-tendent l'effet analgésique propre aux antidépresseurs restent obscurs. À partir des données obtenues chez l'animal, ils pourraient intervenir en bloquant la recapture des mono-amines (sérotonine, noradrénaline), qui jouent un rôle essentiel dans les systèmes des contrôles descendants. Ils pourraient également agir par le biais des substances opioïdes endogènes.

Parmi les autres substances psychotropes employées pour tenter de juguler la douleur chronique, une place particulière doit être attribuée à certains anti-épileptiques notamment la carbamazépine qui est remarquablement efficace (80 % des cas) dans le traitement de la névralgie du trijumeau. Les anti-épileptiques se sont parfois révélés aussi efficaces dans d'autres douleurs d'origine neurogène qui présentent des accès paroxystiques. On sait en effet que différentes lésions du système nerveux périphérique peuvent induire au niveau central une hyperactivité de certains neurones localisés au niveau de la moelle épinière ou du thalamus, ce qui pourrait expliquer les effets de certains anti-épileptiques. Cependant, à l'exception des effets de la carbamazépine sur la névralgie du trijumeau, l'efficacité relative des anti-épileptiques est loin d'être admise par tous et le traitement des douleurs rebelles d'origine neurogène demeure hélas, dans bon nombre de cas, très aléatoire.

Bien qu'ils soient prescrits pour combattre les douleurs d'origine cancéreuse, les anti-inflammatoires non stéroïdiens, le paracétamol, la noramidopyrine, les antidépresseurs et dans certains cas bien particuliers les anti-épileptiques ont une action modérée sur les douleurs intenses qui accompagnent l'évolution de la maladie. On peut alors utiliser des spécialités associant aspirine ou paracétamol et morphiniques mineurs. Mais, lorsque l'intensité de la douleur continue de croître, il ne reste plus qu'une solution : la morphine.

CHAPITRE 10

Morphine et douleur cancéreuse : vaincre la peur

Prends, s'il le faut, docteur, les ailes de Mercure
Pour m'apporter plus tôt ton baume précieux !
Le moment est venu de faire la piqûre
Qui, de ce lit d'enfer, m'enlève vers les Cieux.

Merci, docteur, merci ! Qu'importe si la cure
Maintenant se prolonge en des jours ennuyeux !
Le divin baume est là, si divin qu'Épicure
Aurait dû l'inventer pour l'usage des Dieux !

Je le sens qui circule en moi, qui me pénètre !
De l'esprit et du corps ineffable bien-être,
C'est le calme absolu dans la sérénité.

Ah ! perce-moi cent fois de ton aiguille fine
Et je te bénirai cent fois, Sainte Morphine,
Dont Esculape eût fait une Divinité.

Jules Verne, « À la morphine ».

Des millions de malades meurent chaque année de cancer. Des millions souffrent de douleurs intenses : 40 % des patients au stade intermédiaire de la maladie, 80 % au stade terminal. Lorsqu'il n'y a plus d'espoir de guérir, le soutien psychologique et moral prend évidemment tout son sens. Les soins médicaux doivent-ils pour autant cesser ? Leur but premier ne doit-il pas devenir au contraire la lutte contre la douleur ? On sait aujourd'hui que, correctement administrée, la morphine soulage un pourcentage élevé de patients (70 à 95 % selon les auteurs). Pourquoi donc est-elle encore si peu utilisée ? Pourquoi suscite-t-elle tant de réticences, tant de préjugés ? Parce qu'elle induit des phénomènes de toxicomanie et d'accoutumance ? Parce qu'elle comporte des effets secondaires particulièrement marqués ? En fait, ces mythes souvent évoqués pour justifier la peur de la morphine ne résistent guère à un examen sérieux. Sans doute les raisons de cette méfiance tiennent-elles surtout à des tabous profondément inscrits dans notre culture. Pourtant, qu'y a-t-il de plus odieux que de laisser des milliers de patients souffrir cruellement et de les abandonner ainsi à une détresse physique contre laquelle il n'est pas de recours moral ? Lutter contre la douleur, lutter avec tous les moyens disponibles, n'est-ce pas l'obligation de tout médecin, en particulier face à des malades atteints d'un cancer avancé ?

La morphine et ses paradis

La morphine est extraite du pavot, sans aucun doute la plante la plus chargée d'histoire. Différentes variétés ou dénominations sont connues depuis des siècles : pavot rouge, pavot noir, pavot corné, pavot héraclé, pavot qui court, pavot écumeux, pavot ératique, pavot en forme de tonneau... C'est à partir de l'espèce *Papaverum somniferum* que l'on fabrique l'opium. Plusieurs techniques sont possibles, mais en général, on pratique des incisions superficielles dans les capsules pour que s'écoule un suc laiteux (les larmes du pavot) qui se dessèche, s'oxyde à l'air et prend alors une couleur brunâtre. Après malaxage, cette substance devient l'opium qui contient environ 10 % de morphine.

Le pavot se trouvait en abondance au Moyen-Orient, sur les bords de la Méditerranée et en Asie mineure, où les

Sumériens (3 000 ans avant J.-C.) le cultivaient. Leurs héritiers babyloniens répandirent vraisemblablement son usage en Perse et en Égypte. De même, l'extraction de l'opium et l'usage du pavot étaient courants en Crète bien avant le début de notre ère. C'est ce qu'indique la découverte en 1959 à Heraklion de cinq statuettes de terre cuite dont l'une a été surnommée la déesse au pavot (elle portait sur la tête trois épingles représentant des capsules de pavot) ou la déesse de l'extase (yeux fermés et mains levées dans une position d'orante). Comme l'indique P. Delaveau, cette déesse a été choisie comme emblème du *Journal d'ethno-pharmacologie,* fondé en 1979, soulignant ainsi que le pavot symbolise le lien entre les hommes et le monde des plantes médicinales. De nombreux témoignages attestent qu'il était utilisé dans les cérémonies religieuses de la Grèce antique et il apparaît également sur les frises du temple de Bacchus à Baalbek. Homère lui-même a vraisemblablement goûté aux bienfaits du *népenthès,* préparation d'origine égyptienne composée à partir de diverses plantes, notamment du pavot et du chanvre. Dans *L'Odyssée,* la belle Hélène administrait du *népenthès* à Télémaque afin de dissiper ses craintes et lui faire oublier ses maux. D'après Héraclite (IIIᵉ siècle avant J.-C.), les habitants de l'île de Kéos qui atteignaient un âge très avancé consommaient régulièrement du pavot pour abréger les misères et les dégradations de l'extrême vieillesse... Le début des soins palliatifs ?

Pour Galien, l'opium était « la drogue la plus puissante pour engourdir les sens ». Aussi fut-il largement utilisé en médecine par les Grecs, puis les Romains et les Arabes et par les médecins européens ensuite. Il a fait l'objet d'une foule de préparations simples sous forme de décoctions, d'extraits, de poudre, de gouttes, de teintures, de sirops, ou de mélanges plus complexes avec de nombreuses autres substances. Aujourd'hui, certaines préparations sont toujours inscrites au codex de la pharmacopée française. On connaît ainsi la fameuse thériaque prescrite par Galien et dont la composition a été révisée au cours des siècles. L'opium était utilisé pour combattre les douleurs les plus diverses, mais aussi contre la diarrhée et la toux. Plus rarement, on le prescrivait contre l'insomnie, l'insuffisance cardiaque et les crises d'asthme... Quant à son usage contre le choléra, la rage, le tétanos, la syphilis ou l'insuffisance sexuelle, il relève de l'imagination de certains médecins.

C'est en essayant de découvrir le principe actif de l'opium, qu'un jeune pharmacien allemand, F. Sertuner, isola en 1805 un alcaloïde qu'il baptisa morphine en référence à Morphée, le dieu grec des rêves. Sertuner n'était pas seulement chimiste, c'était aussi un expérimentateur à la manière de la pharmacologie moderne. En effet, il analysa sur des chiens les effets de la substance qu'il avait isolée et chercha à évaluer son pouvoir sédatif puisque les tests de l'époque ne permettaient pas de mesurer son action analgésique.

Cette découverte eut un retentissement considérable sur le développement de l'extraction de nombreux principes actifs contenus dans les plantes utilisées par la médecine traditionnelle. C'est ainsi que les Français Pelletier et Caventou isolèrent en 1920 la quinine de l'écorce de quinquina. Cette substance est encore aujourd'hui un médicament de base contre le paludisme. Quant à la codéine, autre alcaloïde du pavot, qui possède des propriétés antitussives marquées et des propriétés analgésiques certaines, elle ne fut isolée qu'en 1835 par le Français Robiquet, mais sa formule ne fut connue que vers 1880.

Ce n'est qu'à partir de la découverte de la seringue hypodermique que l'usage de la morphine comme analgésique se répandit rapidement. En effet, facilement solubles, les sels de morphine pouvaient être administrés par voie intramusculaire ou intraveineuse et l'on pouvait ainsi obtenir rapidement des effets beaucoup plus puissants. La morphine a ainsi été largement utilisée au cours de la guerre de Sécession, de la guerre franco-allemande de 1870 et des deux grands conflits mondiaux.

Malheureusement, ces nouveaux modes d'injection accentuèrent l'utilisation illicite de la morphine et de ses dérivés, notamment de l'héroïne. En fait, le pavot était utilisé comme drogue palliant le chagrin, le désespoir depuis la plus haute Antiquité. On connaît par exemple l'histoire de Déméter, déesse grecque de la terre, qui absorbe du pavot après que Pluton lui eût enlevé sa fille, Perséphone. Par ailleurs, plusieurs épisodes historiques indiquent que l'opium était utilisé également comme poison, et ce jusqu'au XIXᵉ siècle. À très forte dose évidemment. Olivier de Rawton, dans *Les Plantes qui guérissent et les plantes qui tuent*, en donnait alors la description suivante [1] :

« L'opium est un poison narcotique violent, en même temps qu'un médicament précieux, un calmant dont on a usé et abusé. Introduit à petite dose dans les voies digestives (quelques milligrammes d'extrait), il produit une excitation plus ou moins énergique, mais presque instantanée. Le pouls se montre plus fréquent, plus élevé, la face se colore, l'imagination s'éveille, les fonctions de la peau sont plus actives, la respiration devient moins libre. Bientôt une réaction s'opère ; elle se traduit par le calme et le sommeil tranquille, ou plus ou moins troublé.

À dose plus forte, l'opium agit comme stimulant énergique du système circulatoire ; il y a exaltation des fonctions intellectuelles, puis affaiblissement général, état d'inquiétude, pesanteur de tête, sommeil agité, non réparateur.

À haute dose, l'opium produit, peu après son ingestion, des nausées et souvent des vomissements, un état d'affaissement et de somnolence, l'insensibilité à toute espèce de stimulation. La face est pâle, la physionomie calme, les pupilles ordinairement contractées sont insensibles à la lumière. La peau conserve sa chaleur naturelle ; quelquefois elle est froide ; le pouls se développe large, fort ; quelquefois il devient petit, serré et très accéléré. On remarque des mouvements convulsifs, ou encore des tremblements passagers, des symptômes de congestion au cerveau, manifestés par le gonflement de la face et du cou ; alors les yeux sont proéminents, fixes, immobiles.

Plus tard, la peau prend une teinte bleuâtre, l'abdomen est dur et tendu, les muscles du tronc et des membres sont relâchés : le pouls s'affaiblit ; la respiration interceptée devient pénible, suspirieuse ; la bouche et le nez expulsent des matières visqueuses ; la pâleur et le refroidissement précèdent la mort qui arrive de sept à douze heures après l'absorption du poison. »

---

1. Combet et Cie, Paris, 1879.

On conçoit que ce genre de description n'ait guère encouragé les médecins à prescrire plus communément de l'opium et de la morphine, même à faible dose. D'autant plus que les « paradis artificiels » auxquels ils étaient réputés permettre d'accéder leur donnaient plutôt mauvaise réputation. C'est d'ailleurs encore vrai aujourd'hui.

La publication en 1821, dans le *London Magazine,* des « Confessions d'un mangeur d'opium anglais » de Thomas De Quincey fit grand bruit et contribua à la diffusion de l'opium comme drogue, notamment dans les milieux littéraires [2]. En 1827, des extraits de ces confessions furent publiés en France dans *La Pandore*, un journal libéral. Puis, le livre fut traduit très librement par Alfred de Musset en 1828 et partiellement trente ans plus tard par Baudelaire. Victime d'une rage de dent pour certains ou de cruelles névralgies pour d'autres, Thomas De Quincey avait été amené à consommer du laudanum [3]. Mais s'il entra dans la toxicomanie du fait de ses douleurs, il conçut bien vite la drogue comme une voie d'accès au bonheur. « L'opium, c'est en quelque sorte la réponse à tous les maux, à toutes les inquiétudes, à toutes les angoisses, écrit à cet égard A. de Liedekerke. La drogue est une substance magique, quasi divine qui permet à l'homme non seulement de supporter et de vaincre la souffrance, mais également et surtout de dépasser sa condition misérable, d'accéder à des béatitudes extraordinaires, insoupçonnées. La drogue est une révélation ; elle est l'état de grâce. Avec De Quincey, c'est toute une mystique de la drogue qui prend forme, cette mystique des paradis artificiels qui a profondément marqué tout le XIXᵉ siècle et dont on peut dire qu'elle s'est prolongée jusqu'à nous, puisqu'on la retrouve à peu de choses près chez des contemporains comme Huxley ou Leary. » Influencés par Thomas De Quincey, de nombreux poètes et

---

2. A. de Liedekerke, *La Belle Époque de l'opium*, La Différence, Paris, 1984.

3. Le laudanum est une teinture d'opium safranée. Il contient 110 grammes de poudre d'opium, 920 grammes d'alcool à 30°, 50 grammes de safran incisé, 1 gramme d'essence de cannelle de Ceylan et 1 gramme d'essence de giroflée (*Pharmacopée française*, 6ᵉ édition, 1937).

écrivains s'adonnèrent à l'usage de la drogue. Parmi eux, Charles Baudelaire a été clairement identifié comme un vrai toxicomane. Les textes réunis dans *Les Paradis artificiels*, publiés en 1869, ont assurément exercé une influence considérable. C'est ainsi qu'en 1897 encore, *L'Encéphale* publiait un texte anonyme intitulé « Les Bienfaits de l'opium » :

> « Pourquoi te dénigrer bienfaisante morphine ?
> Ah ! laisse-moi le dire à tous tes détracteurs ;
> Ils ne connaissent pas ta divine origine
> Pour oser devenir tes calomniateurs.
> Tu chasses les ennuis, dissipes la tristesse,
> Tu me fais oublier mon chagrin, mon malheur.
> Par toi, je suis plongé dans une douce ivresse.
> Morphine, bienfaisante ! Ah ! Rends-moi le bonheur. »

À son expérience personnelle (laudanum, haschisch, alcool), Baudelaire ajoutait des connaissances théoriques certaines. Comme De Quincey, il était un grand amateur de laudanum. Ainsi, il écrit dans « La Chambre double » : « Dans ce monde étroit, mais si plein de dégoût, un seul objet me sourit : la fiole de laudanum ; une vieille et terrible amie, hélas ! féconde en caresses et en traîtrises. » Car l'attitude de De Quincey, comme celle de Baudelaire, était ambivalente : l'un comme l'autre n'hésitèrent pas à dénoncer les aspects négatifs de la drogue. Dans le fameux livre de De Quincey, on trouve des chapitres consacrés aux douleurs de l'opium et aux souffrances engendrées par l'opium ; pour Baudelaire, la drogue est « l'un des plus sûrs moyens dont dispose l'esprit des ténèbres pour enrôler et asservir la déplorable humanité ».

Les romantiques anglais, Baudelaire, la découverte de la seringue hypodermique, l'abus de l'opium et de la morphine pendant la guerre franco-allemande de 1870 et celle de Sécession, les voyages en Asie, l'attitude d'une partie du corps médical, une législation quasi inexistante favorisèrent sans aucun doute le développement et l'usage de l'opium. La frénésie affectait aussi bien les hommes que les femmes, les humbles que les puissants : le général Boulanger fut surpris en train de se piquer dans les jardins de l'Élysée, Bismarck s'injectait une dose avant de prendre la parole au Reichstag. Au début du siècle, on comptait plusieurs centaines de fumeries d'opium en France. L'opiomanie de la flotte française était de notoriété publique et inquiétait fortement les autorités militaires.

Devant les ravages causés par la toxicomanie, devenue un véritable fléau social, les autorités promulguèrent en pleine guerre la loi du 12 juillet 1916 instituant un contrôle de certaines substances pharmaceutiques. Celles-ci furent classées en trois tableaux, toujours valables : A (substances toxiques), B (substances stupéfiantes), C (substances dangereuses). Cette nouvelle législation, associée à la répression, fit pratiquement cesser l'usage de l'opium et de la morphine à des fins non médicamenteuses... Il a fallu le développement moderne du trafic de la drogue et la vente illégale de substances toujours plus toxiques pour que la toxicomanie redevienne préoccupante.

De fait, les excès constatés au XIXe siècle et jusqu'aux Années Folles, les déferlements d'aujourd'hui n'encouragent guère la prescription de substances opioïdes pour juguler les douleurs intenses. Par manque d'information, les médecins, les infirmiers, les patients et leur entourage sont effrayés. Tout le monde a entendu parler d'arrêts respiratoires après « overdoses ». Tout le monde sait le calvaire que vivent les toxicomanes devenus « accros ». Et pourtant, l'usage rationnel de la morphine ou de certaines autres substances opioïdes peut, dans la majorité des cas, réduire ou annihiler la douleur cancéreuse. Jean Cocteau ne s'en doutait vraisemblablement pas lorsqu'il écrivait en 1930 : « Je reste convaincu malgré mes échecs, que l'opium peut être bon et qu'il ne tient qu'à nous de le rendre aimable. Il faut savoir le manier. »

Ceci n'est pas une drogue

Chaque jour, plusieurs millions de cancéreux souffrent. Un rapport de 1985 portant sur deux mille patients de pays développés indiquait que 50 à 80 % d'entre eux n'étaient pas soulagés de façon satisfaisante : nombre d'entre eux recevaient des opioïdes au pouvoir analgésique modéré, la codéine par exemple, ou des doses insuffisantes de morphine. De plus, les modalités de prescription sont souvent critiquables. L'OMS s'est vivement inquiétée de cette situation et a publié, en 1987, un opuscule relatif au traitement de la douleur cancéreuse, qui reflète les opinions d'experts internationaux dont la compétence est indiscutable. Ces recommandations reposent sur des principes simples et un nombre limité de médicaments. Il ne s'agit pas de proclamer « la morphine pour tous », mais simplement de mieux informer le corps médical et paramédical, les pouvoirs publics, les patients et leur entourage qu'il existe des moyens simples et efficaces pour contrôler, dans la majorité des cas, les douleurs d'origine cancéreuse. Les droits aux libertés individuelles, au travail, à l'information, à la culture, à l'enseignement et à bien d'autres choses, constituent les principes fondant nos sociétés démocratiques. Difficile dans ces conditions d'admettre aujourd'hui que le droit de ne plus souffrir ne soit pas systématiquement reconnu, alors que les méthodes thérapeutiques actuelles le permettent.

La morphine est souvent associée à une mort rapide et, pour beaucoup, lorsque le médecin en prescrit, c'est parce qu'il a renoncé à tout espoir. C'est malheureusement souvent vrai et trop de patients ne reçoivent que des analgésiques faibles... Il faut qu'ils soient mourants pour qu'on leur donne des doses suffisantes de morphine, laquelle, dans ces circonstances où les malades sont épuisés et démoralisés, paraît précipiter l'issue fatale. Pourquoi donc s'abstenir de prescrire cet analgésique bien avant au lieu de laisser les malades dans des souffrances inutiles pendant des semaines, voire des mois ?

Certains suggèrent que l'utilisation de morphine en dehors du milieu hospitalier pourrait favoriser son usage illicite par les toxicomanes. En Suède, entre 1975 et 1982, la consommation de morphine a été multipliée par dix-sept, sans que cette évolution affecte son usage illicite. Il s'agit de craintes injustifiées, car il est hélas facile de se procurer d'autres substances de ce type et même plus actives sur le marché clandestin de la drogue. D'autres adversaires de la morphine soulignent que les patients pourraient se suicider. Là encore il s'agit d'un argument erroné : il est bien connu que l'incidence du suicide chez les patients cancéreux est très basse. Plus souvent, la morphine est réputée produire des « morts vivants »... alors que l'on connaît nombre de patients qui ont été traités pendant des mois, voire des années !

Mais le problème majeur rencontré pour une plus large diffusion de l'utilisation de substances opioïdes dans la douleur cancéreuse concerne certains aspects pharmacologiques relatifs à leur consommation prolongée, notamment l'apparition de phénomènes d'accoutumance, de dépendance et à moindre degré, la survenue d'effets secondaires indésirables. La grande majorité des spécialistes du traitement de la douleur ainsi que l'OMS s'accordent à reconnaître que l'on a surestimé les aspects négatifs des opioïdes.

L'*accoutumance* se développe au fur et à mesure de l'administration prolongée d'une même substance, de telle sorte que ses effets pharmacologiques se réduisent. C'est-à-dire qu'il faut augmenter les doses pour obtenir le même effet, la suppression de la douleur. Selon l'OMS, la *dépendance* est « un état psychique et quelquefois également physique résultant de l'interaction entre un organisme vivant et un médicament, se caractérisant par des modifications du comportement et par d'autres réactions, qui comprennent toujours une pulsion à prendre le médicament de façon continue et périodique afin de retrouver ses effets psychiques et quelquefois d'éviter le malaise de la privation. Cet état peut s'accompagner ou non de tolérance (accoutumance). Un même individu peut être dépendant de plusieurs médicaments ».

La *dépendance physique* est définie par l'apparition d'un syndrome de sevrage (de manque) lorsque l'on arrête soudainement l'utilisation de ces substances. Chez l'homme, les symptômes sont multiples : détresse, fatigue profonde, sentiment d'inefficacité, agitation, insomnie, douleurs diffuses, augmentation du diamètre de la pupille, augmentation des fréquences cardiaque et respiratoire, hypertension, diarrhée, fièvre, nausées, vomissements, larmoiements, rhinorrhées, sudation, piloérection (chair de poule). Chez l'animal dépendant de la morphine, on peut précipiter ce syndrome en administrant un antagoniste. Cela se traduit chez le rat par l'apparition de sauts, de diarrhées, d'ébrouements, de tremblements, de mastication intense, de grincements des dents, de pilo-érection, etc. Ces réactions stéréotypées peuvent être relativement bien quantifiées. Elles sont très largement utilisées pour essayer de percer les mécanismes neurobiologiques de la dépendance.

La *dépendance psychique* correspond à l'envie irrésistible de consommer une drogue afin d'en éprouver les effets, pour en tirer du plaisir ou pour prévenir un inconfort. Elle est classiquement liée aux propriétés de renforcement positif ou négatif de la drogue. Les effets des opioïdes se traduisent par diverses manifestations qui sont hélas bien identifiées et codifiées : euphorie, hédonisme, sentiment d'efficacité, sédation, ralentissement psychomoteur, analgésie, diminution du diamètre de la pupille, dépression respiratoire, diminution de la fréquence cardiaque, hypotension artérielle, constipation, hypothermie... et arrêt respiratoire pour des doses très élevées.

L'ensemble de ces manifestations peut sembler constituer un faisceau de preuves accablantes contre la morphine. Cependant, il faut bien admettre que le tableau est considérablement noirci si l'on ne tient compte que des effets observés chez les toxicomanes. Il convient donc de distinguer l'emploi de la morphine à des fins médicales et son usage comme drogue en l'absence de douleur.

Dans le premier cas, elle peut être administrée par voie orale (comprimés, sirops), nasale ou rectale, par injection sous-cutanée, intramusculaire, intraveineuse, épidurale ou intrathécale. Mais c'est incontestablement la voie orale qui par sa simplicité a pris une grande extension. Une telle thérapie obéit à certaines lois classiques de la pharmacologie clinique : il faut tenir compte de l'âge et du poids du patient, de son état nutritionnel, d'une éventuelle insuffisance rénale ou hépatique, de l'état psychique.

Mais le point décisif est de savoir prescrire la morphine. Cela peut paraître surprenant pour un aussi vieux médicament, mais pendant longtemps il a été administré « à la demande », ce qui constitue pour Robert Twycross du Sobel Hospital à Oxford une démarche irrationnelle et inhumaine. En effet, en cas de douleurs chroniques harassantes, il est inutile d'attendre le retour de la douleur pour administrer un analgésique. Lorsque la douleur n'est soulagée que pour une période de temps donnée, il en résulte un cercle de soulagement-douleur-soulagement. Dans ce cas, les patients s'épuisent, deviennent plus sensibles et sont plongés dans une détresse morale profonde. Il faut donc au contraire administrer la morphine de façon à prévenir des souffrances inutiles. De plus, l'administration « à la demande » peut entraîner des conflits entre le personnel soignant et le malade. Quand les douleurs réapparaissent plus précocement que prévu, le malade souffre intensément, réclame l'injection suivante, il semble se comporter comme un véritable toxicomane. La réaction du personnel soignant n'est pas toujours aisée ; certains médecins ont peur d'induire des phénomènes de dépendance et essaient de retarder l'administration et, quand ils se décident, la douleur peut être encore plus intense et nécessite des doses plus élevées qui peuvent alors entraîner des effets secondaires plus marqués, d'où le cercle vicieux. C'est sur le principe de prises à intervalles réguliers qu'est aujourd'hui fondé le traitement de la douleur cancéreuse par la morphine. Cette technique est beaucoup plus efficace et humaine puisqu'elle supprime à la fois l'apparition et la peur de la douleur, qui sont vraisemblablement les principales sources de souffrance.

En fait, cette approche, qui semble rapidement se développer dans de nombreux pays, n'est pas réellement novatrice : le « cocktail de Brompton » était administré dès le XIXᵉ siècle aux mourants par les médecins de l'hôpital Brompton Chest de Londres. À l'origine, ce mélange contenait de la morphine, de la cocaïne et de l'alcool. Dans certains pays, l'héroïne a remplacé la morphine sans pour autant induire une meilleure analgésie. De plus, R. Twycross est arrivé à la conclusion qu'une solution contenant uniquement de la morphine était aussi active et aussi efficace que le cocktail de Brompton, de sorte qu'aujourd'hui la cocaïne n'est plus incorporée dans le mélange. Cette formule a le mérite d'être plus maniable du point de vue clinique pour l'ajustement des doses de morphine efficaces.

Cecily Saunders, qui est à l'origine de la création du premier centre pour les soins palliatifs, le Saint Christopher Hospital de Londres, a joué un rôle moteur pour encourager et convaincre les médecins à prendre en charge ces patients à l'aide de cette technique. Voilà quelques années, j'ai eu le plaisir de la rencontrer sur un plateau de télévision. Il se dégageait d'elle une grande sérénité, mais aussi une grande fermeté de volonté, attestée par son plaidoyer en faveur de la prise en charge des malades. Sa campagne a porté ses fruits puisque l'emploi de la morphine par voie orale progresse et n'est plus aujourd'hui exclusivement réservé aux soins palliatifs.

La solution de morphine par voie orale est prescrite au début du traitement à la dose de dix milligrammes toutes les quatre heures, puis l'on ajuste progressivement les doses tout en évitant les effets secondaires. Aujourd'hui, on dispose également de comprimés de sulfate de morphine à libération prolongée (morphine retard), qui ne nécessitent qu'une prise toutes les douze heures, améliorant ainsi le confort du malade. La prescription par voie orale présente de nombreux avantages. Il est possible de maintenir une concentration sanguine élevée qui favorise une algésie suffisamment importante vingt-quatre heures sur vingt-quatre en minimisant les effets secondaires. Enfin, le traitement peut être conduit à domicile, ce qui assure au patient une certaine indépendance.

L'accoutumance constitue rarement une entrave à l'emploi de la morphine chez les cancéreux. Ces phénomènes varient beaucoup d'un sujet à l'autre : ils apparaissent précocement chez certains, alors que pour d'autres ils sont pratiquement inexistants pendant des mois. Cependant, la majorité des études systématiques arrivent à la conclusion que l'accoutumance à la morphine est d'importance mineure lorsqu'elle est administrée de façon régulière suivant un horaire fixe. Bien souvent, les médecins doivent augmenter les doses au cours du traitement, mais cette augmentation est habituellement faible. L'importance de ces phénomènes d'accoutumance a donc été surévaluée. Peut-être a-t-on trop rapidement extrapolé aux cancéreux les données obtenues chez l'animal et chez l'homme en bonne santé. En fait, la nécessité d'accroître les doses efficaces résulte très fréquemment d'une exacerbation de la douleur, laquelle est due à l'évolution de la maladie. Plusieurs études ont en effet révélé que la progression des métastases associée à un accroissement de la sévérité de la douleur est le facteur majeur de l'escalade thérapeutique. Dans ce cas, les cliniciens hésitent à augmenter les doses. Parfois, ils suspectent le patient d'évoluer vers une toxicomanie ou redoutent la survenue éventuelle d'une dépression respiratoire. En fait, il ne faut pas hésiter : la marge de sécurité est suffisante, puisque la dose de morphine qui entraîne la dépression respiratoire est toujours supérieure à la dose analgésique. De plus, la dépression respiratoire ne survient pratiquement jamais lorsque la morphine est donnée par voie orale.

La *dépendance physique* est une des caractéristiques pharmacologiques essentielles de la morphine : elle se caractérise par la survenue d'un syndrome de manque ou de privation lors de l'arrêt brutal du traitement. Elle est trop souvent assimilée à tort à la dépendance psychique qui se caractérise par un besoin irrésistible de consommer la drogue. Elle débute six à douze heures après l'arrêt du traitement et atteint son maximum entre vingt-quatre et soixante-douze heures. On a malheureusement rarement l'occasion d'arrêter un traitement par les narcotiques dans la *phase terminale* d'un cancer. Si le cas se présente après certaines interventions (radiothérapie, techniques neurolytiques et neurochirurgicales) qui ont considérablement diminué ou réduit la transmission des messages nociceptifs, l'administration de morphine n'est bien entendu pas arrêtée brutalement. Il existe des techniques de sevrage qui consistent à diminuer progressivement les doses précédemment prescrites ou à utiliser des substances dont l'activité est beaucoup moins puissante (méthadone). De même, il ne faut jamais administrer une substance mixte agoniste-antagoniste chez des patients recevant de la morphine, car dans ce cas, on précipite un syndrome de manque aigu. Il est donc évident que la dépendance physique constitue un faux problème puisque cette dernière peut être facilement maîtrisée, le cas échéant.

Le risque de *dépendance psychique* est une source majeure d'anxiété pour les prescripteurs, les patients et leur famille. C'est sans doute l'obstacle le plus important pour l'extension des opioïdes en dehors de la douleur cancéreuse. Cette crainte paraît justifiée lorsque l'on considère l'importance du taux de rechutes chez les drogués qui ont suivi une cure de désintoxication. Dans les années vingt à cinquante, plusieurs statistiques américaines ont semblé indiquer que le nombre de toxicomanes qui avaient commencé à prendre des opioïdes pour raison médicale pouvait être important. Même si elles ne sont pas absolument fiables, ces données ont eu une influence considérable sur la formation du corps médical. Aujourd'hui, ce ne sont plus les spécialistes de la drogue qui tentent d'évaluer le pourcentage de drogués qui commencent à prendre des opioïdes pour un usage médical, ce sont les spécialistes de la douleur qui analysent l'influence des traitements opiacés sur le déclenchement éventuel d'une toxicomanie. Les statistiques sont formelles : elles soulignent que les craintes qui subsistent actuellement sont injustifiées et reposent sur des données obsolètes [4]. Le risque principal concerne les patients qui ont des antécédents avec la drogue. D'ailleurs dans ces conditions, ce n'est pas nécessairement la drogue qui constitue le facteur essentiel dans l'apparition de la toxicomanie, les influences médicales, sociales, environnementales et économiques jouent également. C'est ce qu'indique une étude de l'armée américaine portant sur 451 soldats rapatriés du Vietnam aux États-Unis en septembre 1971. Parmi ceux-ci, 44 % utilisaient des opioïdes au Vietnam et 20 % se considéraient comme toxicomanes. Huit à douze mois après leur retour, 10 % prenaient encore des opioïdes occasionnellement, 2 % de façon relativement continue et 0,7 % seulement étaient toxicomanes. Cet exemple en quelque sorte « naturel » montre de façon évidente que le comportement vis-à-vis de la drogue est fortement influencé non seulement par la personnalité, mais également par les facteurs environnementaux et socio-économiques.

Chez les cancéreux sans antécédents toxicomaniaques, l'administration de morphine à doses suffisantes et à horaires fixes n'entraîne plus de demandes réitérées de la part de ces patients, ce qui ne conduit plus l'entourage médical et familial

---

4. Porter et Jirck rapportent que sur 11 882 malades hospitalisés au Medical Center de Boston et ayant reçu des opioïdes pour diverses raisons, seuls quatre (0,03 %), dont un cas grave, ont développé une toxicomanie. De même, aucun cas de toxicomanie n'a pu être détecté dans une étude nationale américaine effectuée sur plus de 10 000 personnes hospitalisées dans des centres pour brûlés où l'on prescrit des opioïdes. D'autres études, menées notamment sur des patients non cancéreux par Kathleen Foley et Russ Portenoy à New York, Arthur Taub à l'université de Yale, insistent sur la possibilité de soulager ces malades par des opioïdes pendant des mois, voire des années, sans difficultés majeures.

à assimiler le patient à un toxicomane. La dépendance psychique est excessivement rare. Dans les cas exceptionnels où celle-ci apparaît, il faut encore considérer l'état d'avancement de la maladie, la durée d'espérance de vie et évaluer le rapport entre les avantages et risques liés à la toxicomanie, qui sont en général minimes.

Un autre facteur de risque qui est généralement avancé par les détracteurs des opioïdes a trait à leurs *effets dépresseurs sur la respiration*. La dépression respiratoire par les opioïdes est connue depuis longtemps et a été bien démontrée chez des volontaires anesthésiés. En revanche, chez les douloureux chroniques, l'incidence d'un tel phénomène respiratoire après administration de morphine est faible. On ne connaît pas avec certitude les mécanismes de cette protection, mais certaines observations cliniques suggèrent qu'il existerait une balance entre l'arrivée des influx nociceptifs au niveau du système nerveux central et l'effet des substances opioïdes au niveau des centres respiratoires. C'est ainsi que chez des patients dont la douleur peut être normalement contrôlée sans problème majeur par la morphine, la dépression respiratoire peut survenir pour la même dose si au préalable la douleur est supprimée par un blocage de l'activité nerveuse grâce à des anesthésiques locaux. Ces données cliniques pourraient s'expliquer par le fait que certains neurones des centres respiratoires bulbaires peuvent être activés par des stimulations nociceptives, de sorte que l'arrivée de tels messages pourrait limiter la dépression respiratoire. Aujourd'hui, tout le monde s'accorde à reconnaître que pour des douleurs dues à un excès de nociception, ce qui est très fréquemment le cas des cancers, la crainte d'une dépression respiratoire n'est en général pas fondée avec les méthodes actuelles d'administration de la morphine. De plus, il existe une marge de sécurité suffisante entre les doses analgésiques efficaces et celles qui entraînent un arrêt respiratoire.

L'effet secondaire le plus fréquent, c'est la *constipation*. Les opioïdes agissent à différents niveaux du tractus gastro-intestinal et de la moelle épinière, produisant une diminution des sécrétions et du péristaltisme intestinal, d'où l'apparition de selles sèches et d'une constipation. Comme le souligne l'OMS, il peut parfois être plus difficile de traiter la constipation que de traiter la douleur. Cependant, dans la majorité des cas, l'utilisation de laxatifs dès le début du traitement permet de remédier à ces difficultés. Il en est de même des *nausées et vomissements* qui apparaissent généralement au début des traitements ; ils peuvent être contrôlés par un anti-émétique. Quant à la *somnolence* et à la *confusion mentale*, qui sont beaucoup plus rares, il faut convaincre le patient et son entourage de persévérer dans le traitement, car elles disparaissent généralement au bout de quelques jours. Enfin, cas beaucoup plus rares, certains patients présentent une intolérance à la morphine : dans ces conditions, il faut évidemment la remplacer par un autre opioïde.

On le voit, la morphine et certains autres opioïdes constituent bien pour l'instant les substances médicamenteuses privilégiées pour le traitement des douleurs intenses d'origine cancéreuse. Il est donc possible de juguler ou de diminuer considérablement la douleur. C'est maintenant à chacun de prendre ses responsabilités. Et pourtant !

Du bon usage de la morphine

Dans un rapport publié en 1979 et portant sur 2 000 patients de pays développés, Kathleen Foley, du Sloan-Kettering Center à New York, insistait sur le fait que 50 à 80 % des cancéreux n'étaient pas soulagés de façon satisfaisante. En ce qui concerne les enfants, les données sont tout aussi accablantes. La situation ne fait même qu'empirer dans les pays en voie de développement où la plupart des patients sont incurables au moment du diagnostic... Il faut bien alors admettre que la suppression de la douleur constitue la mesure la plus humaine et la plus pragmatique. Depuis plusieurs années, l'Organisation mondiale de la santé mène donc une vaste campagne à l'échelon mondial, en faveur du développement de l'utilisation de la morphine pour supprimer les douleurs inutiles. Selon l'OMS, un pourcentage élevé de cancers sont détectés trop tardivement pour que l'on puisse proposer une thérapeutique curative. Finalement, la mort est inéluctable. Mais la mort avec dignité et sans douleur doit être le droit de chaque patient. *Freedom from cancer pain* : telle est la formule qui résume la philosophie de l'OMS et constitue une des priorités de son programme global sur le cancer.

Le réalisme s'impose pourtant, car dans les pays sous-développés, les ressources sont limitées et le nombre de spécialistes du cancer très faible. En Afrique noire, en 1988, on dénombrait soixante-quinze cancérologues travaillant à temps plein pour 285 millions d'habitants ! De plus, il est inutile d'employer des techniques coûteuses qui n'auraient que très peu d'effets chez des patients parvenus à un stade avancé de la maladie. Les soins palliatifs incluant la suppression de la douleur deviennent alors une priorité absolue. Malheureusement, de nombreux obstacles subsistent. Outre les réticences liées aux propriétés pharmacologiques de la morphine, les patients et les médecins ne sont pas toujours bien informés du fait qu'il est effectivement possible de soulager les douleurs même les plus intenses. L'acceptation fataliste de la douleur gêne souvent des soins palliatifs qui seraient utiles. Sans compter la formation insuffisante des médecins et des infirmières, les difficultés d'approvisionnement et le facteur financier...

L'OMS a donc avancé dix propositions dans un ouvrage intitulé *Traitement de la douleur cancéreuse*, publié à Genève en 1987. Elles intéressent non seulement les professions médicales et paramédicales, mais aussi les patients, leur entourage et toutes les familles qui seront un jour ou l'autre confrontés à ce problème. Elles devraient aussi permettre d'insuffler plus de dynamisme aux diverses instances nationales et aux ministères responsables.

1) Chaque gouvernement devrait envisager de mettre en place un programme pour soulager la douleur cancéreuse. Les organismes participants devraient comprendre : les départements de la santé, de réglementation des médicaments, de l'éducation et de la mise en application des lois, des associations nationales de professionnels des soins de santé, des organisations s'occupant du cancer. Il faudrait essayer d'augmenter les fonds ou d'en attribuer aux organismes compétents pour que le traitement de la douleur cancéreuse soit mis en place.

2) Les gouvernements devraient partager leur expérience pour mettre au point des systèmes de réglementation des médicaments qui permettraient de ne pas empêcher les cancéreux de recevoir ceux qui sont nécessaires au soulagement de leur douleur tout en combattant la toxicomanie de façon appropriée.

3) Les mesures nationales, légales et administratives, concernant la distribution des analgésiques opioïdes par voie orale devraient être réexaminées et, si nécessaire, révisées.

4) Les gouvernements devraient encourager les travailleurs dans le domaine de la santé à signaler aux autorités compétentes toute situation dans laquelle des opioïdes par voie orale ne sont pas mis à la disposition des cancéreux qui en ont besoin.

5) Une méthode de traitement de la douleur cancéreuse devra être évaluée par les centres nationaux du cancer et progressivement distribuée au niveau national.

6) En tenant compte du niveau de leur formation, tous les travailleurs dans le domaine de la santé devraient apprendre à évaluer la douleur cancéreuse et à comprendre son traitement.

7) Il faudrait encourager la recherche dans le traitement de la douleur cancéreuse d'une façon adaptée aux besoins de chaque pays. Une telle recherche devrait comprendre l'évaluation des services déjà existants de traitement de la douleur et celle des effets obtenus après modification de la réglementation des médicaments et de la formation professionnelle.

8) L'enseignement universitaire et post-universitaire, et les systèmes d'examen et de délivrance de diplômes des médecins, des infirmières et d'autres travailleurs dans le domaine de la santé impliqués dans le traitement des cancéreux, devraient souligner l'importance de savoir combattre la douleur.

9) Les malades atteints d'un cancer avancé et qui souffrent devraient pouvoir recevoir des soins à domicile s'ils le désirent.

10) Les membres de la famille devraient recevoir une formation sur le

traitement à domicile des malades cancéreux et qui souffrent, ceci par l'intermédiaire des systèmes de soins existants.

L'OMS a également proposé une méthode de traitement des douleurs cancéreuses relativement simple, peu coûteuse, fondée sur l'utilisation d'un nombre restreint de médicaments. Cette proposition tire principalement son origine des expériences accumulées au cours des vingt dernières années par les hospices au Royaume-Uni et les centres spécialisés dans le traitement de la douleur aux États-Unis et en Europe. Tout en mettant l'accent sur le traitement médicamenteux, cette méthode n'est pas la panacée et ne prétend pas résoudre tous les problèmes, mais elle constitue un schéma thérapeutique de base qui pourrait être modulé selon les individus. Elle n'exclut d'ailleurs pas la mise en jeu simultanée de mesures non médicamenteuses. Parmi celles-ci, mentionnons les techniques neurochirurgicales et la radiothérapie, cette dernière étant parfois très efficace chez les patients atteints de métastases osseuses. Ce point de vue est d'autant plus justifié que les douleurs cancéreuses peuvent résulter de mécanismes physiopathologiques variés dont certains restent vraisemblablement à découvrir... C'est pourquoi il est si regrettable que la recherche fondamentale dans ce domaine reste quasiment inexistante.

Dans la majorité des cas de cancer, les terminaisons libres des fibres nociceptives situées au niveau de la peau, des muscles, des viscères et des os sont activées et/ou sensibilisées par des stimulations mécaniques (compression tumorale) ou chimiques. Ces informations sont transmises vers la moelle épinière, puis relayées par les différentes voies ascendantes vers certaines structures cérébrales, d'où l'apparition selon les cas de douleurs continues ou intermittentes. Les analgésiques mineurs et les opioïdes sont capables dans un grand nombre de cas de réduire ou de supprimer ce type de douleur. Dans d'autres cas plus rares, la situation est plus complexe : le développement tumoral ou la radiothérapie peuvent induire des lésions plus ou moins importantes des nerfs périphériques, associées à l'apparition de douleurs qui s'apparentent à des brûlures ou des décharges électriques. Mal soulagées par les opioïdes, elles sont difficiles à traiter et l'on doit prescrire des médicaments adjuvants ou avoir recours aux techniques non médicamenteuses notamment dans les cas extrêmes, celles interrompant la circuiterie de la douleur. Un même patient peut présenter ces deux types de troubles : c'est pourquoi un examen clinique extrêmement minutieux s'impose avant de définir la stratégie thérapeutique qui sera développée.

Le schéma thérapeutique de l'OMS a pour but de juguler la douleur cancéreuse à tous les stades de la maladie tout en préservant le plus possible la capacité fonctionnelle du malade. La dose d'analgésique doit être déterminée selon les besoins de chaque patient.

L'utilisation par voie orale des trois principaux types d'analgésiques, un analgésique non opioïde (l'aspirine ou le paracétamol), un analgésique opioïde faible (la codéine) et un analgésique fort (la morphine). Ces analgésiques doivent être administrés de façon régulière suivant un horaire fixe ; l'administration séquentielle des analgésiques se fait par paliers (voir schéma). La voie orale est beaucoup plus maniable que la voie parentérale. D'après Saunders et Twycross, ce n'est que dans de très rares cas que des injections de morphine sont nécessaires. On pourra alors utiliser les voies intramusculaires, intraveineuses, sous-cutanées ou les techniques de morphinothérapie locale utilisant des injections intrathécales ou intracérébro-ventriculaires de morphine.

Quand l'efficacité d'un non-opioïde (avec ou sans adjuvants) tend à diminuer ou à disparaître, on lui associe un opioïde faible. Parmi ceux-ci, les plus couramment utilisés sont la codéine et le dextropropoxyphène. L'une ou l'autre de ces deux substances se trouvent d'ailleurs associées dans de nombreuses spécialités pharmaceutiques d'usage courant et ne sont pas utilisées spécifiquement contre la douleur d'origine cancéreuse. Voilà quelques années, 70 % environ de la production de codéine étaient utilisés pour ses propriétés antitussives, alors qu'aujourd'hui l'on assiste à un renversement complet de la situation puisque 70 % de la production de la codéine est utilisée à des fins analgésiques. Lorsque la douleur s'accroît et devient résistante aux deux types d'analgésiques précédents, l'administration d'un opioïde fort, dont le type est la morphine, s'impose. Elle peut s'administrer sous forme de solution aqueuse ou de sirop toutes les quatre heures ou sous forme de comprimés à libération prolongée (morphine retard) toutes les douze heures. Dans les cas où certains patients présentent une intolérance à la morphine (vomissements, sédation marquée), on la remplace par un autre analgésique opioïde fort. Il en existe un certain nombre sur le marché pharmaceutique.

À ce schéma thérapeutique de base, on doit souvent associer l'emploi de médicaments adjuvants dont le but est de traiter des types spécifiques de douleurs ou d'améliorer des symptômes qui apparaissent fréquemment chez les cancéreux. Parmi ceux-ci, il convient de mentionner les anticonvulsivants (parfois efficaces contre les douleurs de désafférentation), les anxiolytiques, les antidépresseurs et les corticostéroïdes.

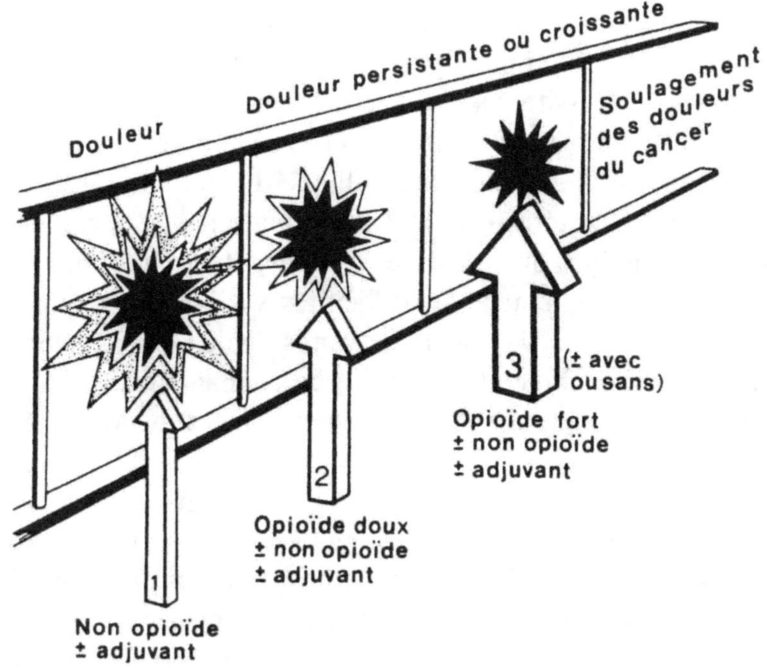

Figure 20
L'échelle analgésique en trois temps
(Directives pour le soulagement de la douleur prévoyant des médicaments)

1. À administrer immédiatement par voie orale en cas de douleur.

2. Passer des non-opioïdes (aspirine ou paracétamol) aux opioïdes doux (codéine) puis aux opioïdes forts (morphine) jusqu'à ce que le malade ne souffre plus : tel est le concept de l'échelle analgésique OMS en trois temps. Pour calmer l'anxiété, on administre d'autres médicaments, les « adjuvants ».

3. À administrer à intervalles réguliers, c'est-à-dire toutes les trois à six heures, plutôt qu'à la demande seulement lorsque la douleur se manifeste.

En bref, le bon médicament à la dose correcte donné au bon moment soulage 80 à 90 % de la douleur. (Source : OMS.)

La proposition de l'OMS a le mérite d'être simple et peu coûteuse. Elle a été utilisée avec succès à une échelle restreinte dans de nombreux pays. Sa simplicité pourra faire sourire certains. Mais elle ne prétend pas à elle seule résoudre l'ensemble des problèmes de la douleur cancéreuse. Son grand mérite, ne l'oublions pas, est de permettre d'annihiler ou de diminuer nettement la douleur dans 70 à 95 % des cas. Elle est applicable à une grande échelle et le plus souvent ne nécessite pas d'hospitalisation. Il faut donc encourager vivement la diffusion de cette technique dont peuvent bénéficier des centaines de milliers de patients. En effet, lorsque l'on s'intéresse à la consommation de morphine au niveau mondial, on constate des inégalités flagrantes qui reflètent non seulement les difficultés socio-économiques des pays en voie de développement, mais également la peur vis-à-vis de la morphine et un niveau de connaissance nettement insuffisant concernant le maniement des substances analgésiques.

Le marché mondial des opiacés pour leurs usages médicaux et scientifiques est régi par le Bureau international des narcotiques de Vienne. Ce Bureau contrôle la production, la distribution et la consommation des drogues. Il s'assure en particulier du fait que ces substances ne sont pas utilisées à des fins illicites et, chaque année, les gouvernements demandeurs (ils sont 126 à avoir signé une convention internationale) doivent lui fournir les informations suivantes : quantité de substances consommées et manufacturées, état du stock à la fin de l'année, surface d'opium cultivée, quantité d'opium produit, nombre de laboratoires fabriquant des opioïdes synthétiques et quantité d'opioïdes synthétisés. Tous les gouvernements doivent de plus fournir chaque trimestre des informations concernant l'exportation et l'importation des opioïdes. Le pavot à partir duquel sont extraites la morphine et la codéine est principalement cultivé aux Indes, en Turquie, en Australie, en

France [5] et en Espagne. En équivalent-morphine, la production annuelle mondiale pour 1988 était de 175 tonnes pour une consommation mondiale d'environ 200 tonnes. Le Bureau international des narcotiques tend à faire diminuer cette production car les stocks sont relativement importants, notamment aux Indes.

Si le Bureau des narcotiques semble tenir la situation bien en main pour la production de ces substances destinées à l'usage médical, il émet certaines critiques quant à l'estimation des besoins présentés annuellement par chaque pays. Les mécanismes sont relativement bien rodés dans certains d'entre eux, mais il n'en est pas de même pour la majorité. Les demandes doivent donc prendre en considération différents facteurs tels que la morbidité, la mortalité, la démographie, les aspects sociaux et culturels ainsi que les habitudes de prescription des médecins, et enfin la consommation d'analgésiques non opioïdes. À ce sujet, le Bureau des narcotiques, organisme régulateur, voire répressif pour certains, se joint à l'OMS pour déplorer que tous les besoins effectifs ne soient pas couverts.

Les obstacles financiers et administratifs, surtout dans les pays en voie de développement, sont considérables. C'est ainsi que le rapport publié en 1989 par le Bureau des narcotiques constate que dans 24 des 104 pays en voie de développement, plus de 70 % de la population n'a pas accès à ces produits. Le manque de personnel est aussi flagrant. Dans certains pays, le nombre de médecins est de 1 pour 100 000 habitants alors que dans d'autres il est de 1 pour 800 ou même 400 ; pour les infirmières, ce nombre va de 4 pour 100 000 à 1 pour 830 ; quant au nombre des pharmacies, il peut être de 1 pour 1 200 habitants dans les pays développés, à 1 pour 700 000, dans certaines régions rurales des pays en voie de dévelop-

---

5. En France, c'est une filiale d'un grand laboratoire pharmaceutique qui a le monopole de la culture du pavot et de la production des alcaloïdes. En 1988, les surfaces cultivées étaient de 3 113 hectares pour une production de 21,4 tonnes en équivalent morphine. Inutile de dire que les sites de culture restent « top secret ».

pement. Ces chiffres expliquent pourquoi certains pays ont recours à des « médecines » plus traditionnelles. Par exemple, un pays (dont le nom n'a pas été mentionné par le Bureau des narcotiques) a décrété une loi recommandant l'usage de l'acupuncture comme une alternative possible à l'emploi des opiacés pour le traitement de la douleur.

N'étaient ces problèmes financiers, ce manque d'organisation, d'infrastructure et de personnel qualifié, l'objectif de l'OMS pourrait être atteint. Car force est de constater que le pavot pousse bien dans de nombreuses régions et l'extraction des alcaloïdes est peu coûteuse. Les trafiquants, eux, s'en tirent très bien ! Il reste que l'inégalité devant la douleur est certaine : l'Europe et l'Amérique, qui représentent 29 % de la population mondiale, consomment 75 % des opiacés. Les dix pays qui ont la plus forte concentration de morphine disponible par millions d'habitants et par jour, utilisent 75 % de la morphine. Leur consommation de morphine a été multipliée par quatre depuis 1979.

Certaines données sont pourtant surprenantes : le Japon (64 kilogrammes de morphine pour 122 millions d'habitants), l'Italie (30 kilogrammes de morphine pour 57 millions d'habitants) et la France (42 kilogrammes de morphine pour 56 millions d'habitants) ne sont pas de grands consommateurs en comparaison des pays nordiques et du Royaume-Uni. Par exemple, si l'on prend en compte la consommation par habitant, le Danemark, où la qualité du système de santé est excellente, consommait en 1987 vingt fois plus de morphine que la France ! Certains pourront argumenter que ces chiffres ne concernent que la morphine, mais l'écart reste le même pour les autres substances opioïdes.

Les causes de cette situation sont vraisemblablement multiples, mais elles reflètent en partie les diverses craintes vis-à-vis de la morphine et l'insuffisance de formation du corps médical. Cette interprétation est confirmée par le fait qu'en 1987-1988, la consommation de morphine dans les pays industrialisés s'est accrue de façon particulièrement spectaculaire. La France a même battu tous les records puisque la consommation de morphine est passée de 42 kg à 129 kg, soit une augmentation de 207 %. Or c'est précisément à cette époque que les comprimés de morphine retard ont été commercialisés dans notre pays. De même, la consommation s'est accrue de 105 % en Espagne, 92 % en Autriche, 60 % en Nouvelle-Zélande, 50 % au Japon, 40 % aux Pays-Bas et 33 % en République Fédérale d'Allemagne. Cela ne signifie pas que ces pays aient augmenté leur nombre de « morts vivants » ou de toxicomanes, mais au contraire que progressivement ils tendent à combler leur retard et que la lutte contre la douleur d'origine cancéreuse commence à prendre une certaine dimension. Il faut donc l'amplifier car la France est encore loin du Royaume-Uni qui, pour une population à peu près équivalente à la nôtre, consomme sept fois plus de morphine.

Cependant, il faudra du temps. Le progrès passera en effet d'abord par une formation universitaire et/ou post-universitaire sur les mécanismes de la physiopathologie et de la pharmacologie de la douleur. En France, cet enseignement est actuellement limité à quelques centres. Pour pallier provisoirement ces insuffisances, une action éducative et incitative consisterait à demander à un organisme ou à une institution publique ou privée de faire rédiger par des experts un petit opuscule d'une trentaine de pages sur le traitement des douleurs intenses, cancéreuses ou non. Cet opuscule pourrait être diffusé officiellement à l'ensemble des médecins. De telles initiatives ont déjà été réalisées par le ministère de la Santé en Australie, au Canada et par la Société américaine pour l'étude de la douleur. Il existe même des petits fascicules, intitulés « Faire face à la douleur », mis à la disposition des familles par le National Institute of Health ou par des laboratoires pharmaceutiques. De telles publications devraient permettre au médecin de faire le point, de se familiariser avec des prescriptions plus rationnelles et de s'y retrouver dans la « jungle » des substances analgésiques, lesquelles figurent au nombre de 211 dans le Vidal, le dictionnaire des spécialités pharmaceutiques françaises.

Une autre entrave à l'emploi des substances opioïdes est d'ordre législatif et administratif. Les abus du XIXe siècle ont donné lieu à des lois et à des décrets qui limitent strictement l'utilisation de ces substances. Encore aujourd'hui, pour prescrire des opioïdes puissants, le médecin dispose d'un carnet à souches délivré par le Conseil de l'Ordre des médecins. La prescription ne peut dépasser sept jours. Des impératifs administratifs multiples existent à différents niveaux de sorte que de nombreux praticiens considèrent cette réglementation comme dissuasive et ordonnent de préférence des substances moins efficaces. La règle des sept jours impose des consultations médicales abusives pour des traitements au long cours. La loi semble donc un peu désuète. Une libéralisation s'impose et une concertation s'avère donc nécessaire entre le monde médical et différents ministères concernés. Dès les années vingt, les réactions de protestation fusèrent. L'une des plus virulentes vint d'Antonin Artaud, qui ne se droguait assurément pas par jeu littéraire ou pour aller au bout d'une expérience spirituelle, mais avant tout parce qu'il souffrait de névralgies. Sa *Lettre à Monsieur le Législateur de la Loi sur les Stupéfiants* constitue un violent réquisitoire :

« Monsieur le Législateur,
Monsieur le Législateur de la loi de 1916, agrémentée du décret de juillet 1917 sur les stupéfiants, tu es un con.
Ta loi ne sert qu'à embêter la pharmacie mondiale sans profit pour l'étiage toxicomanique de la nation parce que
1° Le nombre des toxicomanes qui s'approvisionnent chez le pharmacien est infime ;
2° Les vrais toxicomanes ne s'approvisionnent pas chez le pharmacien ;
3° Les toxicomanes qui s'approvisionnent chez le pharmacien sont *tous* des malades ;
4° Le nombre des toxicomanes malades est infime par rapport à celui des toxicomanes voluptueux ;
5° Les restrictions pharmaceutiques de la drogue ne gêneront jamais les toxicomanes voluptueux et organisés ;
6° Il y aura toujours des fraudeurs ;
7° Il y aura toujours des toxicomanes par vice de forme, par passion ;

8º Les toxicomanes malades ont sur la société un droit imprescriptible, qui est celui qu'on leur foute la paix.

C'est avant tout une question de conscience. La loi sur les stupéfiants met entre les mains de l'inspecteur usurpateur de la santé publique le droit de disposer de la douleur des hommes ; c'est une prétention singulière de la médecine moderne que de vouloir dicter ses devoirs à la conscience de chacun. Tous les bêlements de la charte officielle sont sans pouvoir d'action contre ce fait de conscience : à savoir que, plus encore que de la mort, je suis le maître de ma douleur. Tout homme est juge, et juge exclusif, de la quantité de douleur physique, ou encore de la vacuité mentale qu'il peut honnêtement supporter.

Lucidité ou non-lucidité, il y a une lucidité que nulle maladie ne m'enlèvera jamais, c'est celle qui me dicte le sentiment de ma vie physique.

Et si j'ai perdu ma lucidité, la médecine n'a qu'une chose à faire, c'est de me donner les substances qui me permettent de recouvrer l'usage de cette lucidité.

Messieurs les Dictateurs de l'école pharmaceutique de France, vous êtes des cuistres rognés. Il y a une chose que vous devriez mieux mesurer : c'est que l'opium est cette imprescriptible et impérieuse substance qui permet de rentrer dans la vie de leur âme à ceux qui ont eu le malheur de l'avoir perdue.

Il y a un mal contre lequel l'opium est souverain et ce mal s'appelle l'Angoisse, dans sa forme mentale, médicale, physiologique, logique ou pharmaceutique, comme vous voudrez.

L'Angoisse qui fait les fous.

L'Angoisse qui fait les suicidés.

L'Angoisse qui fait les damnés.

L'Angoisse que la médecine ne connaît pas.

L'Angoisse que votre docteur n'entend pas.

L'Angoisse qui lèse la vie.

L'Angoisse qui pince la corde ombilicale de la vie. Par votre loi inique vous mettez entre les mains de gens en qui je n'ai aucune espèce de confiance, cons en médecine, pharmaciens en fumier, juges en mal-façon, docteurs, sages-femmes, inspecteurs-doctoraux, le droit de disposer de mon angoisse, d'une angoisse en moi aussi fine que les aiguilles de toutes les boussoles de l'enfer.

Tremblements du corps ou de l'âme, il n'existe pas de sismographe humain qui permette à qui me regarde d'arriver à une évaluation de ma douleur plus précise, que celle, foudroyante, de mon esprit !

Toute la science hasardeuse des hommes n'est pas supérieure à la connaissance immédiate que je puis avoir de mon être. Je suis seul juge de ce qui est en moi.

Rentrez dans vos greniers, médicales punaises, et toi aussi, Monsieur le législateur Moutonnier, ce n'est pas par amour des hommes que tu délires, c'est par tradition d'imbécillité. Ton ignorance de ce qu'est un homme n'a d'égale que ta sottise à le limiter. Je te souhaite que ta loi retombe sur ton père, ta mère, ta femme, tes enfants, et toute ta postérité. Et maintenant avale ta loi. »

Force est de reconnaître, qu'en dépit de ses excès, à la Artaud, certains passages de cette lettre demeurent encore d'actualité. Depuis quatre-vingts ans, de nombreux experts ont reconnu la dualité du rôle des opiacés : ils sont à la fois des substances très efficaces du point de vue thérapeutique et des substances redoutables lorsqu'on les utilise à des fins non médicamenteuses. Il faut donc assurer un équilibre entre la fourniture de ces substances et leur demande licite pour l'usage médical. Tel est le rôle du Bureau international des narcotiques. Cependant, celui-ci constate avec ironie dans son rapport de 1989 qu'un contrôle strict de l'usage des opiacés pour un usage légal n'exclut pas la possibilité de se procurer ces drogues par d'autres moyens.

Afin de réagir au trafic de drogue, le législateur peut parfois promulguer des lois beaucoup trop restrictives, qui auront indirectement des retombées sur l'usage médical de ces substances. Au cours des quatre-vingts dernières années, la guerre contre la drogue a fait souvent des patients douloureux des victimes inattendues. C'est actuellement ce qui semble se passer aux États-Unis où un contrôle plus strict a fait chuter la prescription d'opioïdes de 50 % dans certains États. Certaines restrictions concernent la quantité des substances que l'on peut délivrer en une seule fois à chaque patient et, dans certains États, les médecins doivent obligatoirement désigner aux autorités les noms des patients prenant ces substances. On assimile les cancéreux à des toxicomanes !

S'il existe quelques brebis galeuses, la majorité des médecins suivent les règles strictes énoncées par la loi. Cependant, des erreurs par inadvertance peuvent arriver. Vu la lourdeur des peines encourues, cette éventualité n'encourage évidemment pas les praticiens à prescrire aisément des opioïdes. Enfin, des lois trop restrictives peuvent être perçues comme contraignantes et inopportunes par les importateurs et les distributeurs. Ils limiteront leurs stocks ou ne disposeront pas toujours nécessairement de l'ensemble des substances opioïdes utilisées. C'est ce qu'indique une étude effectuée voici quelques années à New York : moins de 50 % des pharmacies détenaient régulièrement des narcotiques. Les pourcentages étaient respectivement de 3 % et de 2 % pour la morphine et la méthadone. La peur des vols était la première raison avancée par les pharmaciens pour expliquer des chiffres aussi bas, la seconde étant le manque de prescriptions. On arrive ainsi à un cercle vicieux : le médecin prescrit le médicament, celui-ci n'étant pas disponible, il le prescrit moins souvent et le pharmacien n'est pas enclin à le stocker. Bien sûr, en France par exemple, les cambriolages de pharmacies sont relativement nombreux, mais chaque officine peut être livrée plusieurs fois par jour, de sorte qu'il ne soit plus nécessaire de disposer d'un stock important pour faire face à la demande.

Certains seront convaincus, d'autres non. Mais déjà, certains praticiens se révoltent... tels ces médecins belges qui lors d'un récent congrès, à Bruxelles, faisaient signer une pétition aux conférenciers pour que la Sécurité sociale et les compagnies d'assurances remboursent les comprimés de morphine. En attendant l'analgésique idéal, puisse ce livre aider à la diffusion de l'utilisation de la morphine pour le traitement des douleurs cancéreuses, mais aussi de certaines douleurs post-opératoires.

L'homme sans douleur ?

> *La lutte contre la douleur est une usure [...]*
> *consentir à la souffrance est une sorte de suicide*
> *lent [...] il n'y a qu'une douleur qu'il soit facile*
> *de supporter, c'est la douleur des autres.*
> René Leriche, *La Chirurgie de la douleur.*

Dans un ouvrage récent, G. Mazars affirmait : « La douleur ne devrait plus exister aujourd'hui car la science possède tous les moyens de la maîtriser. » En première analyse, on ne peut que souscrire à cette réflexion tant il est vrai que le droit à ne plus souffrir est revendiqué par tous. Il est également vrai que bon nombre d'études récentes indiquent que les analgésiques sont souvent insuffisamment utilisés. Tel est le cas pour les douleurs cancéreuses, les douleurs post-opératoires et les douleurs de l'enfant. C'est ainsi qu'en 1977, on a comparé les traitements analgésiques d'enfants et d'adultes qui avaient subi les mêmes interventions. On a alors constaté que les enfants recevaient en moyenne trente fois moins d'analgésiques que les adultes ! Diverses instances ont réagi et la lutte contre la douleur aiguë est aujourd'hui l'une des priorités de nombreuses associations médicales. Il faut avant tout éviter de tomber dans le piège car l'on sait qu'un excès de douleur entraîne de l'anxiété et de l'insomnie conduisant à un cercle vicieux douleur-anxiété-insomnie-douleur. Certes, de nombreux moyens existent pour résoudre ces difficultés, notamment du point de vue pharmacologique, mais tel n'est pas toujours le cas pour les douleurs chroniques.

Pour cette raison, je ne partage pas la vision euphorique et optimiste de G. Mazars : des milliers de patients continuent à souffrir de douleurs persistantes rebelles aux traitements classiques. Les douleurs non malignes, que l'on ne doit en aucun cas assimiler à des douleurs bénignes, sont les plus fréquentes. Elles sont d'origine musculo-squelettique ou vertébrale. Ou bien ce sont des douleurs neurogènes dues à une lésion du système nerveux périphérique ou central, des céphalées et des douleurs psychogènes. Ces échecs face à certaines douleurs chroniques sont bien illustrés par le nombre considérable de traitements proposés qui sont reconnus ou non par les autorités sanitaires responsables.

Un marché florissant est apparu, où pullulent guérisseurs et charlatans. Les publicités mensongères et abusives foisonnent. Très objectivement, la journaliste Madeleine Franck a dénoncé cette pratique dans un article courageux publié par l'hebdomadaire *Le Point* en 1989 sous le titre « Santé : charlatans et gogos ». Cela lui a valu des poursuites judiciaires, mais heureusement elle a été relaxée par la dix-septième chambre du tribunal de Paris. On ne peut reprocher à des patients désespérés et prêts à tout, de se laisser piéger par de telles démarches. Mais il est regrettable que les pouvoirs publics fassent parfois preuve d'insouciance ou de manque de maturité vis-à-vis des médecines dites parallèles ou douces.

Au cours du procès de Madeleine Franck, qui portait essentiellement sur l'utilisation de « stimulateurs bio-électriques », deux témoignages à l'appui de la défense ont signalé les côtés dramatiques de telles pratiques. Le docteur P. Stora, rhumatologue, déclarait : « J'adhère totalement et sans aucune réserve à cet article. Ce qui me choque, c'est que la publicité abuse de la crédulité des malades âgés. J'en ai vu de très nombreux déçus, ulcérés, et je n'ai jamais constaté la moindre amélioration ». Il poursuivait : « Ces appareils sont dangereux car ils incitent les patients à cesser leur traitement, ce qui peut entraîner des désordres irréversibles [...] C'est une des formes d'escroquerie les plus scandaleuses des temps modernes. » Marcel Francis Kahn, professeur de rhumatologie, précisait : « Je connais ces appareils depuis vingt ans, c'est toujours la même valise. Parmi les pauvres vieux qui ont été démarchés et qui ont payé 12 000 à 13 000 francs pour un appareil, beaucoup n'osent pas les rendre. Depuis vingt ans, je lutte contre toutes ces charlataneries. Je maintiens le mot d'escroquerie. » Marcel Francis Kahn a raison, car ces techniques de neurostimulation ne sont (modérément) efficaces que dans des cas bien précis, en particulier dans les cas de douleurs survenant après lésion des nerfs périphériques. Leur coût ne devrait pas dépasser 2 000 francs. Le substitut du procureur de la République était quant à lui plus nuancé. Pour lui, il était nécessaire de répondre aux publicités vantant la fée électricité à un public âgé et fragilisé. Mais il aurait souhaité que la critique soit moins violente. Toutefois, il estimait que la journaliste avait poursuivi un but légitime.

Nous avons connu d'autres histoires plus célèbres dans le domaine de la publicité abusive. Il est donc nécessaire de mettre en place un contrôle plus strict de certaines pratiques publicitaires qui profitent de la crédulité des patients. Aujourd'hui, bon nombre des techniques utilisées dans le traitement de la douleur n'ont pas encore été évaluées. Mais la tâche se complique quand on sait l'importance de l'effet placebo et ce, quel que soit le type de douleur. D'un côté, il ne peut être question d'administrer systématiquement des placebos aux patients douloureux chroniques. De l'autre, il est difficile de rejeter certains traitements (auriculothérapie, acupuncture, vitaminothérapie, magnétothérapie, homéopathie, oligothérapie, phytothérapie et bien d'autres) dont l'efficacité est vraisemblablement du même ordre que celle des placebos. Cela peut aider les patients s'ils y croient dur comme fer. Je ne suis donc pas délibérément contre certains de ces traitements s'ils peuvent soulager les misères des douloureux chroniques. Mais je rejette formellement les explications pseudo-scientifiques des partisans de ces thérapies. En revanche, il est évident que l'on a tendance (probablement du fait de la réceptivité du public et du besoin de promotion de certains politiques) à laisser développer ce type de médecine douce, alors que l'on devient de plus en plus exigeant vis-à-vis des laboratoires pharmaceutiques, qui doivent prouver logiquement et indéniablement l'efficacité de leurs produits par rapport aux placebos et satisfaire à de multiples expertises toxicologiques.

Les structures spécialisées
dans le traitement de la douleur chronique

C'est au cours de la Seconde Guerre mondiale que John Bonica, aujourd'hui professeur émérite dans le département d'anesthésiologie à l'université de Washington à Seattle, se rendit compte que les malades qui présentaient des douleurs chroniques n'étaient pas correctement soignés. Il devenait évident que dans de nombreux cas, ils présentaient des syndromes extrêmement complexes qui ne pouvaient être abordés par un seul spécialiste. En effet, à cette époque, chacun avait tendance à proposer un traitement en rapport avec son seul savoir-faire : psychothérapie pour les psychiatres, blocs pharmacologiques de nerfs périphériques pour les anesthésiologistes, section des voies de la douleur pour les neurochirurgiens, etc. Dans le même temps, des millions de malades ne recevaient pas les soins nécessaires pour annihiler leurs souffrances. Certains d'entre eux étaient exposés à des risques iatrogènes dus à une thérapie inappropriée alors que d'autres avaient subi dix ou quinze interventions souvent inutiles. Ces échecs donnaient naissance à des sentiments de frustration qui affectaient aussi bien les médecins que les patients. Finalement, ces derniers se confiaient à des charlatans ou, dans certains cas, étaient acculés au suicide.

C'est sur la base de ces constatations affligeantes que John Bonica fonda la première équipe pluridisciplinaire dans la lutte contre la douleur, qui donna rapidement naissance au concept de clinique de la douleur. Mais ce n'est réellement qu'à partir des années soixante-dix que l'on assista à l'explosion de ces centres, qui sont aujourd'hui plusieurs centaines aux États-Unis et environ deux cents en Europe. Comme toujours, certains débordements néfastes eurent lieu : certaines cliniques comptaient jusqu'à trente spécialistes et ressemblaient surtout à des officines « à faire du dollar ». Bien évidemment, tel n'était pas le but de John Bonica.

La Société internationale pour l'étude de la douleur a remis de l'ordre dans les structures et le fonctionnement de ces différents centres. En France, un groupe d'experts réunis par la Direction générale de la Santé vient d'émettre un rapport sur les structures spécialisées dans le traitement de la douleur chronique et celui-ci a été publié en 1991 dans le bulletin officiel du ministère des Affaires sociales et de l'Intégration. Il ne préconise pas de solution miracle, mais il a le mérite de distinguer sans ambiguïté la douleur chronique de la douleur symptôme ou signal d'alarme. On revient donc au concept de douleur maladie d'abord proposé par Leriche et redécouvert périodiquement par différents auteurs. Ces centres, qui accueillent essentiellement des patients douloureux chroniques, prennent en compte les facteurs à la fois somatiques, psychologiques et sociaux, susceptibles d'intervenir dans la genèse et/ou l'amplification d'une douleur.

Il n'est pas dans mon intention d'effectuer une analyse détaillée de ces structures spécialisées mais il m'apparaît opportun d'en signaler l'existence et d'en expliquer brièvement le fonctionnement car elles rencontrent de nombreuses difficultés de fonctionnement et ne sont même pas dotées d'un statut officiel ! Elles ne prétendent en aucun cas se substituer au médecin traitant et ne reçoivent d'ailleurs que des patients adressés par des confrères et munis d'un dossier médical aussi complet que possible. La collaboration avec le médecin référent est souhaitable car, trop souvent hélas, l'envoi de malades traduit indiscutablement un rejet de ces patients. Pour bon nombre d'entre eux, l'ancienneté moyenne des douleurs se situe de sept à huit ans, ce qui constitue une erreur flagrante car il ne faut pas laisser une douleur se pérenniser. L'envoi vers l'unité de soins est souvent présenté comme un dernier recours.

Envisager la douleur chronique selon un unique modèle physiologique (périphérique ou central), médical ou comportemental et privilégier une seule modalité thérapeutique traduisent des conceptions erronées et réductrices de la douleur chronique. En revanche, un fonctionnement pluridisciplinaire est essentiel : il favorise une approche synthétique que le rapport des experts qualifie d'interdisciplinaire ou de transdisciplinaire. Le « noyau dur » de l'équipe comporte au moins deux médecins somaticiens de disciplines différentes et un psychiatre, tous capables d'évaluer les composantes somatiques et psychosociales. L'un d'entre eux est chargé de la coordination du travail. Il apparaît donc clairement que l'appréciation des douloureux chroniques est menée dans une perspective multidimensionnelle, qui met en avant la complémentarité et non l'exclusion réciproque de divers facteurs. La thérapeutique qui en découle est donc souvent plurimodale et combine plusieurs techniques. Autant que possible, il faut chercher à proposer des traitements à visée étiologique, mais il convient de savoir faire appel à des approches moins spécifiques : symptomatologiques, réadaptatives et psycho-comportementales. Lorsque aucune solution étiologique radicale ne peut être proposée, les approches comportementales jouent un rôle prédominant car elles apprennent au patient à vivre avec sa douleur et lui permettent de se réinsérer dans son milieu, sans qu'il se focalise exagérément sur sa maladie. De nombreux programmes de réinsertion comportent plusieurs semaines en séjour hospitalier. Ils sont proposés par certaines cliniques américaines où le patient est continuellement pris en charge. Le coût d'un tel programme étant très élevé, il existe parfois des solutions plus simples, telles les écoles du dos qui organisent des stages où se côtoient médecins, ergothérapeutes, kinésithérapeutes et psychologues.

Le bon fonctionnement d'une équipe spécialisée dans le traitement des douleurs chroniques repose également sur la motivation de l'équipe soignante médicale et paramédicale. La prise en charge de ces patients est difficile. Comme nous l'avons vu, ils sont passés de médecin en médecin, de spécialiste en spécialiste, ont subi une kyrielle d'examens cliniques, voire d'interventions. L'épaisseur de leur dossier médical effraie souvent les praticiens, qui ont tendance à les fuir. À ce sujet, la réaction de ce jeune professeur de neurologie à la double formation médicale et scientifique est significative : « Après ma nomination, j'ai donné des consultations dans la clinique de la douleur un à deux après-midi par semaine ; j'ai rapidement abandonné devant la complexité des problèmes posés par ces patients, qui nécessitent de plus un examen difficile et long... J'étais frustré, ne pouvant voir que quelques patients dans l'après-midi. J'ai donc progressivement abandonné cette activité en maintenant le contact avec mes collègues pour les cas " particulièrement intéressants ". » Cette réflexion illustre combien ceux qui désirent s'orienter vers l'étude et le traitement de la douleur doivent être motivés et disponibles. Il ne s'agit pas d'un métier de tout repos.

C'est ce qu'indique une étude récente menée par R. Catchlove et A. M. Hoirch auprès de trente-sept centres canadiens du traitement de la douleur. Il apparaît que le syndrome d'épuisement professionnel constitue un problème majeur pour le personnel et plus particulièrement les médecins. Pour illustrer ce malaise, mentionnons quelques extraits d'un éditorial de R. Catchlove publié dans la revue *Douleur et Analgésie* : « Les professionnels de la santé qui traitent ces troubles complexes sont souvent frustrés par les différents aspects des problèmes de ces patients. Leur énergie est drainée par l'état de dépendance des patients, ils deviennent mal à l'aise et irritables face à la passivité et à l'agressivité sous-jacente de ceux-ci et inquiets devant la possibilité de ne pas découvrir une maladie physique cachée. Les médecins qui effectuent des blocs neurologiques sont de plus stressés par des risques de complications inhérents à ceux-ci. Il est extrêmement difficile de répondre aux besoins de ces patients. Dans un milieu médical traditionnel, ceux-ci sont souvent rejetés. Le médecin qui se consacre au problème de la douleur, que ce soit au sein d'un centre multidisciplinaire ou comme membre d'une équipe de base, est considéré par ses confrères comme plutôt différent et on a tendance à croire qu'il se livre probablement à une certaine forme de charlatanisme. Selon les médecins qui travaillent dans les centres de traitement de la douleur, les problèmes particuliers qu'ils rencontrent sont le manque de respect de la part de leurs confrères, les demandes continuelles de leurs patients et les syndromes d'épuisement professionnel. »

Le gouvernement du Canada reconnaissait récemment l'importance d'un programme de traitement de la douleur. Le rapport qu'il a demandé à une commission *ad hoc* « fait ressortir certains éléments qui permettent de réduire le stress : existence de programmes structurés, personnel spécifiquement affecté à ces programmes, emplacement précis et fixe pour le centre, participation de l'équipe au diagnostic et au traitement, réunion des membres de l'équipe leur permettant de discuter de leurs réactions face aux patients, rotation adéquate du personnel et horaires de travail raisonnables. On suggère également que tout le personnel ait une formation appropriée dans le traitement de la douleur sans en préciser toutefois la nature, et de fournir les moyens adéquats pour faciliter la communication avec les nombreux autres organismes impliqués dans le traitement de la douleur. Des structures précises devraient être définies afin de communiquer avec l'industrie, les commissions des accidents du travail, les compagnies d'assurances, les médecins, le public et les facultés. » Ces difficultés se rencontrent dans tous les pays. Il faut donc essayer d'y remédier en sensibilisant les autorités gouvernementales responsables, ainsi que les médecins, les malades, et leurs familles.

En France, les centres de la douleur ont beaucoup de mal à s'implanter. Leurs responsables sont souvent obligés de jongler avec les règles administratives pour la prise en charge de leurs patients. Les directeurs d'hôpitaux ont parfois une attitude très réservée car les consultations sont généralement longues et le nombre d'actes médicaux peu nombreux, d'où un manque de rentabilité. Un de mes collègues s'est vu clairement notifier que le fonctionnement du centre dont il a la responsabilité coûtait de l'argent à l'hôpital. Le ministère de la Santé et la Caisse nationale d'assurance maladie des travailleurs salariés devraient se pencher avec plus d'acuité et de réalisme sur leurs coûts financiers spécifiques. Ceux-ci devraient être évalués avec exactitude et je suis certain qu'ils sont vraisemblablement dérisoires par rapport à certains « soins douteux » remboursés par la Sécurité sociale. Le développement de ces centres s'impose, car, par la complexité de son étiologie et de sa pathologie, associée à des facteurs psychologiques et sociaux, la douleur chronique non cancéreuse dépasse les compétences d'un médecin généraliste, voire d'un spécialiste.

Le groupe d'experts réunis par le ministère de la Santé a formulé un certain nombre de propositions pour l'amélioration du fonctionnement et du développement de ces centres. On peut hélas se demander si elles seront exaucées à brève échéance étant donné les difficultés actuelles rencontrées par notre système de santé. Le message est d'autant plus difficile à faire passer que les « spécialistes » de la douleur sont souvent rejetés ou regardés avec mépris par leurs confrères. Cette vision rétrograde est scandaleuse, car la formation de spécialistes dignes de ce nom devrait permettre d'éviter bien des souffrances inutiles. Cependant, le monde médical commence à se réveiller et, il faut bien le dire, nous sommes loin du stoïcisme ou de la douleur rédemption. La douleur fait fréquemment la une des grands hebdomadaires nationaux et internationaux.

Un autre frein au développement de la lutte contre la douleur réside dans l'inadéquation de la formation et de l'information. L'enseignement dans les facultés de médecine a longtemps été inexistant ou très déficient. Une faculté sur deux à peine consacre deux heures d'enseignement à la douleur. En deuxième cycle, la douleur n'est pas traitée de façon spécifique mais à l'occasion de chaque type d'affection (rhumatologie, cancérologie, etc.). Les étudiants apprennent quelques notions classiques d'anatomie et de physiologie, se servent de la douleur uniquement comme élément de diagnostic et prescrivent des analgésiques selon des critères ou des règles plus ou moins bien établis. Souvent, aucune différence n'est faite entre douleur aiguë et douleur-maladie. Il faut cependant reconnaître qu'un effort notoire a été effectué au cours des quinze dernières années pour diffuser nos connaissances dans le domaine de la douleur. Des revues internationales de bon niveau ont été créées, d'autres ont une diffusion nationale et un but plus pédagogique et vulgarisateur. Par rapport aux premières à dominante scientifique, ces dernières ont l'avantage de sensibiliser une plus large audience de praticiens confrontés journellement aux problèmes de la douleur. Il reste cependant beaucoup à faire dans les facultés de médecine pour la formation initiale et permanente. Il faut que soit intégré à la formation de tous les médecins, un enseignement général sur la douleur et son traitement. Cet enseignement doit être présenté de façon interdisciplinaire et non pas indépendamment pour chaque spécialiste dans son domaine. De plus, les diplômes d'« évaluation et traitement de la douleur » doivent être généralisés et regroupés dans un cadre inter-universitaire. Il est évident également que des enseignements adaptés devraient également s'adresser aux dentistes, pharmaciens, infirmières, kinésithérapeutes et rééducateurs en psychomotricité.

Bien que l'on arrive actuellement à contrôler bon nombre de douleurs et à assurer une meilleure prise en charge des patients douloureux chroniques, il n'en demeure pas moins que les diverses substances pharmacologiques mises à la disposition du praticien sont relativement restreintes et présentent parfois des effets indésirables non négligeables. Pourtant, nous avons vu que les recherches dans le domaine de la douleur et des phénomènes d'analgésie ont littéralement explosé depuis une vingtaine d'années.

Une recherche difficile mais prometteuse

Les crédits alloués aux recherches sur la douleur ont longtemps été pratiquement insignifiants et n'avaient donc aucune action incitatrice permettant d'attirer les meilleurs groupes dans ce large champ d'investigation. Les chiffres publiés par John Bonica au début des années soixante-dix, le montrent bien. Sur les 2,2 milliards de dollars consacrés par le National Institute of Health à la recherche biomédicale, seulement 0,014 % était affecté à la recherche sur la douleur. Cette situation désastreuse résultait entre autres de l'insuffisance de nos connaissances et du manque de communication entre les différents acteurs. Par exemple, les chercheurs fondamentalistes étaient isolés dans leur tour d'ivoire et la plupart d'entre eux ne se souciaient pas de la douleur chronique. De leur côté, les cliniciens étaient désorientés par l'impossibilité de pouvoir quantifier un phénomène aussi subjectif. C'est indiscutablement la recherche fondamentale – théorie du portillon, découverte de certaines modalités d'action de la morphine, découverte des récepteurs opioïdes puis des endomorphines, mise en évidence des effets analgésiques par stimulation cérébrale profonde – qui a joué un rôle de détonateur pour une meilleure compréhension du phénomène de la douleur et pour la mise au point de nouvelles stratégies thérapeutiques.

Comprendre la douleur, c'est avant tout essayer d'appréhender ses mécanismes physiologiques. Lorsque le système nerveux est intact, les voies, relais et centre d'intégration sont relativement bien identifiés... même si de nombreuses inconnues subsistent sur les mécanismes intervenant au niveau du cerveau lui-même. En effet, il n'existe pas un seul centre de la douleur, et de très nombreuses structures cérébrales interviennent dans les différentes composantes (sensori-discriminative, affectivo-émotionnelle, cognitive, etc.) de ce phénomène éminemment subjectif et difficile à quantifier. Le problème est, hélas, encore beaucoup plus complexe lorsqu'il s'agit de douleurs qui ont pour origine des lésions périphériques ou centrales du système nerveux. Ces douleurs sont extrêmement difficiles à soulager. Elles peuvent être ressenties en l'absence de toute stimulation. Certaines d'entre elles sont permanentes et obsédantes, d'autres sont fulgurantes de type brûlures intenses ou décharges électriques. Il s'agit de syndromes complexes dont les mécanismes physiopathologiques sont difficiles à identifier.

Pour aborder ces problèmes, il est donc nécessaire de développer des modèles expérimentaux de douleur. Une telle démarche est limitée : elle se heurte à des règles d'éthique qui, nous l'avons vu, sont très strictes. Cependant, dans la mesure où ces règles sont respectées, l'enjeu de telles expériences justifie ces tentatives. Leur intérêt n'est d'ailleurs pas exclusivement d'ordre pharmacologique, mais également physiopathologique, ce qui permettra de mieux comprendre les mécanismes qui sous-tendent diverses douleurs chroniques. Les principales équipes internationales travaillant dans ce domaine ne s'y sont pas trompées et nombre d'entre elles ont tenté une approche plus rationnelle de l'étude de la douleur en utilisant des modèles expérimentaux.

Ceux-ci sont rares, on les compte sur les doigts d'une main. Pour les douleurs dues à un excès de nociception, on utilise pratiquement exclusivement des modèles de douleur inflammatoire. C'est ainsi que le « rat arthritique » est utilisé depuis les années cinquante en recherche pharmacologique et rhumatologique. Il est couramment utilisé par l'industrie pharmaceutique pour l'évaluation des substances anti-inflammatoires, voire analgésiques. Sa validité n'est donc pas contestée, mais c'est seulement depuis une dizaine d'années qu'il a été véritablement considéré comme modèle possible de douleur inflammatoire par les spécialistes de l'étude des mécanismes de la nociception. Ce modèle a l'immense intérêt de mimer certains tableaux cliniques et d'apporter simultanément cette notion de durée, qui faisait défaut dans la plupart des situations expérimentales qui ont servi à mieux comprendre le fonctionnement du système nerveux. Les différents signes cliniques de ce modèle présentent certaines similitudes avec ceux de la polyarthrite rhumatoïde observée chez l'homme. De même, pour les douleurs neurogènes, la mononeuropathie induite chez le rat par ligature lâche du nerf sciatique (voir figure 1, chapitre II) semble reproduire, au moins en partie, certains aspects cliniques observés chez l'homme.

Ces deux modèles ne reproduisent pas totalement les syndromes douloureux rencontrés en clinique, mais ils apportent des données nouvelles concernant les aspects physiologiques, comportementaux et pharmacologiques de la douleur. C'est ainsi que des études électrophysiologiques effectuées à différents niveaux du système nerveux (fibres périphériques, moelle épinière, thalamus, cortex, etc.) ont mis en évidence des modifications importantes de la réactivité de certains neurones du circuit de la douleur qui peuvent expliquer au moins en partie certaines observations cliniques.

De tels modèles expérimentaux représentent un progrès important dans la mesure où les comportements étudiés ne se limitent pas à des réactions induites par des stimulations dites de « laboratoire », de brève durée et tout à fait artificielles, donc difficilement assimilables à la plupart des douleurs rencontrées en clinique. Ces modèles sont indispensables pour évaluer l'effet analgésique potentiel de différentes substances, car les tests classiques sont réalisés dans la plupart des cas, sur des animaux tout à fait normaux, c'est-à-dire qu'ils ne présentent pas d'hyperalgésie à des stimulations mécaniques légères telles qu'on les rencontre fréquemment en clinique. À ce sujet, il est d'ailleurs amusant de noter que l'aspirine est tout à fait inactive dans les tests classiques d'analgésie pratiqués chez l'animal normal. Il est donc vraisemblable que parmi les milliers ou dizaines de milliers de substances dont l'activité a été évaluée par les différentes méthodes pharmacologiques classiques, certaines d'entre elles auraient très bien pu se révéler très actives dans des conditions expérimentales proches des conditions pathologiques. Signalons d'ailleurs que des études comparatives entre ces « nouveaux » modèles et ceux décrits avec des animaux normaux ont permis de révéler des différences majeures dans la réactivité des systèmes opioïdes endogènes, dans la sensibilité aux substances analgésiques et dans l'installation des phénomènes d'accoutumance.

À ces approches pluridisciplinaires mises en œuvre pour tenter de décrypter les différents aspects du puzzle physiopharmacologique de la douleur, il convient d'ajouter des techniques de visualisation plus récentes qui laissent entrevoir des avancées spectaculaires. Tel est le cas de l'utilisation de la caméra à positon chez l'homme et de celle des proto-oncogènes chez l'animal.

Les proto-oncogènes ou gènes du cancer interviennent dans le fonctionnement normal des cellules, en l'absence de toute pathologie ; seule l'altération de leur fonction ou de leur régulation est à l'origine de la maladie. Or, dans la mesure où l'induction de ces gènes s'avère liée à la vie normale des cellules, il était tentant de s'en servir comme marqueur potentiel des activités cellulaires. Cette approche est utilisée depuis quelques années dans le domaine de la physiopharmacologie de la douleur où il a été démontré que certains gènes à expression précoce étaient activés par des stimulations nociceptives. Le plus utilisé est le gène c-fos qui code pour une protéine localisée dans le noyau de la cellule. Dans cette approche, ce n'est pas le gène lui-même qui est visualisé mais la protéine pour laquelle il code. L'identification se fait selon les techniques classiques de l'immunocytochimie : les coupes de tissu nerveux sont mises en présence d'un anticorps spécifique dirigé contre la protéine ; une fois fixé à cette dernière, cet anticorps est localisé par une réaction colorimétrique, le noyau des cellules fos-positives apparaissant dès lors teinté dans un cytoplasme resté clair.

Bien qu'elle ne remplace pas les techniques électrophysiologiques classiques, cette approche présente un avantage manifeste. Elle permet de cartographier chez un même animal, avec une définition cellulaire, les différents neurones du système nerveux central activés par des stimulations nociceptives. C'est ainsi que lors du développement de la polyarthrite expérimentale, il existe au niveau de la moelle épinière une bonne corrélation entre le marquage c-fos et les signes cliniques de la maladie. Cette technique présente également un intérêt croissant pour des études pharmacologiques puisque certains analgésiques sont capables de bloquer l'activation de ces gènes. De plus, l'expérience peut se dérouler chez l'animal non anesthésié, libre de ses mouvements, dont le comportement est apprécié parallèlement à l'effet pharmacologique.

Grâce à ces diverses approches, nous nous dirigeons sans aucun doute vers une meilleure compréhension des mécanismes des différentes douleurs chroniques, donc vers un développement plus rationnel des thérapeutiques appropriées.

Les axes de recherche concernant la pharmacologie de la douleur sont très nombreux, le but étant de mettre au point l'analgésique idéal, c'est-à-dire une substance possédant la puissance de la morphine, mais dépourvue d'effets secondaires indésirables (accoutumance, dépendance, dépression respiratoire, constipation). Les stratégies expérimentales sont très diverses et il ne s'agit pas uniquement de mettre au point des produits se fixant au niveau des récepteurs opioïdes. Par exemple, l'aspirine qui agit principalement au niveau périphérique en modulant indirectement l'excitabilité des innombrables ramifications nerveuses situées au niveau de la peau, des muscles, des articulations et des viscères produit elle aussi des effets secondaires indésirables, notamment par son action immédiate au niveau de la muqueuse stomacale. Ici encore, un nouveau médicament agissant par le même mécanisme mais dépourvu de ces inconvénients, aurait un avenir thérapeutique certain. Il en est de même pour d'autres substances que l'on appelle les monoamines, notamment la noradrénaline et la sérotonine ; celles-ci sont contenues dans des cellules nerveuses localisées dans la partie postérieure du cerveau, qui envoient des messages vers la moelle épinière pour inhiber le transfert à ce niveau de l'information nociceptive. De nombreux groupes de recherche essayent de mettre au point des agonistes sélectifs, c'est-à-dire des substances mimant l'activité de ces molécules naturelles en se fixant au niveau des récepteurs spécifiquement impliqués dans le contrôle de la douleur. Cependant, bien que plusieurs dizaines de milliers de molécules aient été synthétisées comme analgésiques probables, les désillusions sont grandes, car la pharmacologie se heurte, entre autres, à la multiplicité des récepteurs. En effet, pour la même monoamine ou le même peptide, il peut exister plusieurs types et sous-types de récepteurs qui sont déjà en grande partie bien caractérisés, grâce à l'aide de la biologie moléculaire. Mais de nouvelles difficultés surgissent lorsqu'il existe des différences interspécifiques entre ces différents types de récepteurs.

Malgré cette complexité, la stratégie moderne du développement de nouvelles molécules analgésiques a été bouleversée. Voici encore vingt-cinq ans, les chimistes synthétisaient des molécules en tenant principalement compte de la structure physico-chimique de celles qui étaient isolées à partir du monde végétal. La toxicité de ces molécules était ensuite évaluée par différents tests classiques et, finalement, leurs éventuelles propriétés physiologiques et pharmacologiques étaient évaluées *in vivo*, essentiellement chez les rongeurs. Il s'agissait donc d'une démarche fastidieuse, lente, demandant un grand nombre d'animaux, et extrêmement hasardeuse.

De plus, certains médicaments étaient étiquetés par les laboratoires comme analgésiques dits périphériques alors que la démonstration de leur site d'action restait à faire. Voilà quelques années, la publicité et la promotion de certains médicaments étaient franchement douteuses. Je me souviens de celles d'un produit (aujourd'hui retiré du marché) qui proclamait dans des pages entières de journaux et revues médicales : « Le X007 coupe la douleur à la racine. » Cette affirmation était déjà discutable puisque la douleur n'apparaît pas tant que les messages n'ont pas atteint le système nerveux central. Pourtant, j'avais toujours été intrigué, voire intéressé par cette publicité, jusqu'au jour où un représentant scientifique du laboratoire concerné arriva dans mon bureau. Je lui demandai immédiatement quelles étaient les preuves en faveur d'un tel mécanisme d'action. La réponse ne se fit pas attendre. Il s'agissait simplement d'une accroche commerciale !

Le ministère de la Santé qui autorise la mise sur le marché de nouvelles molécules se préoccupe actuellement beaucoup plus des modalités d'action des médicaments. Ses décisions sont parfois surprenantes puisque l'on peut passer d'un laxisme certain à des demandes de contrôle qui nécessitent des efforts exorbitants et pas toujours justifiés de la part des laboratoires pharmaceutiques. Ceux-ci ont d'ailleurs bien compris tout l'intérêt d'un rapprochement avec les laboratoires de recherche publics. Il ne fait pas de doute que dans le domaine de la douleur, où des milliers de molécules sont synthétisées chaque année, et où les techniques d'investigation sont de plus en plus coûteuses et sophistiquées, nous assisterons à un rapprochement encore plus prononcé entre laboratoires de recherche publics et privés. Tout le monde l'a bien compris puisqu'un des buts de la recherche médicale est finalement de mettre à la disposition des patients des médicaments de plus en plus performants. Pour notre part, nous sommes en général très réceptifs à ces collaborations, et toujours attirés par de nouvelles molécules, surtout lorsqu'elles présentent une grande originalité ; de plus, il faut bien l'avouer, cela constitue une ressource additionnelle pour le budget de nos laboratoires qui ne peuvent s'en passer pour survivre. Mais c'est au prix d'une charge supplémentaire pour les chercheurs eux-mêmes, déjà bien mal lotis.

Pour la mise au point de nouvelles molécules analgésiques, les stratégies employées par les pharmacochimistes sont aujourd'hui beaucoup plus rationnelles. Une des plus utilisées consiste à empêcher les substances algogènes de se fixer sur leurs récepteurs grâce à des molécules que l'on peut schématiquement comparer à des clefs, capables de s'introduire dans une serrure bien définie (le récepteur spécifique) mais incapables de tourner à l'intérieur et donc d'ouvrir la porte pour laisser entrer la douleur. Désormais, on obtient ces antagonistes, par exemple de la bradykinine ou de la substance P, de plus en plus en s'appuyant sur la structure très précise de la molécule naturelle. Pour ce faire, on analyse les taches de diffraction sur chaque atome d'un faisceau de rayons X ou bien on déchiffre les pics correspondant à l'absorption d'énergie par chaque atome (hydrogène le plus souvent) dans un appareil de résonance magnétique nucléaire (RMN). On obtient alors une représentation très précise de la molécule que l'on peut désormais « visualiser » sur un écran de télévision. Les récepteurs étant de taille environ cent fois plus importante que leurs messagers, très peu d'entre eux ont encore été analysés aussi précisément. Cependant, on peut, grâce à des techniques informatiques, comparer leur séquence primaire, c'est-à-dire la succession de leurs acides aminés, obtenue à partir des données de la biologie moléculaire (clonage), puis construire des modèles dans lesquels on simule, là encore grâce aux outils informatiques, la manière dont l'antagoniste synthétisé chimiquement se loge dans le récepteur. Ces expériences, dites en anglais de *docking*, sont de plus en plus utilisées pour guider la synthèse chimique.

Nous avons déjà souligné l'existence d'une seconde approche rationnelle dont l'avantage est d'être « physiologique ». Elle s'appuie sur le fait que les endomorphines sont libérées en faibles quantités par les cellules nerveuses impliquées dans le contrôle de la douleur et situées dans la moelle épinière et le cerveau. Ces endomorphines sont détruites très rapidement par deux enzymes. On connaît très précisément le cœur (site actif) de ces enzymes, là où s'effectue la coupure des endomorphines les plus importantes, dénommées enképhalines. On a donc synthétisé des molécules (inhibiteurs) qui se fixent dans les sites actifs de ces enzymes et empêchent les enképhalines d'y accéder. Il s'ensuit une augmentation de la concentration de ces dernières et par conséquent une élévation du seuil de la douleur engendrée par leur fixation aux récepteurs opioïdes. Les travaux de l'équipe de B. P. Roques indiquent que les avantages de ces inhibiteurs par rapport à la morphine sont nombreux : ils n'agissent que dans les régions où les enképhalines sont libérées alors que la morphine « inonde » sans discrimination tous les récepteurs opioïdes ; ils ne conduisent pas à des stimulations excessives des récepteurs opioïdes et n'engendrent de ce fait que peu ou pas d'effets secondaires (accoutumance, dépendance, constipation). Leurs inconvénients tiennent à une puissance analgésique sensiblement inférieure à celle de la morphine et à une certaine absence de sélectivité des enzymes. Il est encore trop tôt pour juger des applications thérapeutiques éventuelles.

En tenant compte des divers aspects physiopharmacologiques de la douleur, il y a aujourd'hui de nombreuses pistes de recherches pour la mise au point de médicaments analgésiques plus spécifiques ou totalement originaux. Tel est le cas d'une molécule relativement récente, le sumatriptan, agoniste des récepteurs sérotoninergiques de type 1D qui semble être efficace dans le traitement de la crise migraineuse. Cependant, bien que les recherches modernes soient beaucoup plus rationnelles, il faut toujours compter aussi sur le hasard et la chance...

Les approches multidisciplinaires, associant de plus en plus chercheurs fondamentalistes et cliniciens, indiquent clairement que l'étau se resserre. Elles laissent augurer une ère nouvelle où l'on pourra enfin contrôler totalement la douleur. C'en sera alors terminé des charlatans, de l'impuissance et de la résignation. Il ne s'agit pas seulement d'un objectif scientifique à plus ou moins long terme, mais surtout d'un impératif moral car, comme le remarquait Albert Schweitzer, « pour l'humanité, la douleur est un maître plus terrible encore que la mort ».

Table des illustrations

Table des matières

Imprimé par Lightning Source France
1 avenue Gutenberg
78310 Maurepas

N° d'édition : 7381-0181-Y